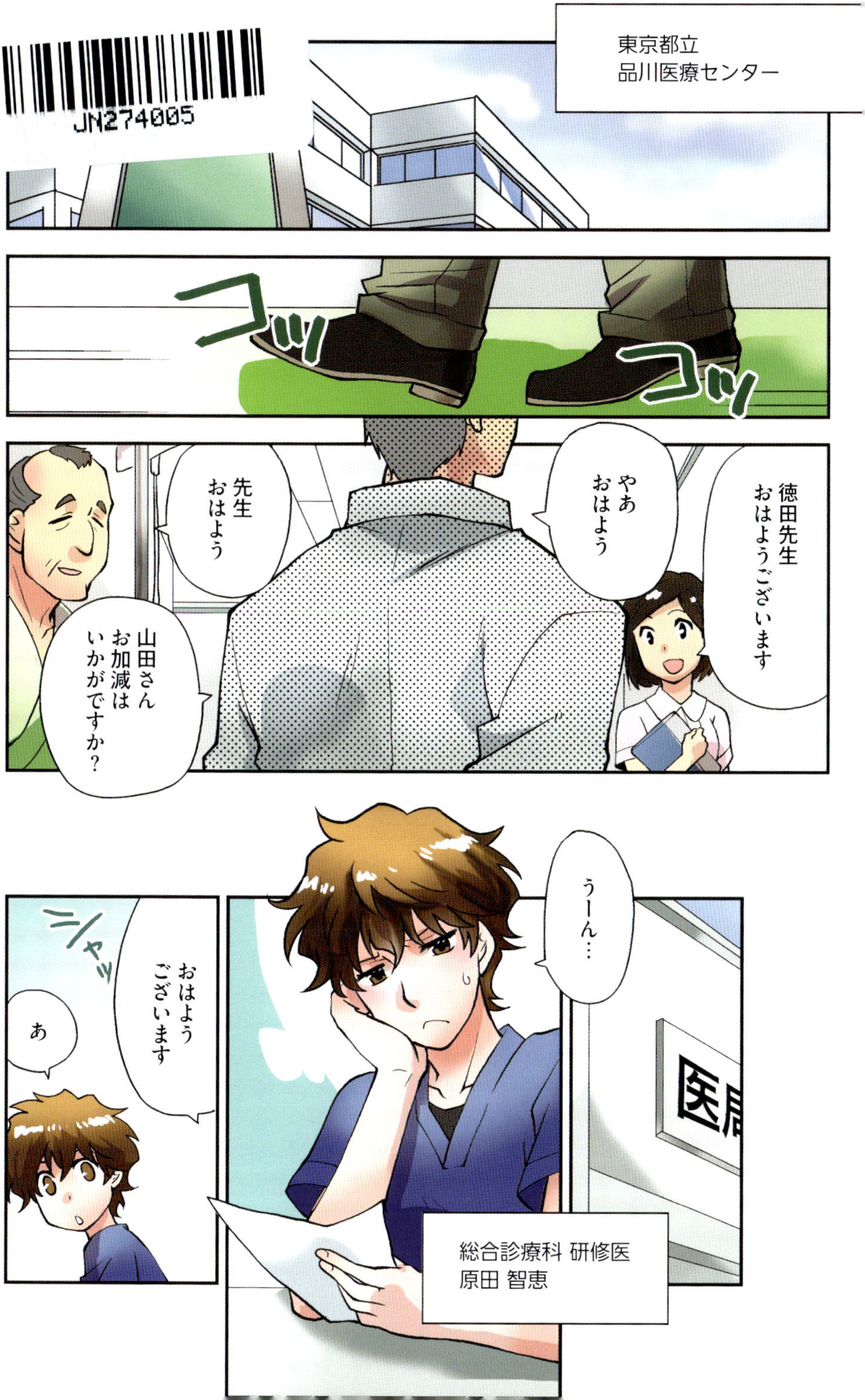
東京都立
品川医療センター
コツ
コツ
徳田先生 おはようございます
やぁ おはよう
先生 おはよう
山田さん お加減は いかがですか?
うーん…
総合診療科 研修医
原田 智恵
シャッ
おはよう ございます
あ

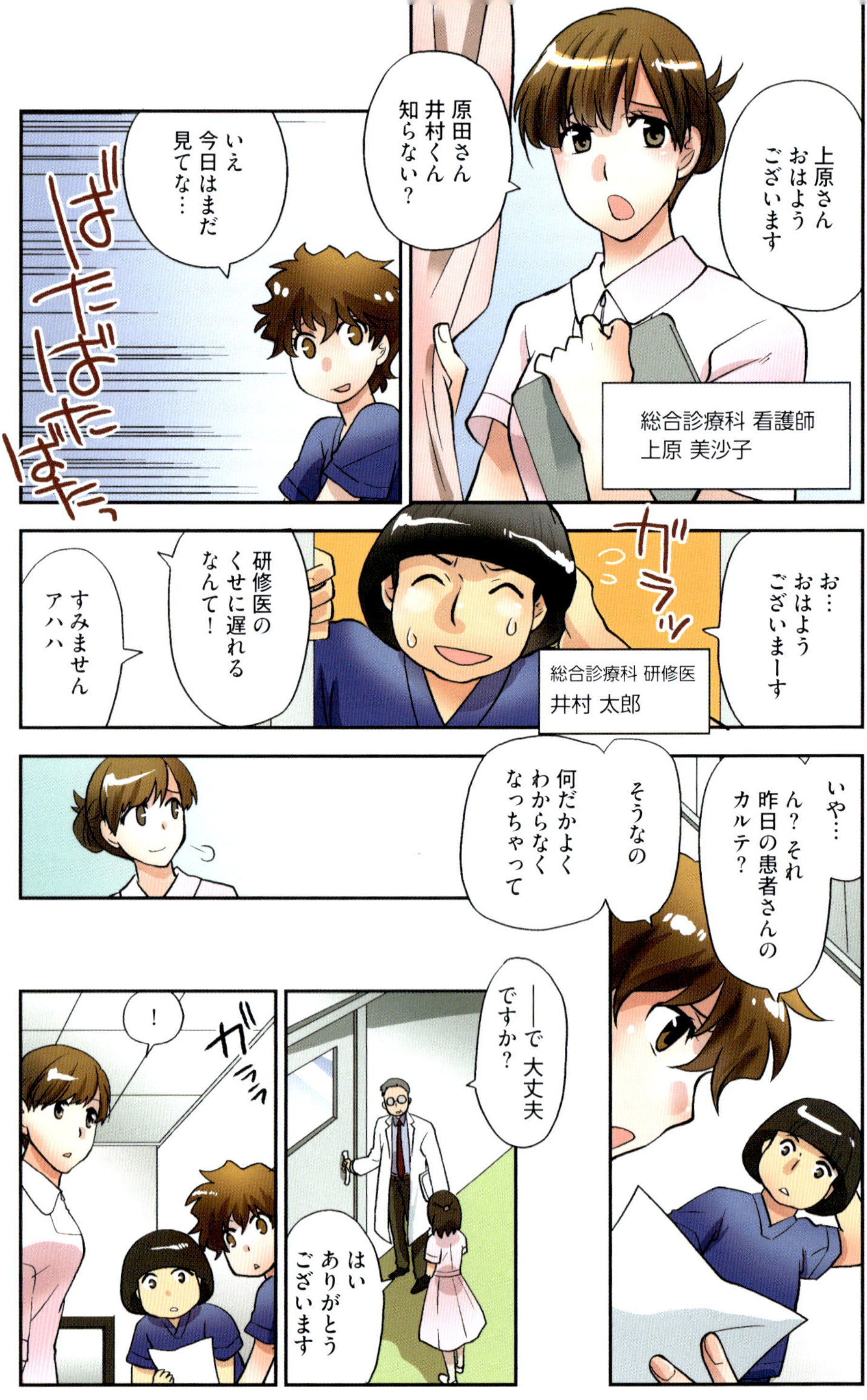

上原さん おはようございます
総合診療科 看護師 上原 美沙子
原田さん 井村くん知らない？
いえ 今日はまだ見てな…
ばたばたばたばたっ
ガラッ
お…おはようございまーす
総合診療科 研修医 井村 太郎
研修医のくせに遅れるなんて！
すみません アハハ
いや… ん？ それ 昨日の患者さんのカルテ？
そうなの
何だかよくわからなくなっちゃって
！
ガララ
——で 大丈夫ですか？
はい ありがとうございます

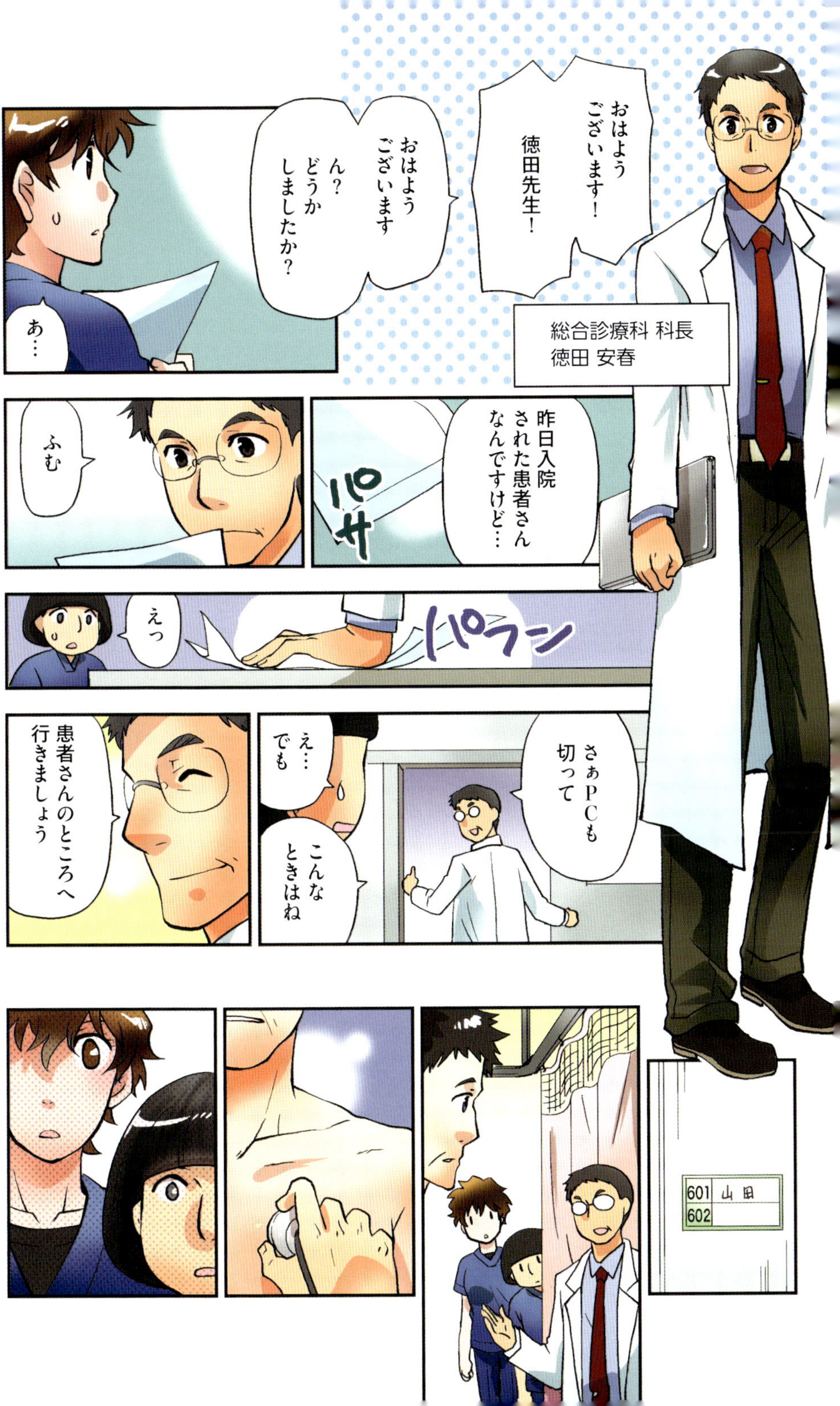
おはようございます！
徳田先生！
総合診療科 科長
徳田 安春
おはようございます
ん？どうかしましたか？
あ…
昨日入院された患者さんなんですけど…
パサ
ふむ
パフーン
えっ
さぁPCも切って
え…でも
こんなときはね
患者さんのところへ行きましょう
601 山田
602

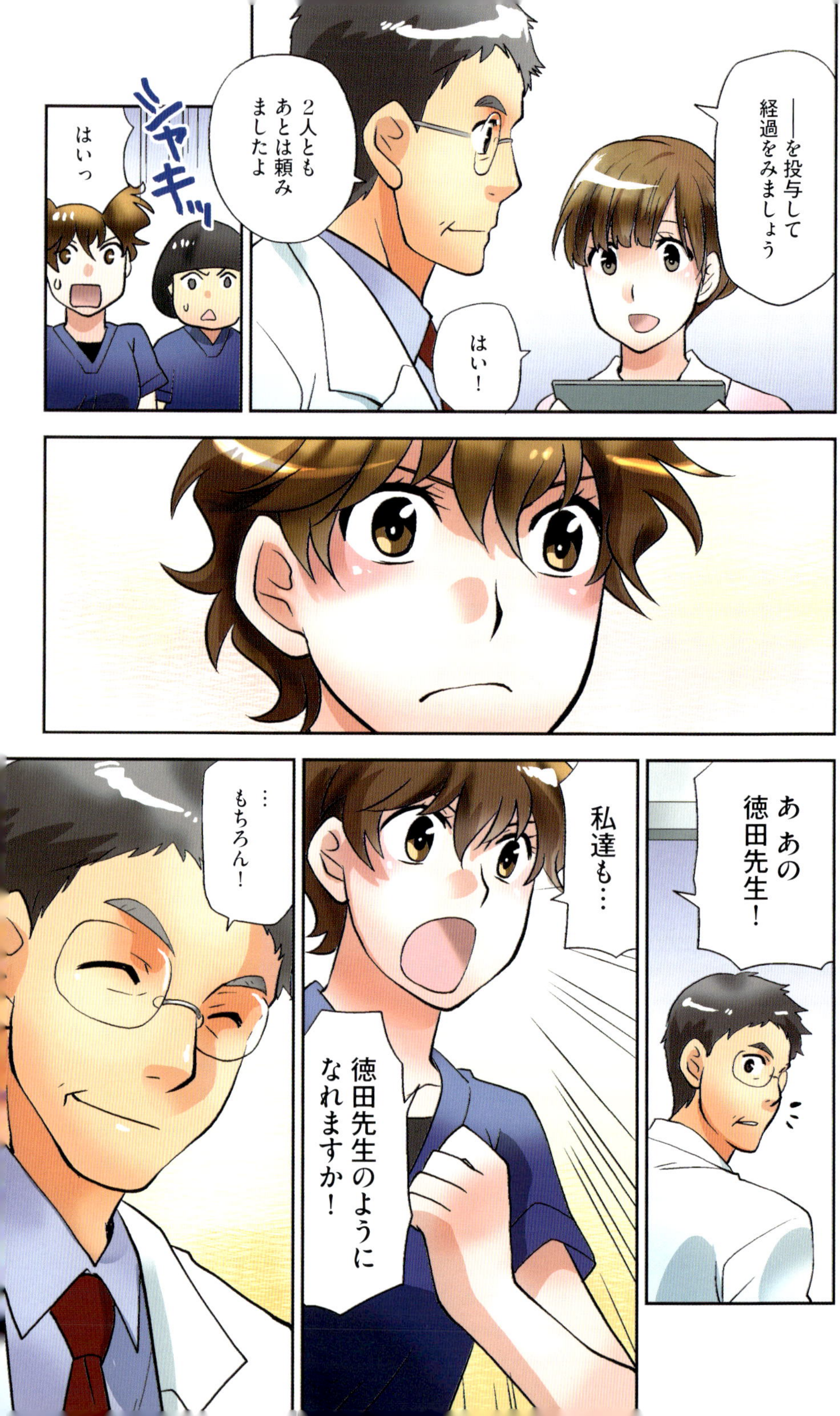
――を投与して経過をみましょう
はい！
２人ともあとは頼みましたよ
シャキッ
はいっ
ああの徳田先生！
私達も…
徳田先生のようになれますか！
…もちろん！

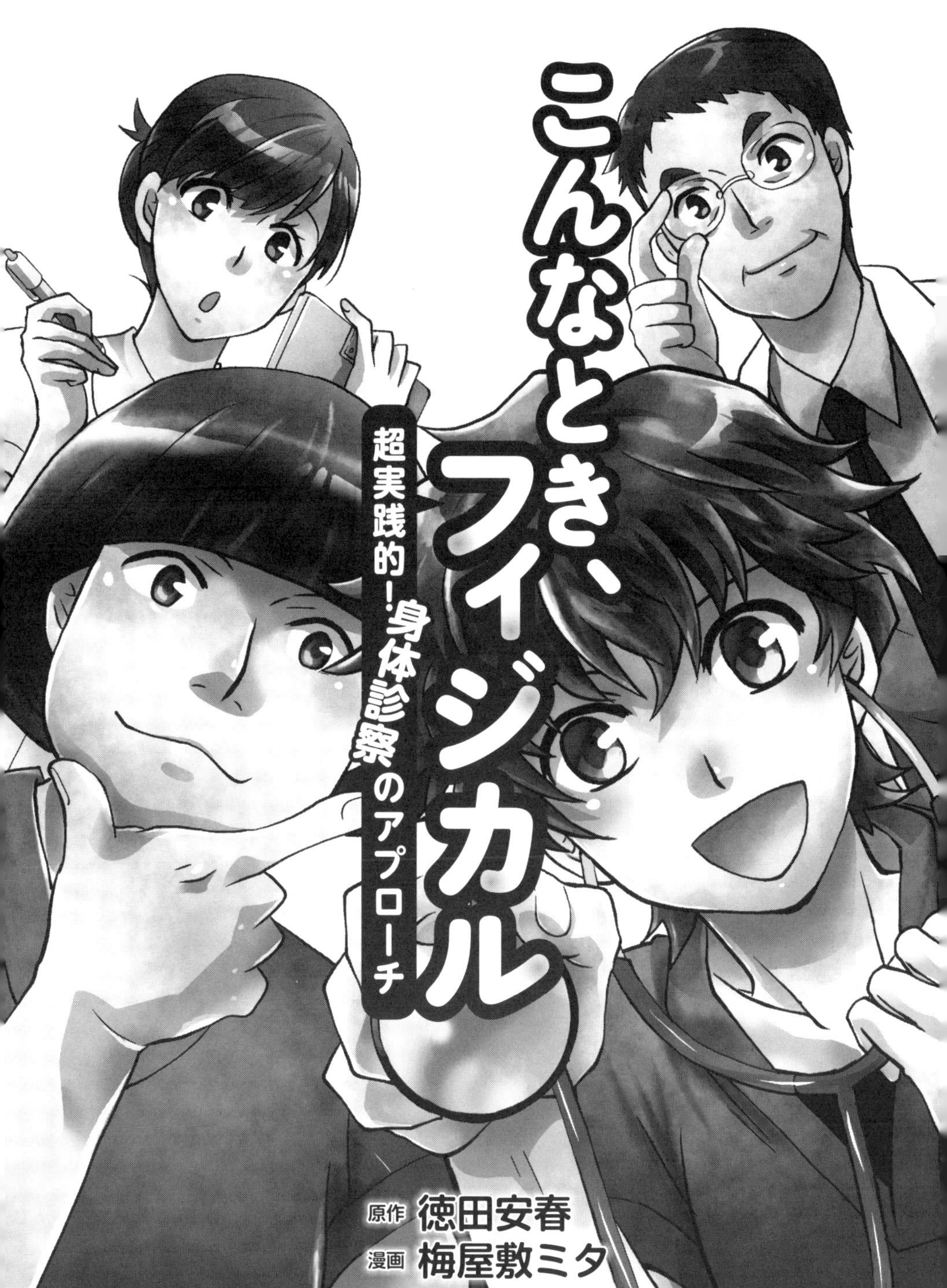

こんなとき、フィジカル

超実践的！身体診察のアプローチ

原作 徳田安春
漫画 梅屋敷ミタ

金原出版株式会社

はじめに

病気の診断では、病歴聴取に加えて身体診察も必須です。身体診察の英語表記はフィジカル・エグザミネーション。医療現場では、よく「フィジカル」と略して呼ばれています。

「フィジカル」はもともと身体（からだ）という意味。からだを直接調べることにより、体の中の病気の診断を行うというものです。フィジカルの学習では五感によるイメージが大切です。活字のみでは難しく、アトラス、模擬患者やシミュレーター（精密機械人形など）などを用いた学習も導入されています。

フィジカルによる診断はもともとダイナミックなプロセスであり、どのような患者がどのような症状をきたしているときに、どのようなフィジカルをとるか、がその学習には重要です。そのためには臨床的コンテクストを実体験できる医療現場で、指導医からリアルタイムにフィードバックと指導を受けるような実習や研修が理想的。ただし、そのような臨床的コンテクストでフィジカルの直接指導を受けられる場がすべての学習者に提供されているとは限りません。

そこで、このコミック「こんなとき、フィジカル」が登場しました。かつて、「あしたのジョー」などの名作を全巻そろえて何度も繰り返し読んで感動し、毎週発行される少年漫画誌を愛読していた、という漫画少年時代を過ごした原作者徳田自身の夢を追った企画です。

メインキャラクターである原田・井村・上原の「なかよし3人組」とともに、未だ病気が診断されていない状況に不安を抱える患者さんの謎を解いていきながら、読者は「フィジカル」の大切さ、素晴らしさ、迅速性、費用不要、そのパワーを短時間で楽しく体験学習することができます。また、よくある症状についてのコンテクストを用いており、基本的な医学知識も習得することができます。

読みどころである、ストーリーの展開のなかで、3人組がさまざまな意味で成長します。少年時代の徳田が何度も名作のマンガを読み返したように、この本の読者も何度もスパーリング的に読み返すことで「フィジカル」に感動しながら、きっとフィジカルのエキスパートに成長できるジムに入門できることでしょう。理解しやすく解説も加えており、医師・指導医のみならず、医療系学生・医療従事者や患者さん、医学に興味のある一般の方にもおすすめです。

末筆ではございますが、フィジカル学習をオールマンガで！という、原作者徳田の「前代未聞」の企画実現のために、激励とストーリー展開の基本的指導をしてくださった金原出版の中立稔生さま、医学的な描写を劇画調に表現してくださった漫画家の梅屋敷ミタさまに深く感謝を申し上げます。お二人のご尽力がなければこの企画は、漫画ファンである一医師の夢で終わったことでしょう。

平成27年 2月吉日

原作者 **徳田 安春**

CONTENTS

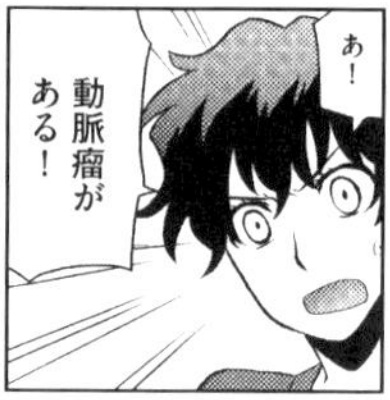

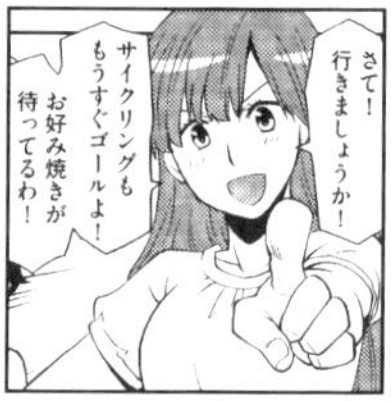

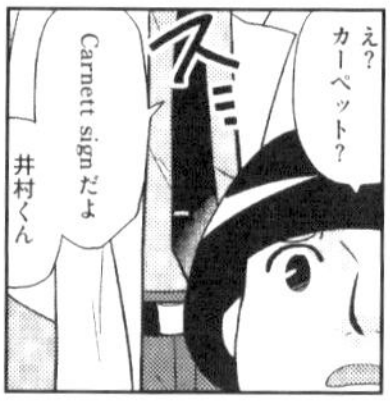

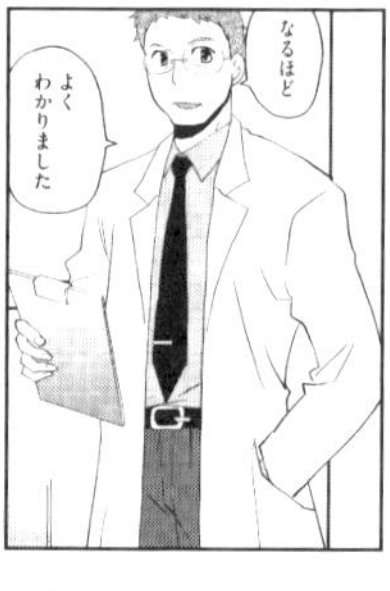

本書に掲載している物語はフィクションであり、登場人物、団体名等はすべて架空のものです。

こんなとき、フィジカル

CHAPTER 1

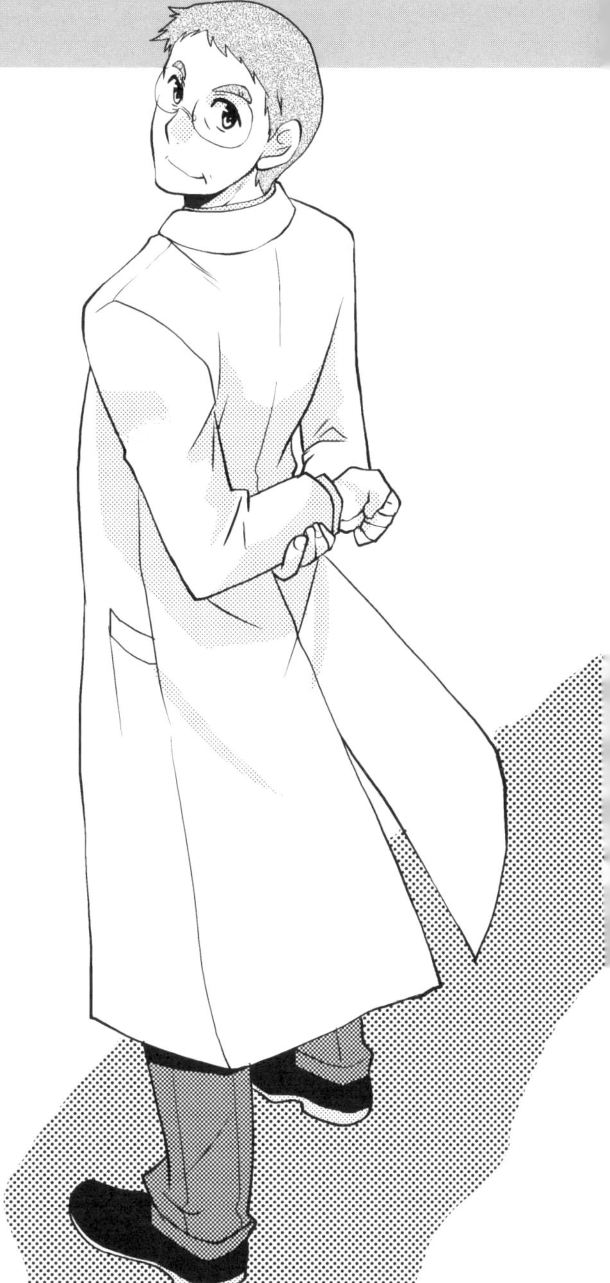

第 1 話

「意識障害」のとき、フィジカル

意識障害では「眼」に注目せよ

～脳病変か全身病変か？～

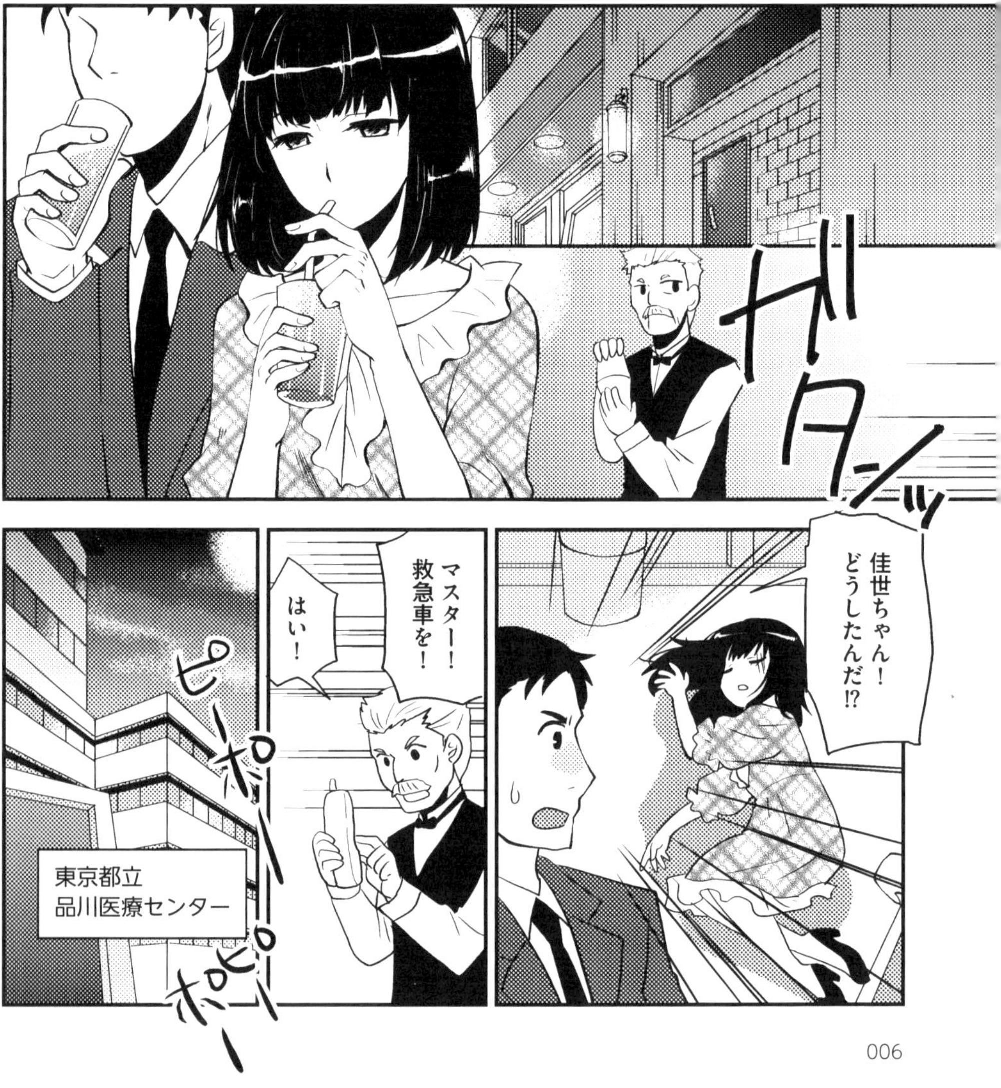
ガタンッ
佳世ちゃん！
どうしたんだ!?
マスター！
救急車を！
はい！
ピーポーピーポー
東京都立
品川医療センター

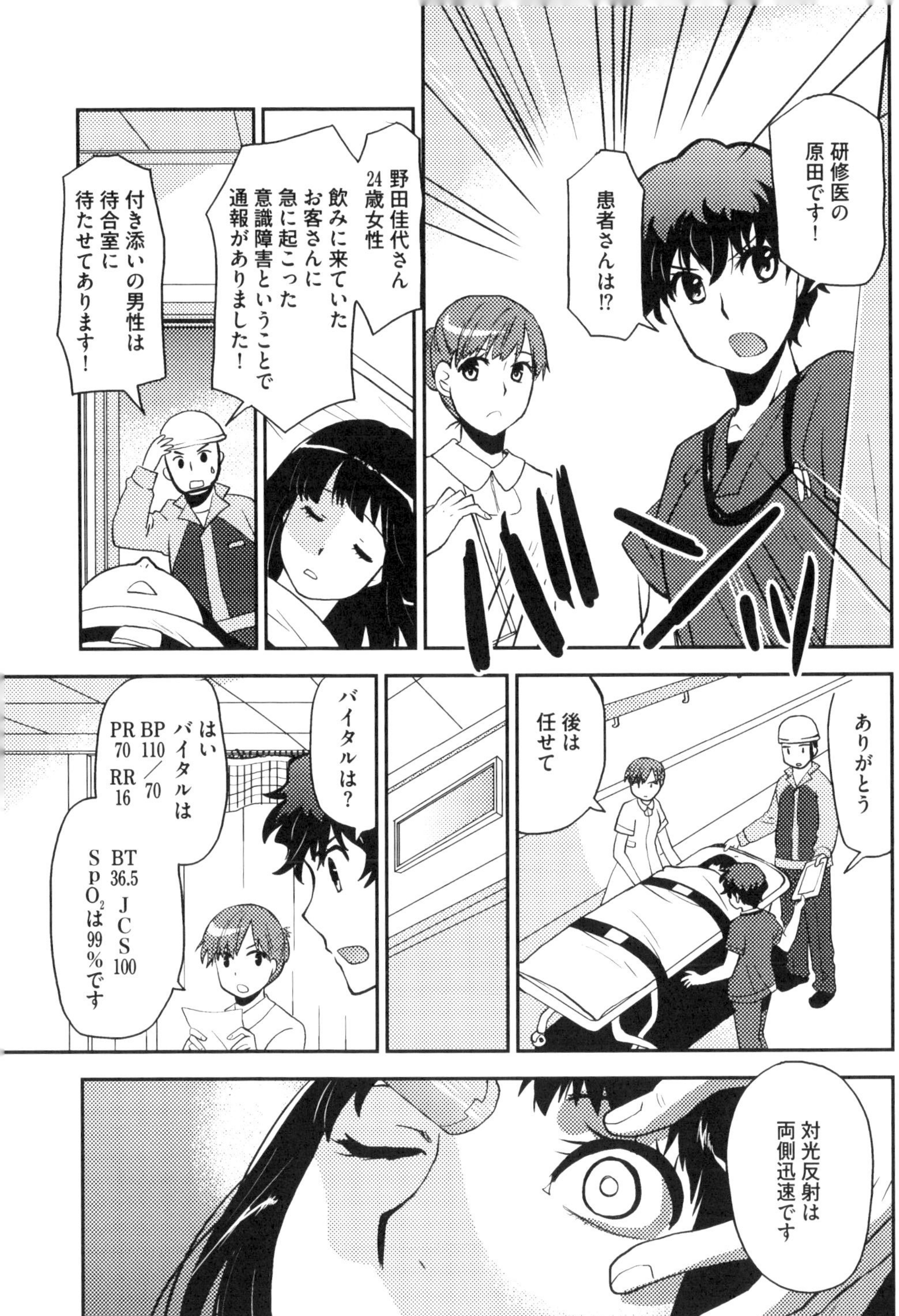
研修医の原田です！
患者さんは!?
野田佳代さん 24歳女性 飲みに来ていたお客さんに急に起こった意識障害ということで通報がありました！
付き添いの男性は待合室に待たせてあります！
ありがとう
後は任せて
バイタルは？
はい バイタルは BP 110／70 PR 70 RR 16 BT 36.5 JCS 100 SpO2は99％です
対光反射は両側迅速です

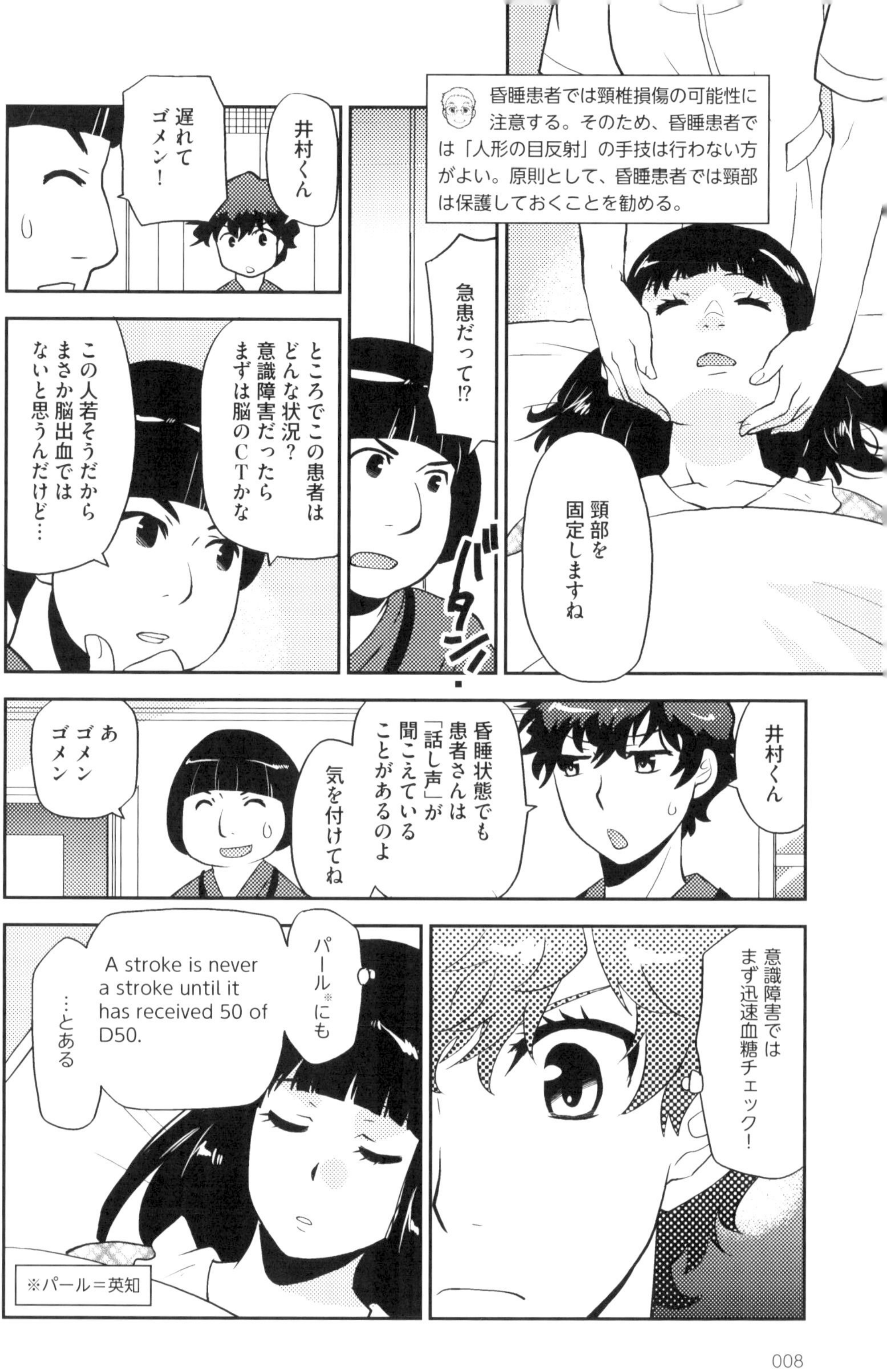
昏睡患者では頸椎損傷の可能性に注意する。そのため、昏睡患者では「人形の目反射」の手技は行わない方がよい。原則として、昏睡患者では頸部は保護しておくことを勧める。
頸部を固定しますね
急患だって⁉
バタン…
井村くん
遅れてゴメン！
ところでこの患者はどんな状況？
意識障害だったらまずは脳のCTかな
この人若そうだからまさか脳出血ではないと思うんだけど…
井村くん
昏睡状態でも患者さんは「話し声」が聞こえていることがあるのよ
気を付けてね
あ
ゴメンゴメン
意識障害ではまず迅速血糖チェック！
パール※にも
A stroke is never a stroke until it has received 50 of D50.
…とある
※パール＝英知

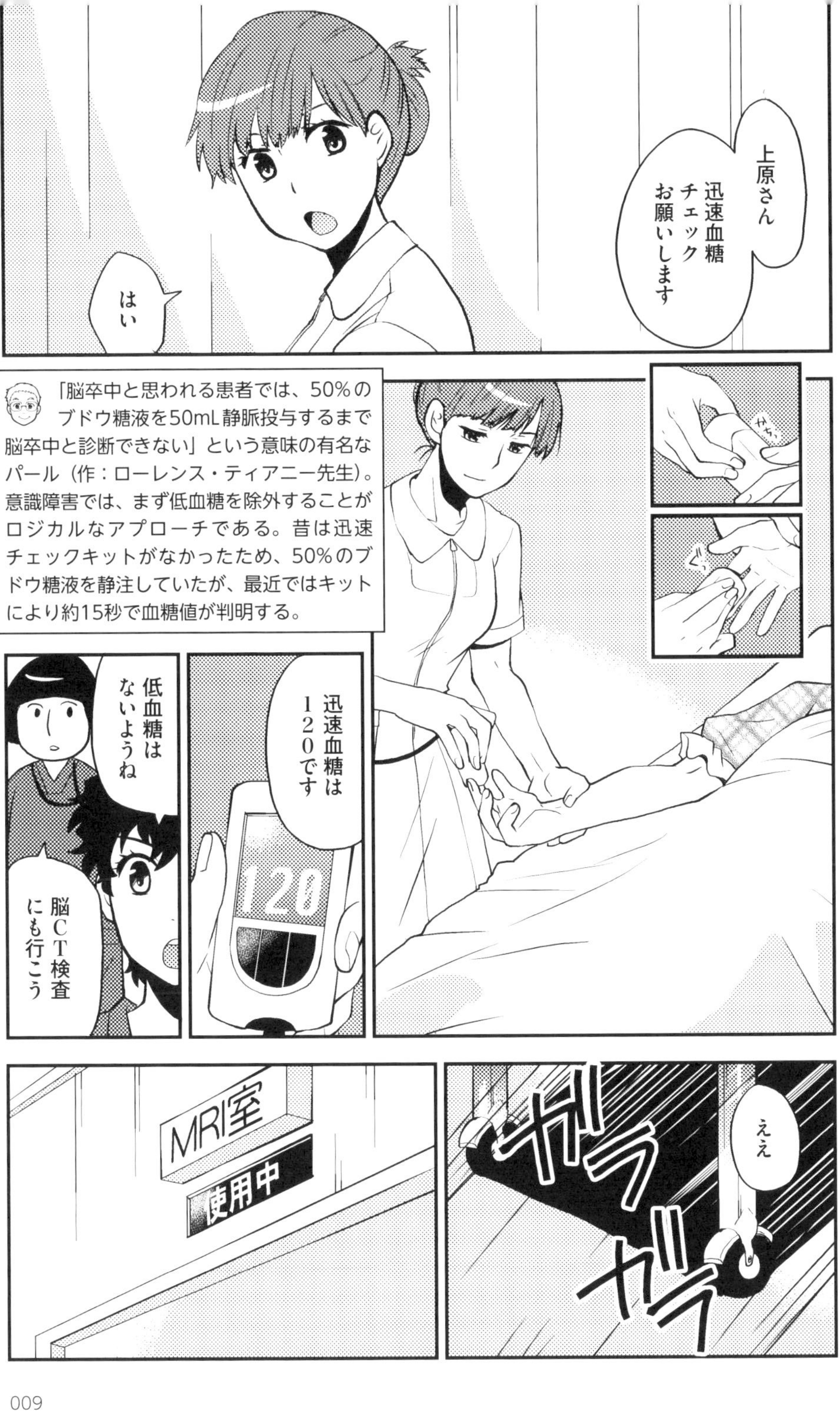
上原さん
迅速血糖チェックお願いします
はい
迅速血糖は120です
120
低血糖はないようね
脳CT検査にも行こう
ええ
ガラガラ
MRI室
使用中

「脳卒中と思われる患者では、50%のブドウ糖液を50mL静脈投与するまで脳卒中と診断できない」という意味の有名なパール（作：ローレンス・ティアニー先生）。意識障害では、まず低血糖を除外することがロジカルなアプローチである。昔は迅速チェックキットがなかったため、50%のブドウ糖液を静注していたが、最近ではキットにより約15秒で血糖値が判明する。

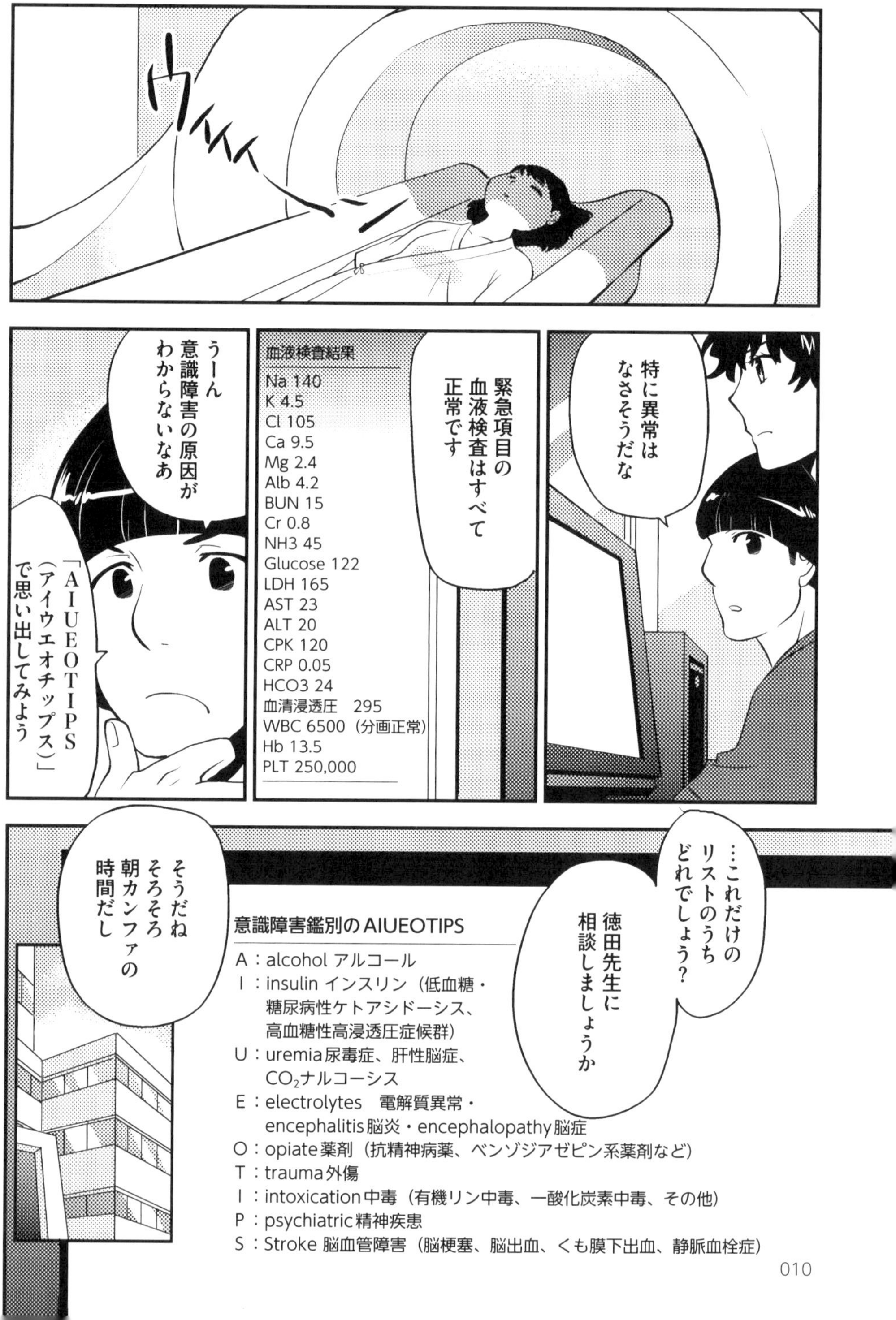
ウィイイーー
特に異常はなさそうだな
緊急項目の血液検査はすべて正常です
血液検査結果
Na 140
K 4.5
Cl 105
Ca 9.5
Mg 2.4
Alb 4.2
BUN 15
Cr 0.8
NH3 45
Glucose 122
LDH 165
AST 23
ALT 20
CPK 120
CRP 0.05
HCO3 24
血清浸透圧　295
WBC 6500（分画正常）
Hb 13.5
PLT 250,000
うーん意識障害の原因がわからないなあ
「AIUEOTIPS（アイウエオチップス）」で思い出してみよう
…これだけのリストのうちどれでしょう?
徳田先生に相談しましょうか
そうだねそろそろ朝カンファの時間だし
意識障害鑑別のAIUEOTIPS
A：alcohol アルコール
I：insulin インスリン（低血糖・糖尿病性ケトアシドーシス、高血糖性高浸透圧症候群）
U：uremia尿毒症、肝性脳症、CO2ナルコーシス
E：electrolytes　電解質異常・encephalitis脳炎・encephalopathy脳症
O：opiate薬剤（抗精神病薬、ベンゾジアゼピン系薬剤など）
T：trauma外傷
I：intoxication中毒（有機リン中毒、一酸化炭素中毒、その他）
P：psychiatric精神疾患
S：Stroke 脳血管障害（脳梗塞、脳出血、くも膜下出血、静脈血栓症）

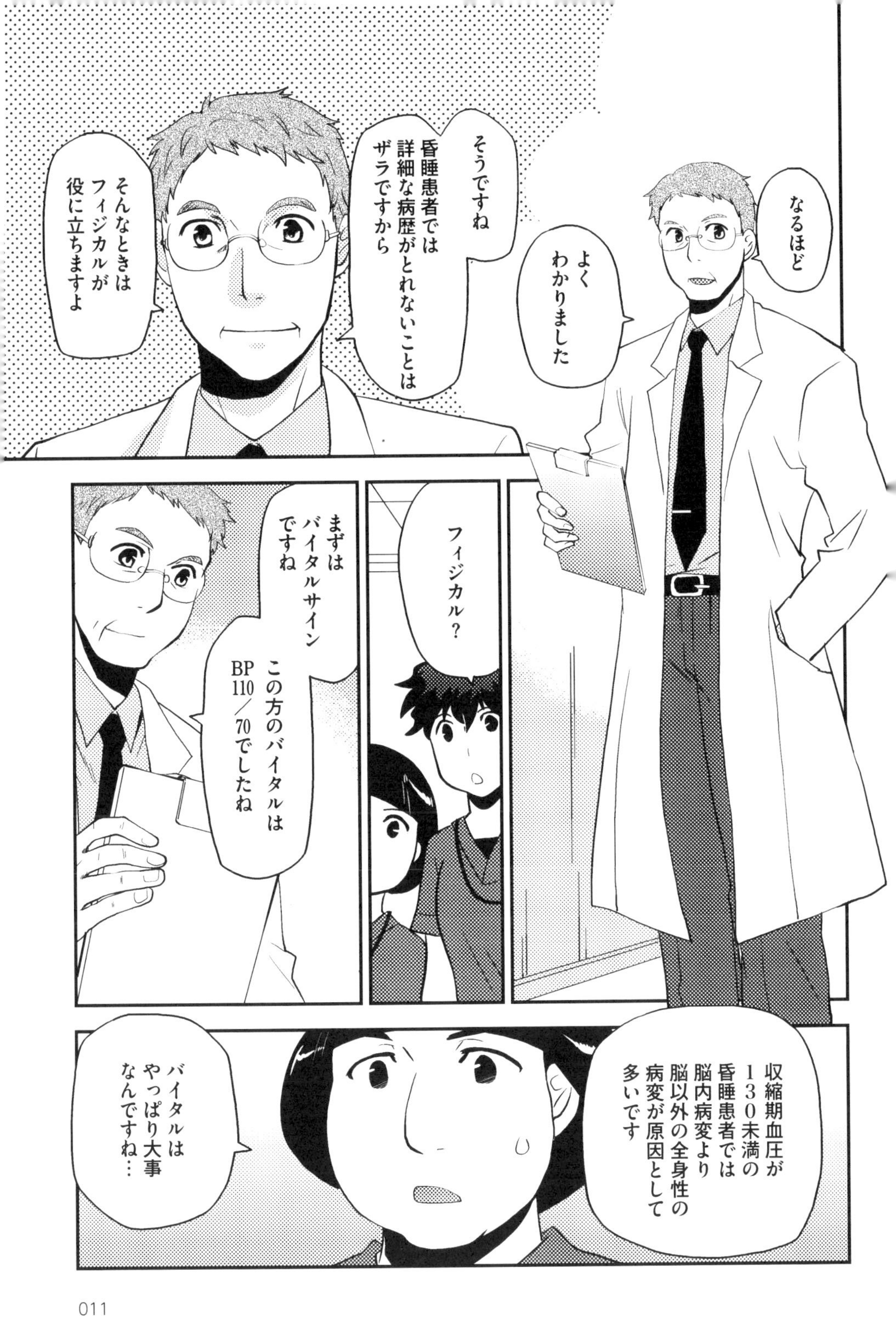
なるほど
よく
わかりました
そうですね
昏睡患者では
詳細な病歴がとれないことは
ザラですから
そんなときは
フィジカルが
役に立ちますよ
フィジカル？
まずは
バイタルサイン
ですね
この方のバイタルは
BP 110／70でしたね
収縮期血圧が
130未満の
昏睡患者では
脳内病変より
脳以外の全身性の
病変が原因として
多いです
バイタルは
やっぱり大事
なんですね…

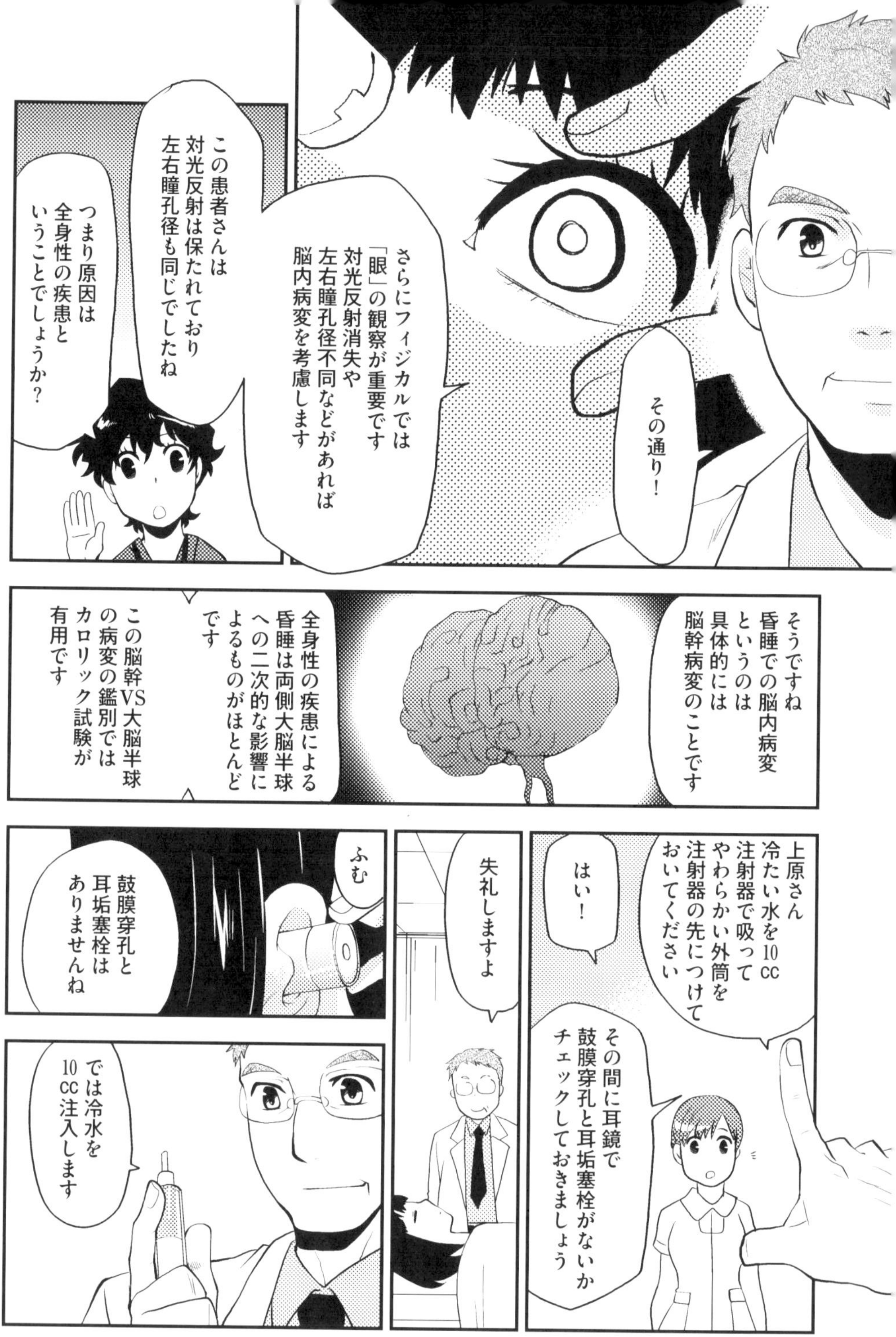
さらにフィジカルでは「眼」の観察が重要です 対光反射消失や左右瞳孔径不同などがあれば脳内病変を考慮します
この患者さんは対光反射は保たれており左右瞳孔径も同じでしたね
つまり原因は全身性の疾患ということでしょうか?
その通り!
そうですね 昏睡での脳内病変というのは具体的には脳幹病変のことです
全身性の疾患による昏睡は両側大脳半球への二次的な影響によるものがほとんどです
この脳幹VS大脳半球の病変の鑑別ではカロリック試験が有用です
上原さん 冷たい水を10cc注射器で吸ってやわらかい外筒を注射器の先につけておいてください
はい!
その間に耳鏡で鼓膜穿孔と耳垢塞栓がないかチェックしておきましょう
失礼しますよ
ふむ
鼓膜穿孔と耳垢塞栓はありませんね
では10cc注入します

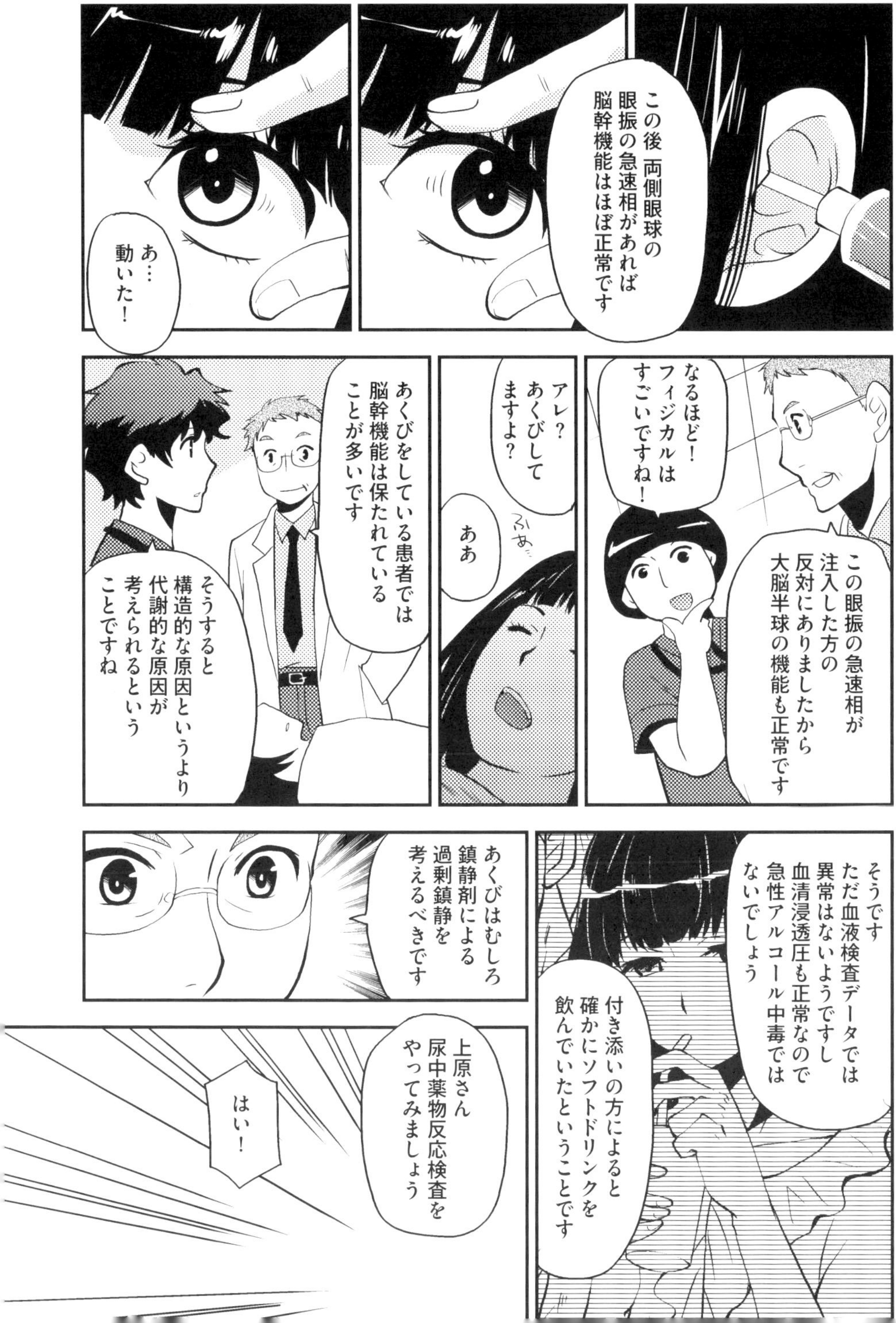
この後 両側眼球の眼振の急速相があれば脳幹機能はほぼ正常です
あ…動いた！
なるほど！フィジカルはすごいですね！
この眼振の急速相が注入した方の反対にありましたから大脳半球の機能も正常です
アレ？あくびしてますよ？
ふぁ…
ああ
あくびをしている患者では脳幹機能は保たれていることが多いです
そうすると構造的な原因というより代謝的な原因が考えられるということですね
そうです ただ血液検査データでは異常はないようですし血清浸透圧も正常なので急性アルコール中毒ではないでしょう
付き添いの方によると確かにソフトドリンクを飲んでいたということです
あくびはむしろ鎮静剤による過剰鎮静を考えるべきです
上原さん 尿中薬物反応検査をやってみましょう
はい！

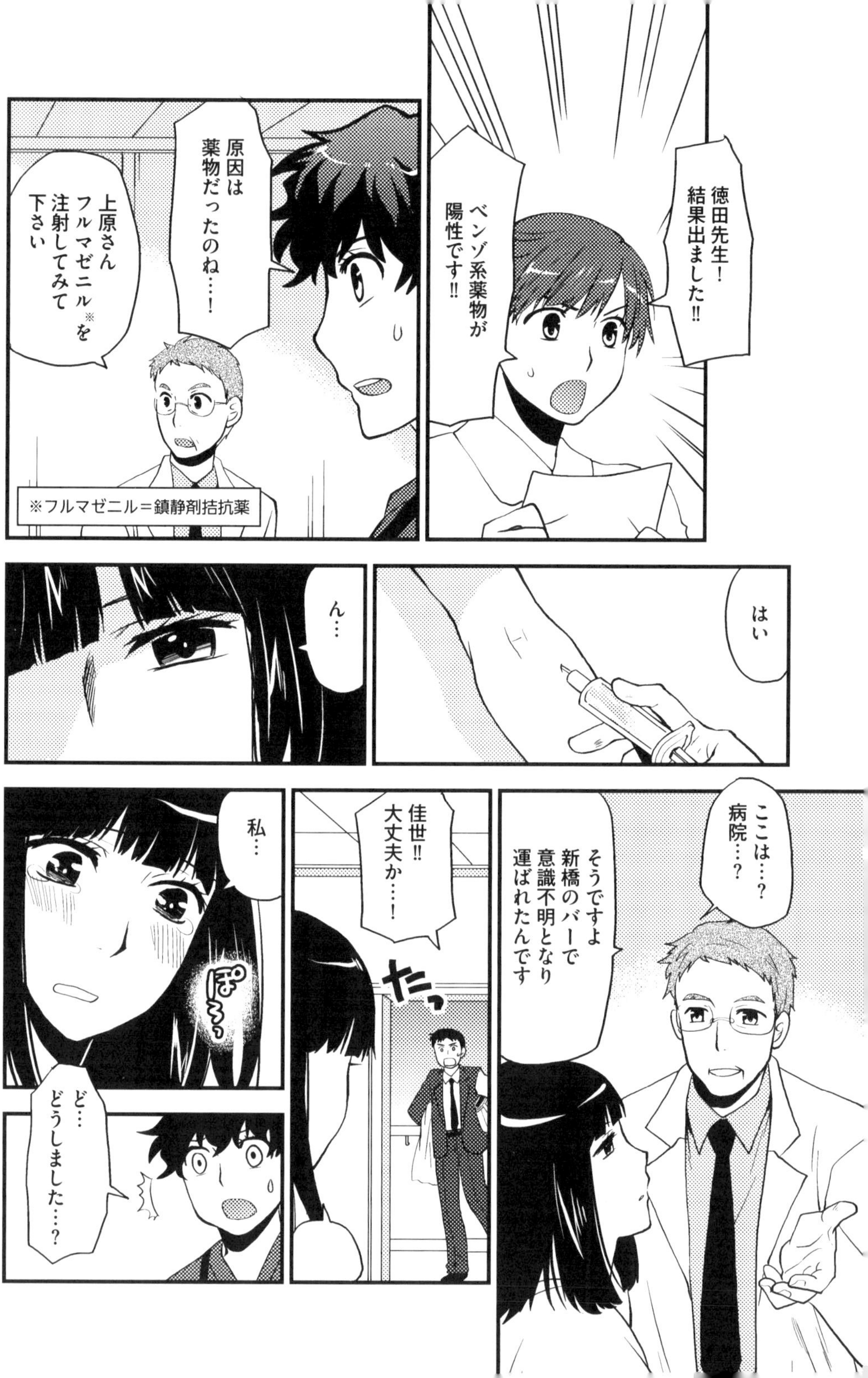
徳田先生！結果出ました!!
ベンゾ系薬物が陽性です!!
原因は薬物だったのね…！
上原さん フルマゼニル※を注射してみて下さい
※フルマゼニル＝鎮静剤拮抗薬
はい
ん…
ここは…？病院…？
そうですよ 新橋のバーで意識不明となり運ばれたんです
佳世!! 大丈夫か…！
たっ
私…
ぽろっ
ど…どうしました…？

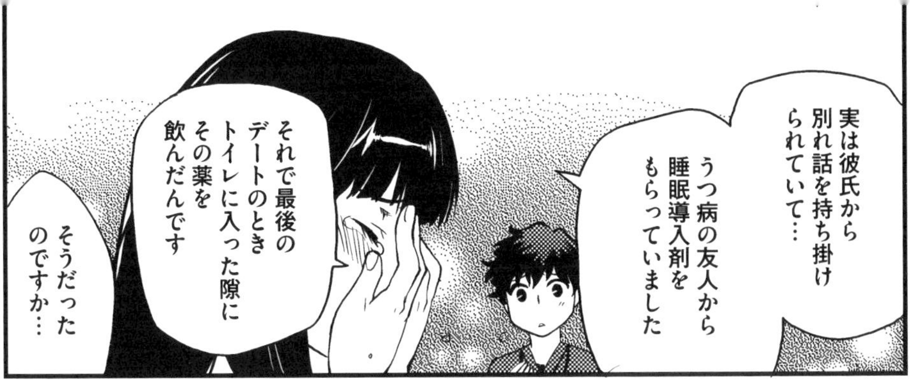
実は彼氏から別れ話を持ち掛けられていて…
うつ病の友人から睡眠導入剤をもらっていました
それで最後のデートのときトイレに入った隙にその薬を飲んだんです
そうだったのですか…

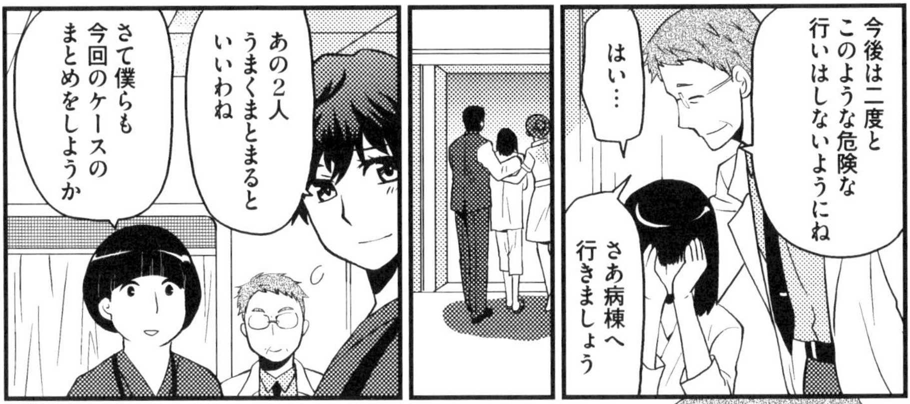
今後は二度とこのような危険な行いはしないようにね
はい…
さあ病棟へ行きましょう
あの2人うまくまとまるといいわね
さて僕らも今回のケースのまとめをしようか

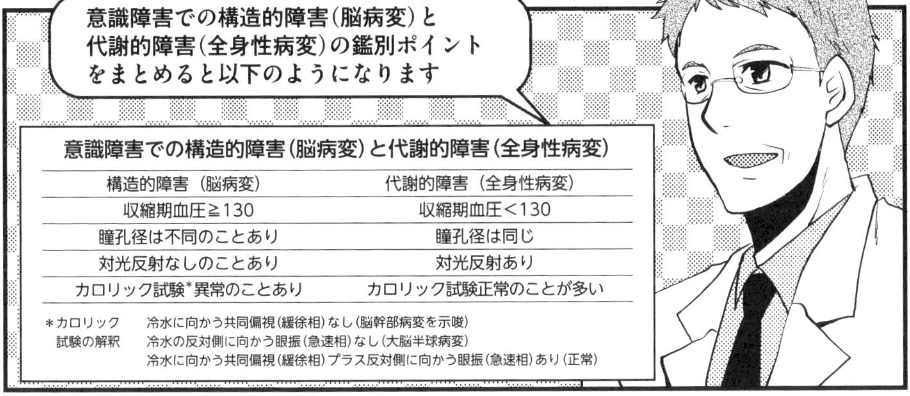
意識障害での構造的障害(脳病変)と代謝的障害(全身性病変)の鑑別ポイントをまとめると以下のようになります

意識障害での構造的障害(脳病変)と代謝的障害(全身性病変)

構造的障害（脳病変）	代謝的障害（全身性病変）
収縮期血圧≧130	収縮期血圧＜130
瞳孔径は不同のことあり	瞳孔径は同じ
対光反射なしのことあり	対光反射あり
カロリック試験*異常のことあり	カロリック試験正常のことが多い

*カロリック試験の解釈
冷水に向かう共同偏視(緩徐相)なし(脳幹部病変を示唆)
冷水の反対側に向かう眼振(急速相)なし(大脳半球病変)
冷水に向かう共同偏視(緩徐相)プラス反対側に向かう眼振(急速相)あり(正常)

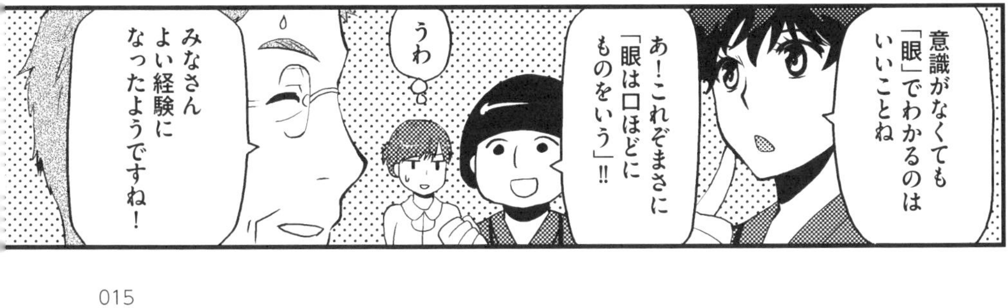
意識がなくても「眼」でわかるのはいいことね
あ!これぞまさに「眼は口ほどにものをいう」!!
うわ
みなさんよい経験になったようですね!

第２話

「ショック」のとき、フィジカル

ショックでは「静脈圧」に注目せよ

～高静脈圧病変か低静脈圧病変か？～

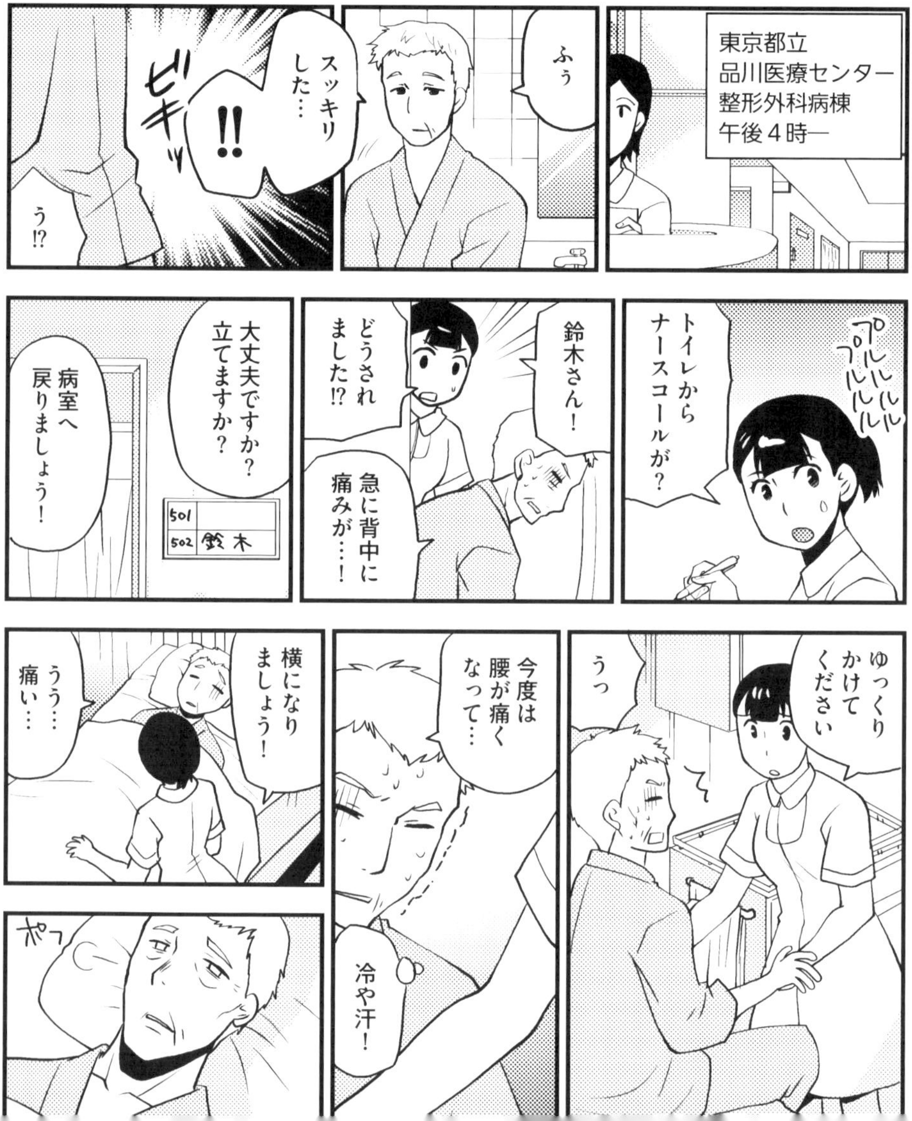

東京都立
品川医療センター
整形外科病棟
午後４時―
ふぅ
スッキリした…
ビキッ
!!
う⁉
プルルル
プルルル
トイレからナースコールが？
鈴木さん！
どうされました⁉
急に背中に痛みが…！
大丈夫ですか？立てますか？
病室へ戻りましょう！
501
502 鈴木
ゆっくりかけてください
うっ
今度は腰が痛くなって…
冷や汗！
横になりましょう！
うう…痛い…
ポフ

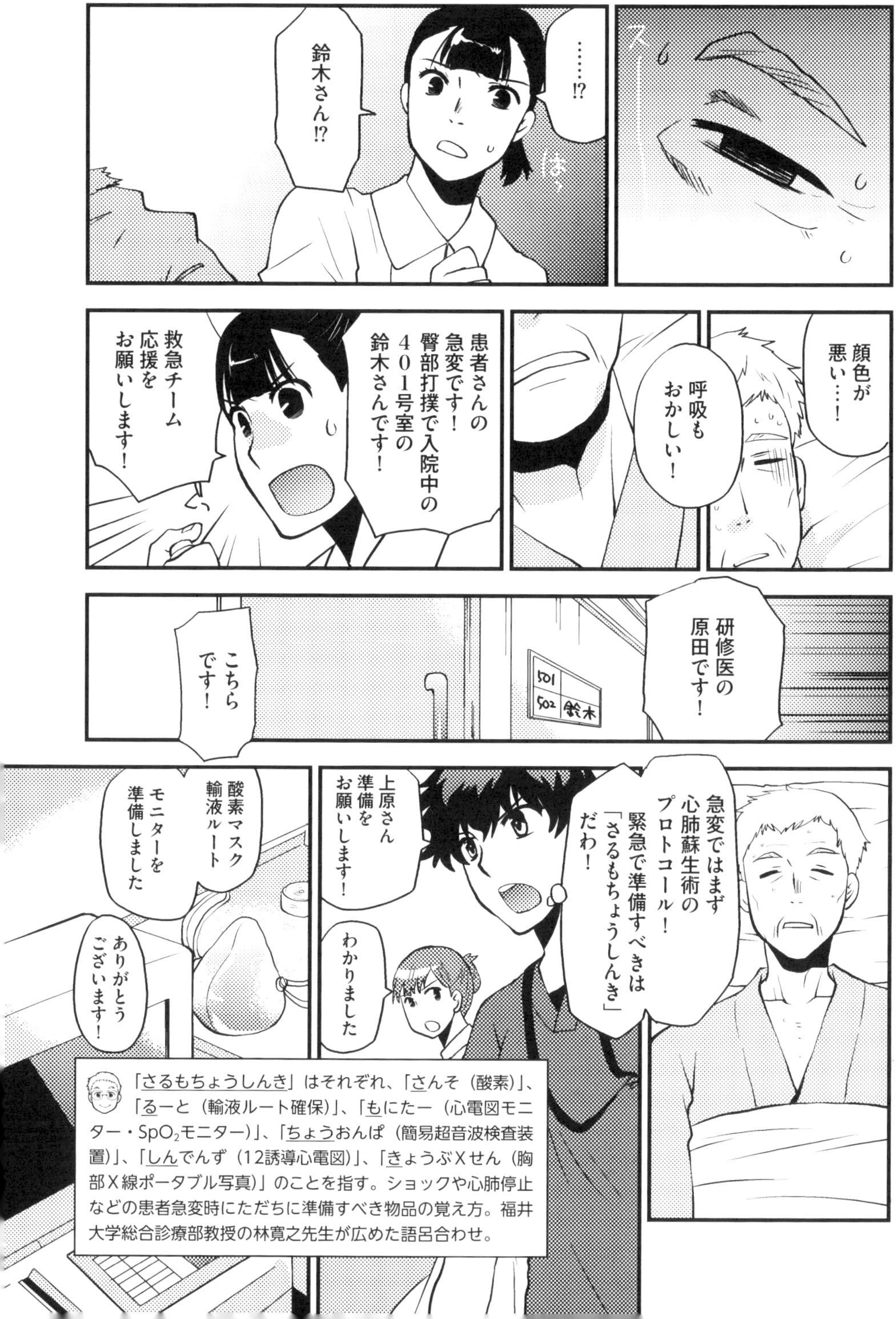
……!?
鈴木さん!?
顔色が悪い…!
呼吸もおかしい!
患者さんの急変です!臀部打撲で入院中の401号室の鈴木さんです!
救急チーム応援をお願いします!
研修医の原田です!
501
502 鈴木
こちらです!
急変ではまず心肺蘇生術のプロトコール!
緊急で準備すべきは「さるもちょうしんき」だわ!
上原さん準備をお願いします!
わかりました
酸素マスク輸液ルートモニターを準備しました
ありがとうございます!

「さるもちょうしんき」はそれぞれ、「さんそ（酸素）」、「るーと（輸液ルート確保）」、「もにたー（心電図モニター・SpO_2モニター）」、「ちょうおんぱ（簡易超音波検査装置）」、「しんでんず（12誘導心電図）」、「きょうぶXせん（胸部X線ポータブル写真）」のことを指す。ショックや心肺停止などの患者急変時にただちに準備すべき物品の覚え方。福井大学総合診療部教授の林寛之先生が広めた語呂合わせ。

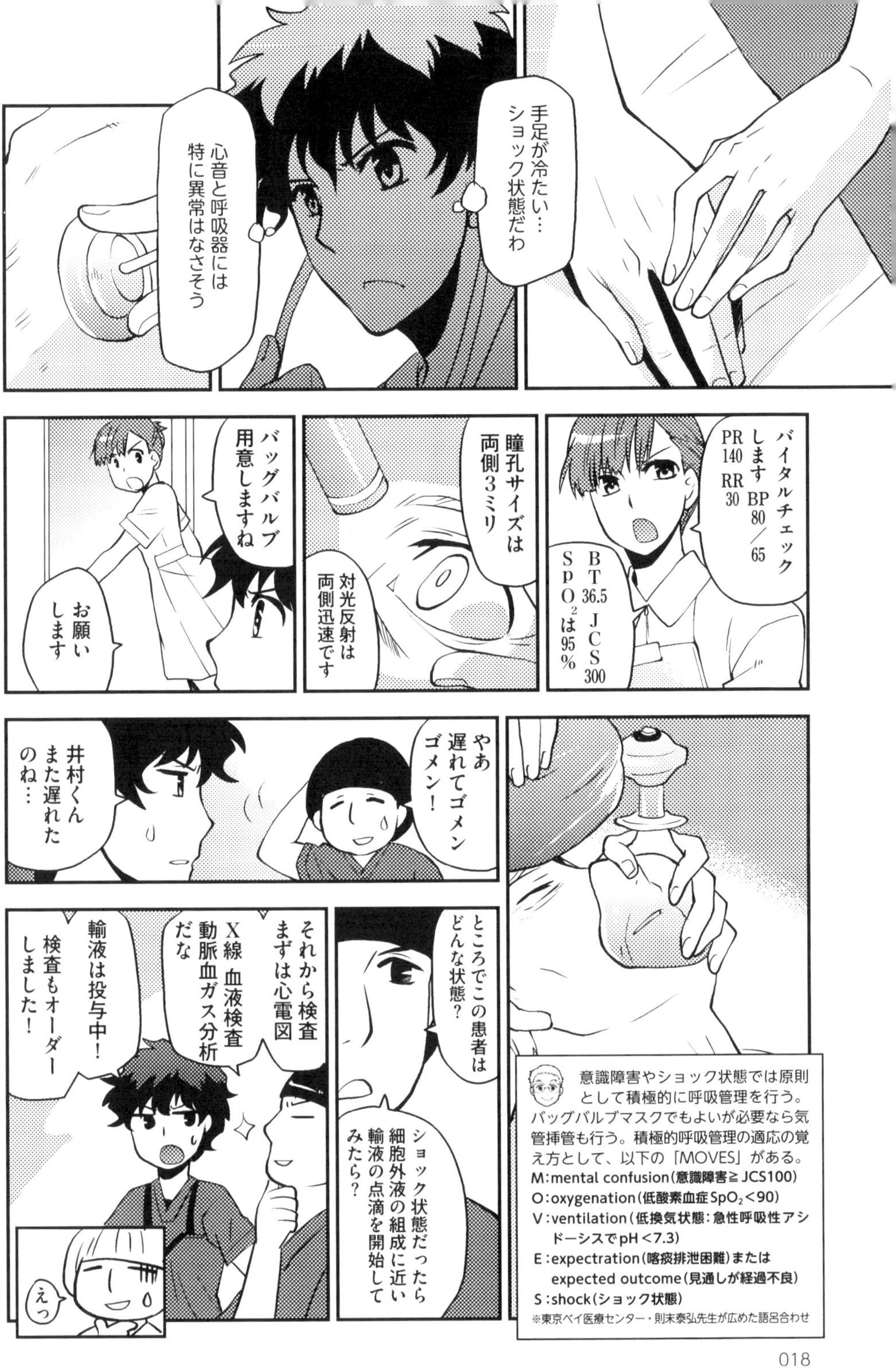
手足が冷たい…ショック状態だわ
心音と呼吸器には特に異常はなさそう
バイタルチェックします PR 140 RR 30 BP 80／65
BT 36.5 JCS 300 SpO_2は95％
瞳孔サイズは両側3ミリ
対光反射は両側迅速です
バッグバルブ用意しますね
お願いします
やあ遅れてゴメンゴメン！
井村くんまた遅れたのね…
ところでこの患者はどんな状態？
ショック状態だったら細胞外液の組成に近い輸液の点滴を開始してみたら？
それから検査まずは心電図 X線 血液検査 動脈血ガス分析だな
輸液は投与中！検査もオーダーしました！
えっ

意識障害やショック状態では原則として積極的に呼吸管理を行う。バッグバルブマスクでもよいが必要なら気管挿管も行う。積極的呼吸管理の適応の覚え方として、以下の「MOVES」がある。

M：mental confusion（意識障害≧JCS100）

O：oxygenation（低酸素血症 SpO_2＜90）

V：ventilation（低換気状態：急性呼吸性アシドーシスでpH＜7.3）

E：expectration（喀痰排泄困難）または expected outcome（見通しが経過不良）

S：shock（ショック状態）

※東京ベイ医療センター・則末泰弘先生が広めた語呂合わせ

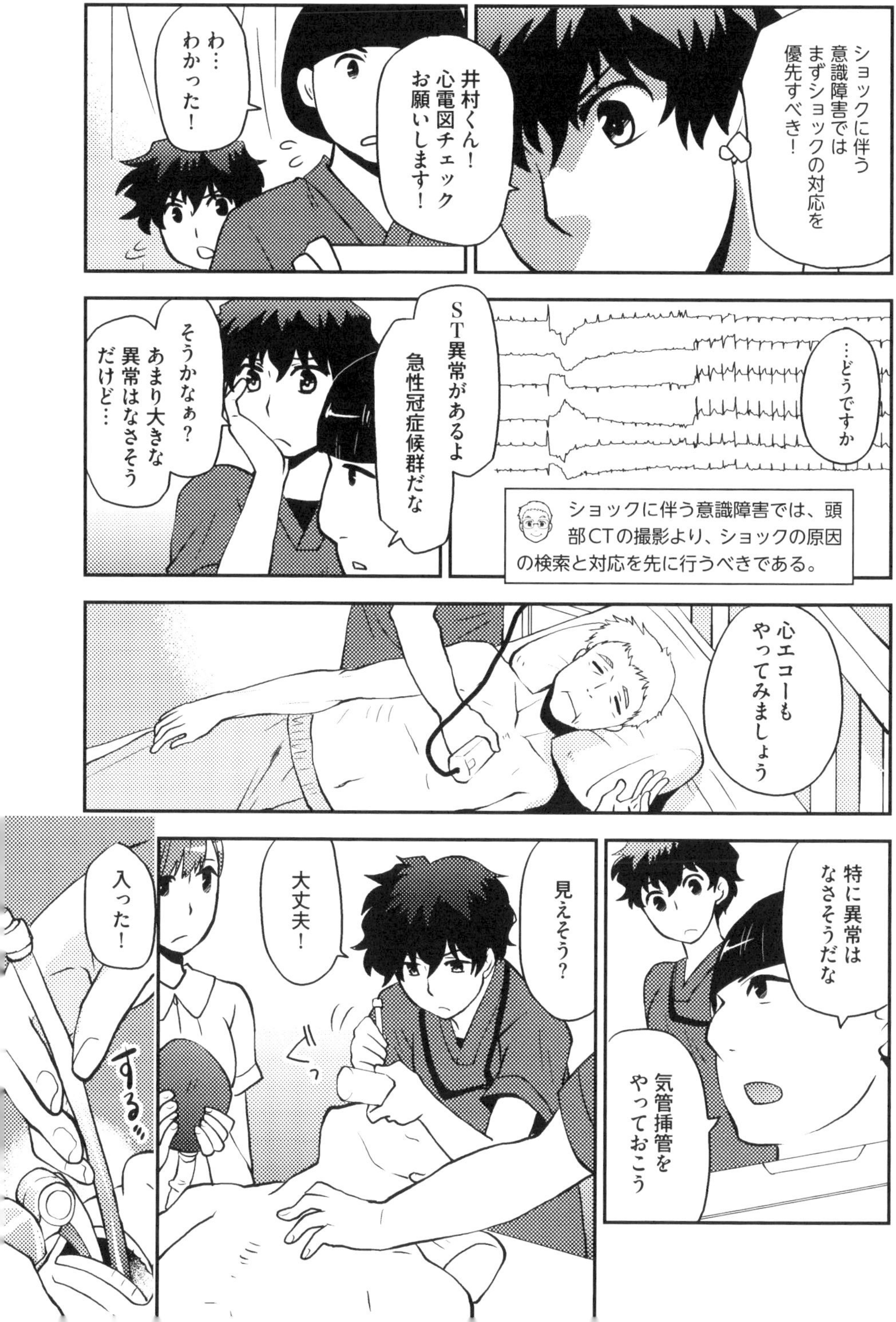
ショックに伴う意識障害ではまずショックの対応を優先すべき！
井村くん！心電図チェックお願いします！
わ…わかった！
…どうですか
ショックに伴う意識障害では、頭部CTの撮影より、ショックの原因の検索と対応を先に行うべきである。
ST異常があるよ急性冠症候群だな
そうかなぁ？あまり大きな異常はなさそうだけど…
心エコーもやってみましょう
特に異常はなさそうだな
気管挿管をやっておこう
見えそう？
大丈夫！
ぐっ
入った！
する…

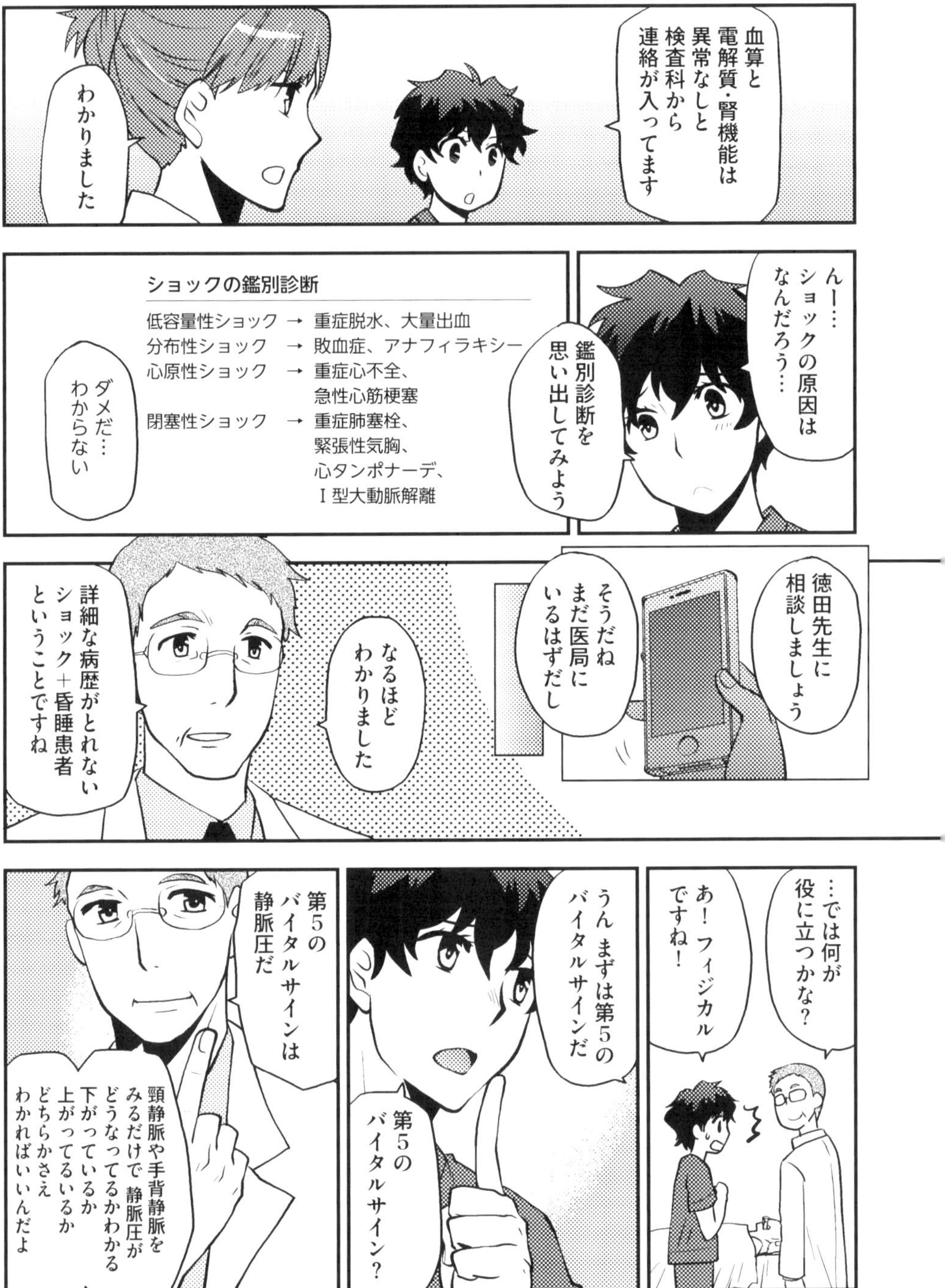
血算と電解質・腎機能は異常なしと検査科から連絡が入ってます
わかりました
んー… ショックの原因はなんだろう…
鑑別診断を思い出してみよう
ショックの鑑別診断
低容量性ショック → 重症脱水、大量出血
分布性ショック → 敗血症、アナフィラキシー
心原性ショック → 重症心不全、急性心筋梗塞
閉塞性ショック → 重症肺塞栓、緊張性気胸、心タンポナーデ、Ⅰ型大動脈解離
ダメだ… わからない
徳田先生に相談しましょう
そうだね まだ医局にいるはずだし
なるほど わかりました
詳細な病歴がとれない ショック＋昏睡患者ということですね
…では何が役に立つかな？
あ！ フィジカルですね！
うん まずは第5のバイタルサインだ
第5のバイタルサイン？
第5のバイタルサインは静脈圧だ
頸静脈や手背静脈をみるだけで 静脈圧がどうなってるかわかる 下がっているか 上がってるいるか どちらかさえわかればいいんだよ

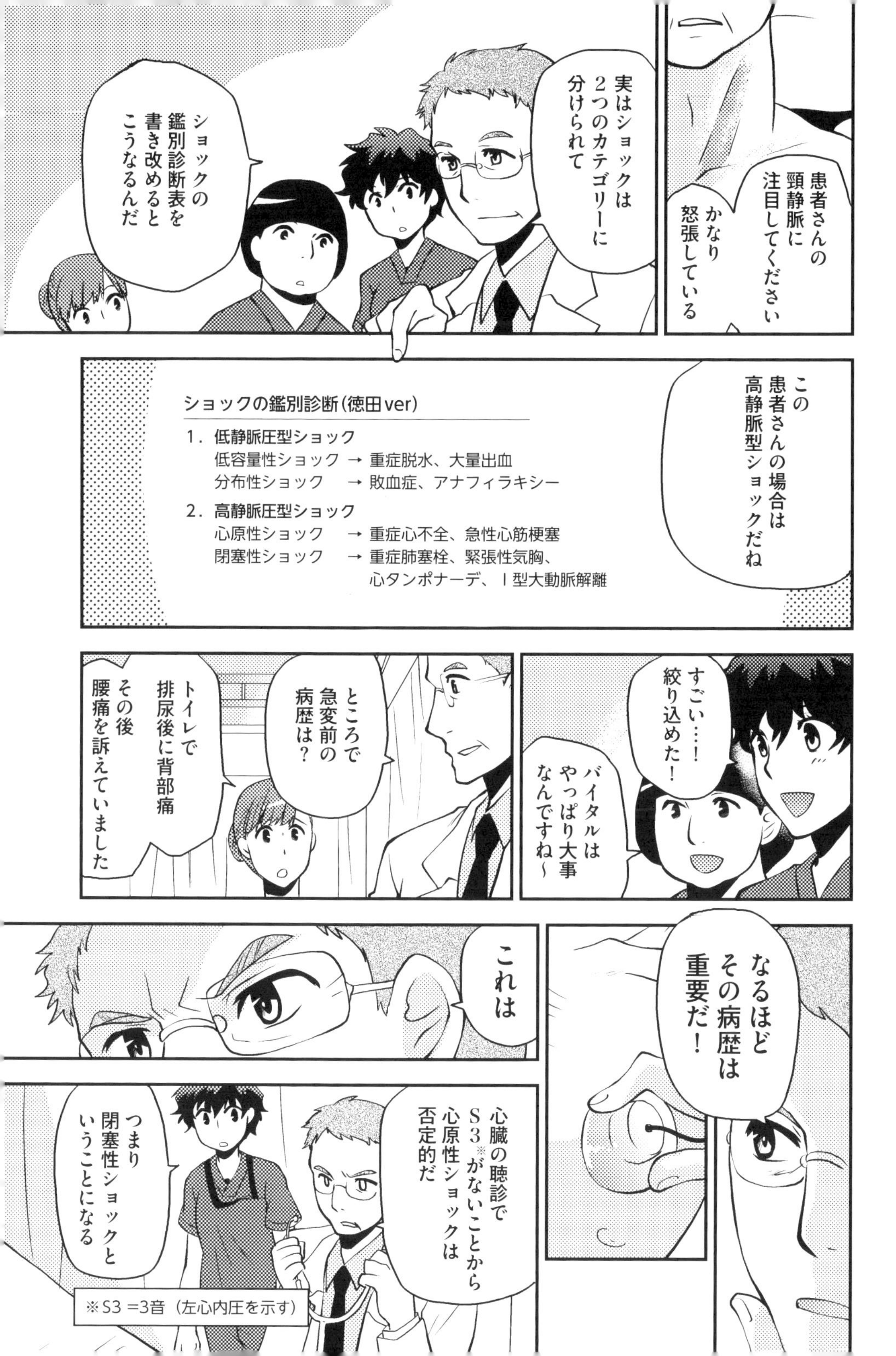
患者さんの頸静脈に注目してください
かなり怒張している
実は2つのカテゴリーに分けられて
ショックの鑑別診断表を書き改めるとこうなるんだ
この患者さんの場合は高静脈型ショックだね
ショックの鑑別診断（徳田ver）
1．低静脈圧型ショック
低容量性ショック → 重症脱水、大量出血
分布性ショック → 敗血症、アナフィラキシー
2．高静脈圧型ショック
心原性ショック → 重症心不全、急性心筋梗塞
閉塞性ショック → 重症肺塞栓、緊張性気胸、
心タンポナーデ、Ⅰ型大動脈解離
すごい…！絞り込めた！
バイタルはやっぱり大事なんですね～
ところで急変前の病歴は？
トイレで排尿後に背部痛 その後腰痛を訴えていました
なるほど その病歴は重要だ！
これは
心臓の聴診でS3※がないことから心原性ショックは否定的だ
つまり閉塞性ショックということになる
※S3 =3音（左心内圧を示す）

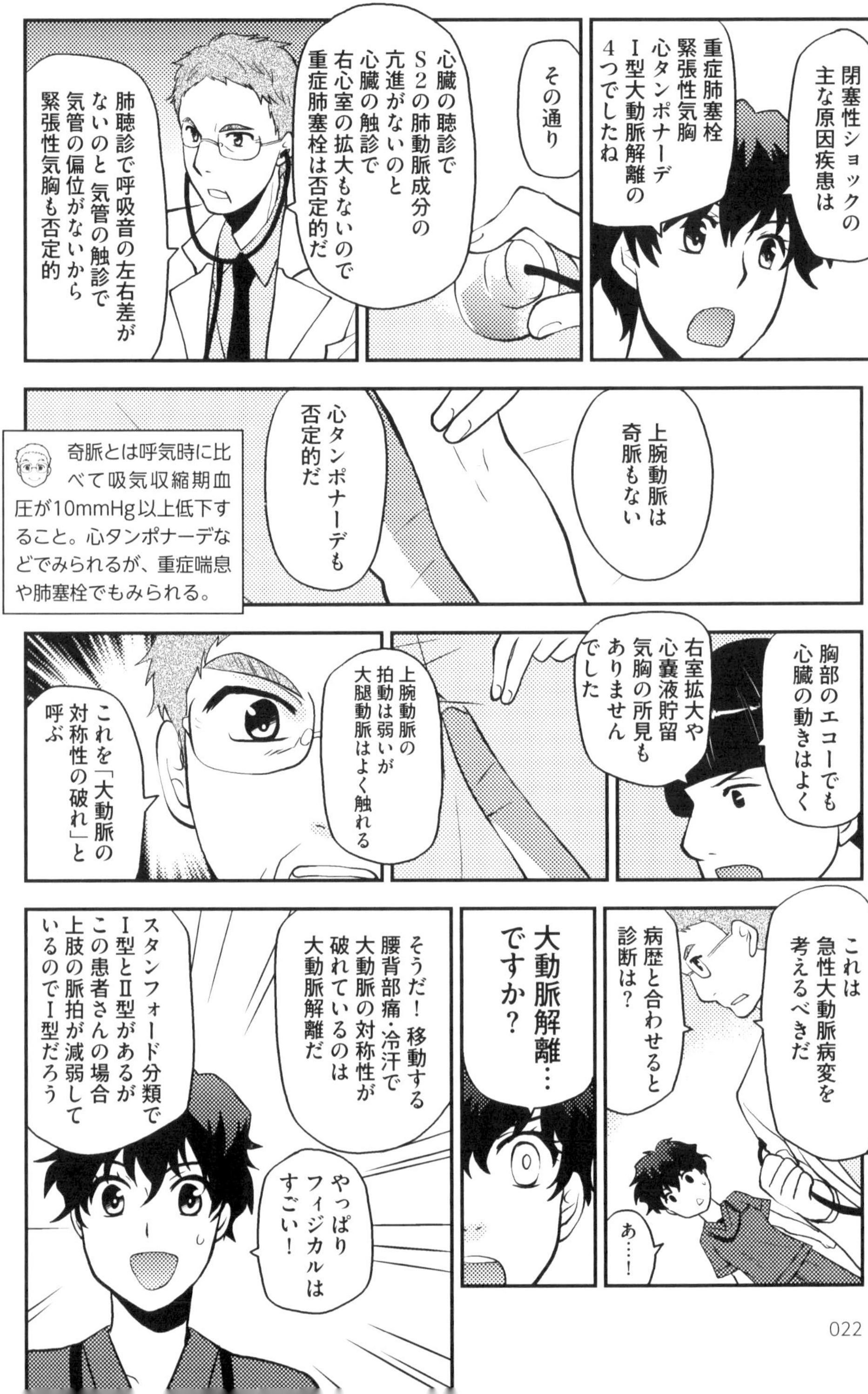
閉塞性ショックの主な原因疾患は
重症肺塞栓 緊張性気胸 心タンポナーデ Ⅰ型大動脈解離の4つでしたね
その通り
心臓の聴診でS2の肺動脈成分の亢進がないのと心臓の触診で右心室の拡大もないので重症肺塞栓は否定的だ
肺聴診で呼吸音の左右差がないのと 気管の触診で気管の偏位がないから緊張性気胸も否定的
上腕動脈は奇脈もない
心タンポナーデも否定的だ
奇脈とは呼気時に比べて吸気収縮期血圧が10mmHg以上低下すること。心タンポナーデなどでみられるが、重症喘息や肺塞栓でもみられる。
胸部のエコーでも心臓の動きはよく
右室拡大や心嚢液貯留 気胸の所見もありませんでした
上腕動脈の拍動は弱いが大腿動脈はよく触れる
これを「大動脈の対称性の破れ」と呼ぶ
これは急性大動脈病変を考えるべきだ
病歴と合わせると診断は？
あ…！
大動脈解離…ですか？
そうだ！ 移動する腰背部痛・冷汗で大動脈の対称性が破れているのは大動脈解離だ
スタンフォード分類でⅠ型とⅡ型があるがこの患者さんの場合上肢の脈拍が減弱しているのでⅠ型だろう
やっぱりフィジカルはすごい！

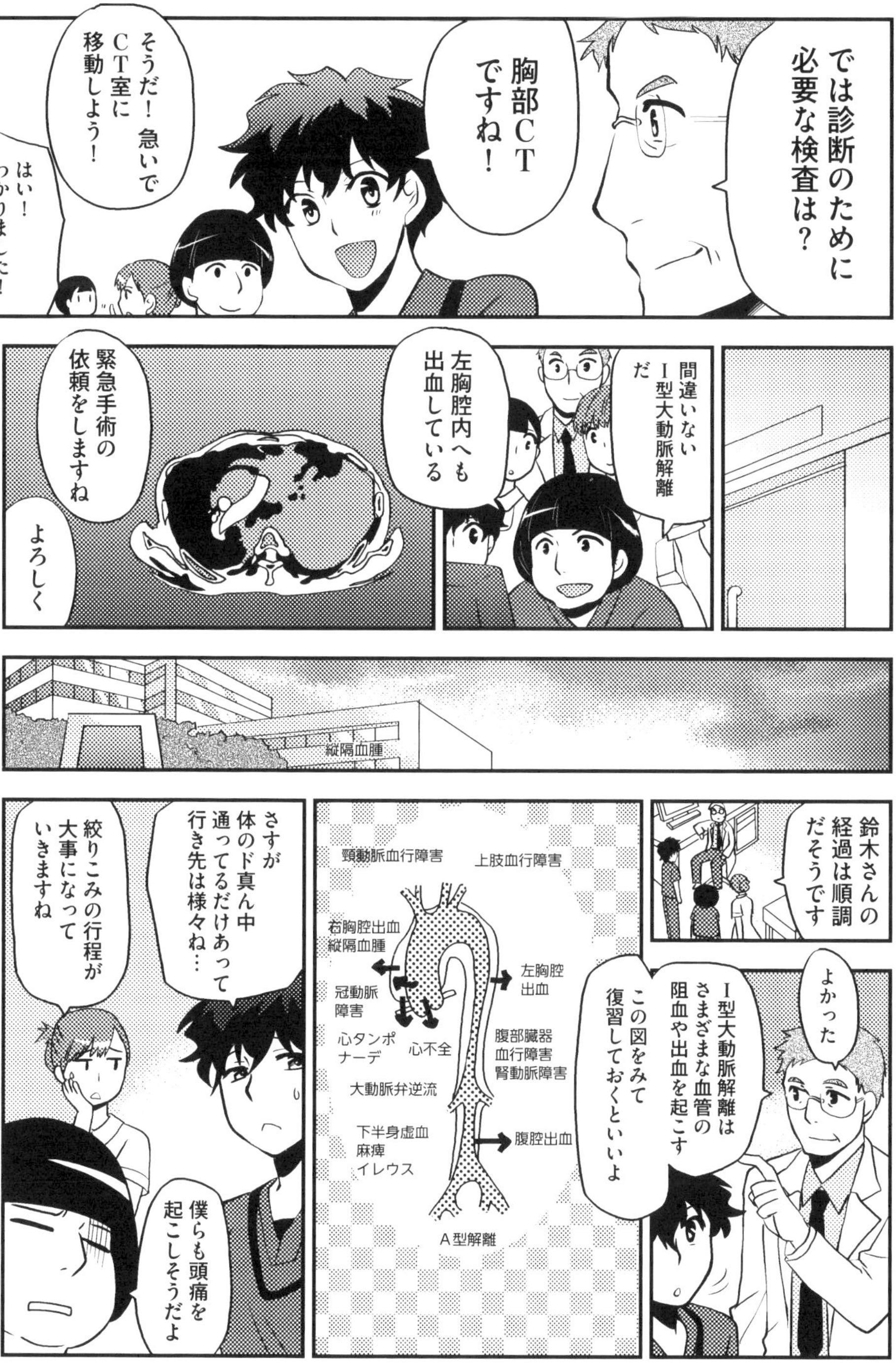

では診断のために必要な検査は？
胸部ＣＴですね！
そうだ！ 急いでＣＴ室に移動しよう！
はい！ わかりました！
間違いない Ｉ型大動脈解離だ
左胸腔内へも出血している
緊急手術の依頼をしますね
よろしく
縦隔血腫
鈴木さんの経過は順調だそうです
よかった
Ｉ型大動脈解離はさまざまな血管の阻血や出血を起こす
この図をみて復習しておくといいよ
頸動脈血行障害
上肢血行障害
右胸腔出血
縦隔血腫
左胸腔
出血
冠動脈
障害
心タンポナーデ
心不全
腹部臓器
血行障害
腎動脈障害
大動脈弁逆流
下半身虚血
麻痺
イレウス
腹腔出血
A型解離
さすが体のド真ん中通ってるだけあって行き先は様々ね…
絞りこみの行程が大事になっていきますね
僕らも頭痛を起こしそうだよ

第３話

「浮腫」のとき、フィジカル

浮腫では「pit recovery time」に注目せよ

～低アルブミン性浮腫か？～

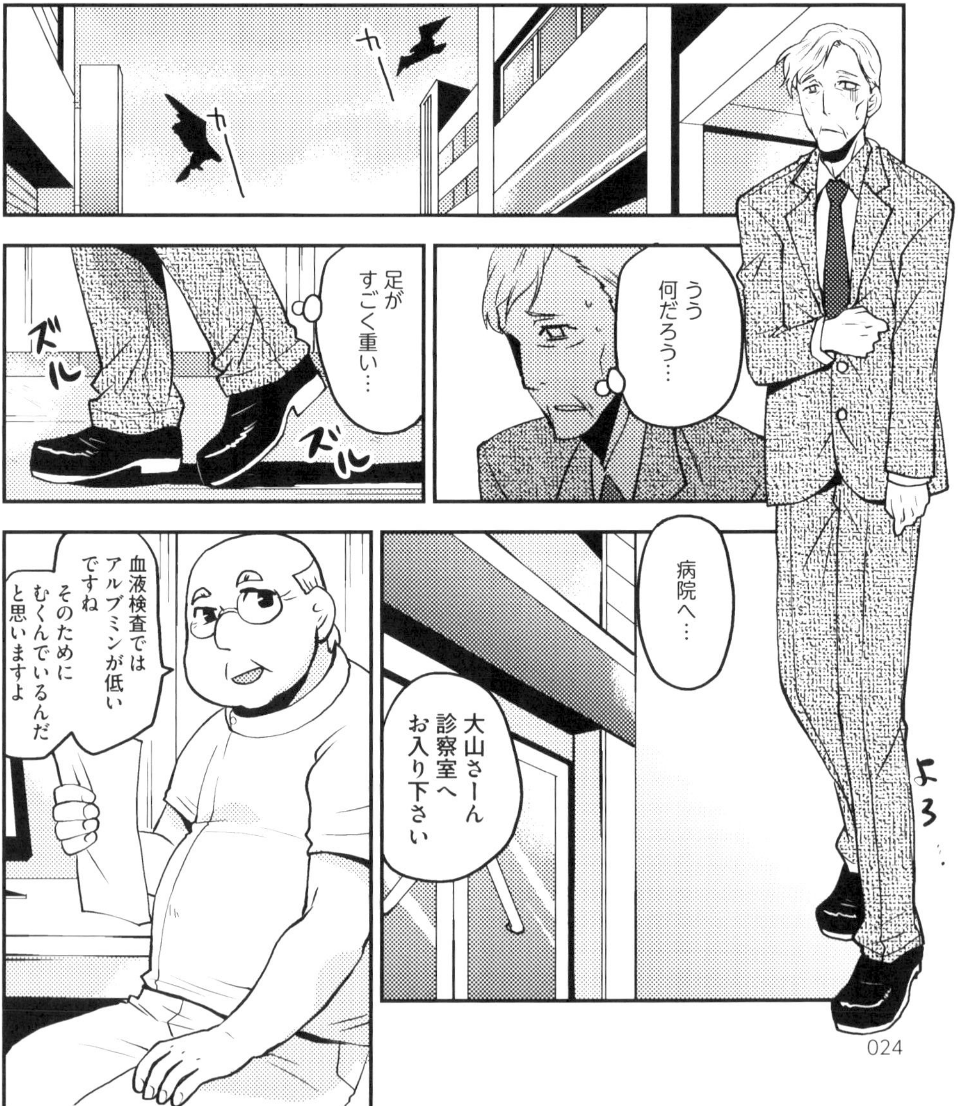

カー
カー
うう
何だろう…
ズル
ズル
足が
すごく重い…
病院へ…
よろ…
大山さーん
診察室へ
お入り下さい
血液検査では
アルブミンが低い
ですね
そのために
むくんでいるんだ
と思いますよ

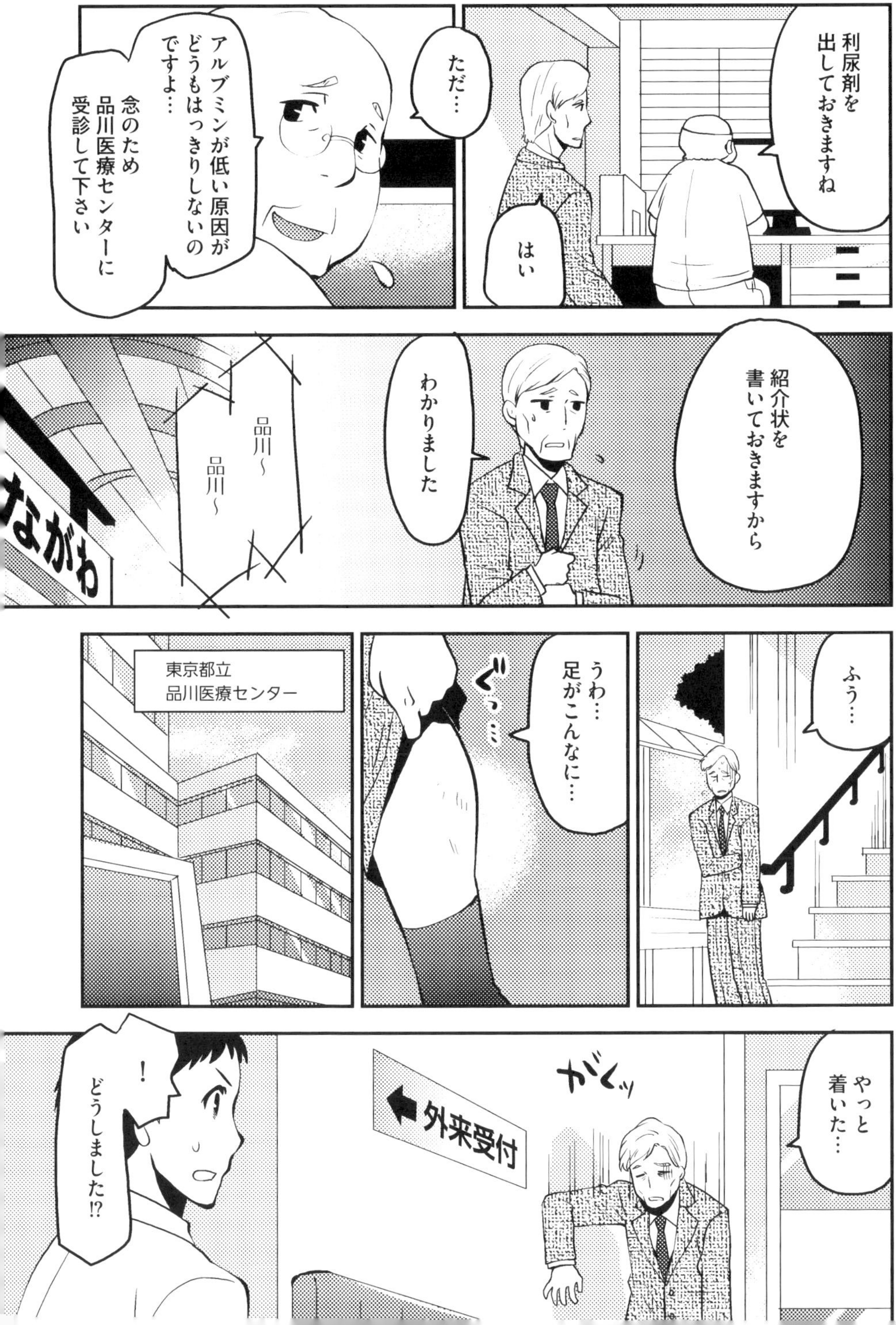

利尿剤を出しておきますね
はい
ただ…
アルブミンが低い原因がどうもはっきりしないのですよ…
念のため品川医療センターに受診して下さい
紹介状を書いておきますから
わかりました
品川～
品川～
ながわ
ふう…
うわ…足がこんなに…
ぐっ…
東京都立
品川医療センター
やっと着いた…
がくッ
外来受付
!
どうしました!?

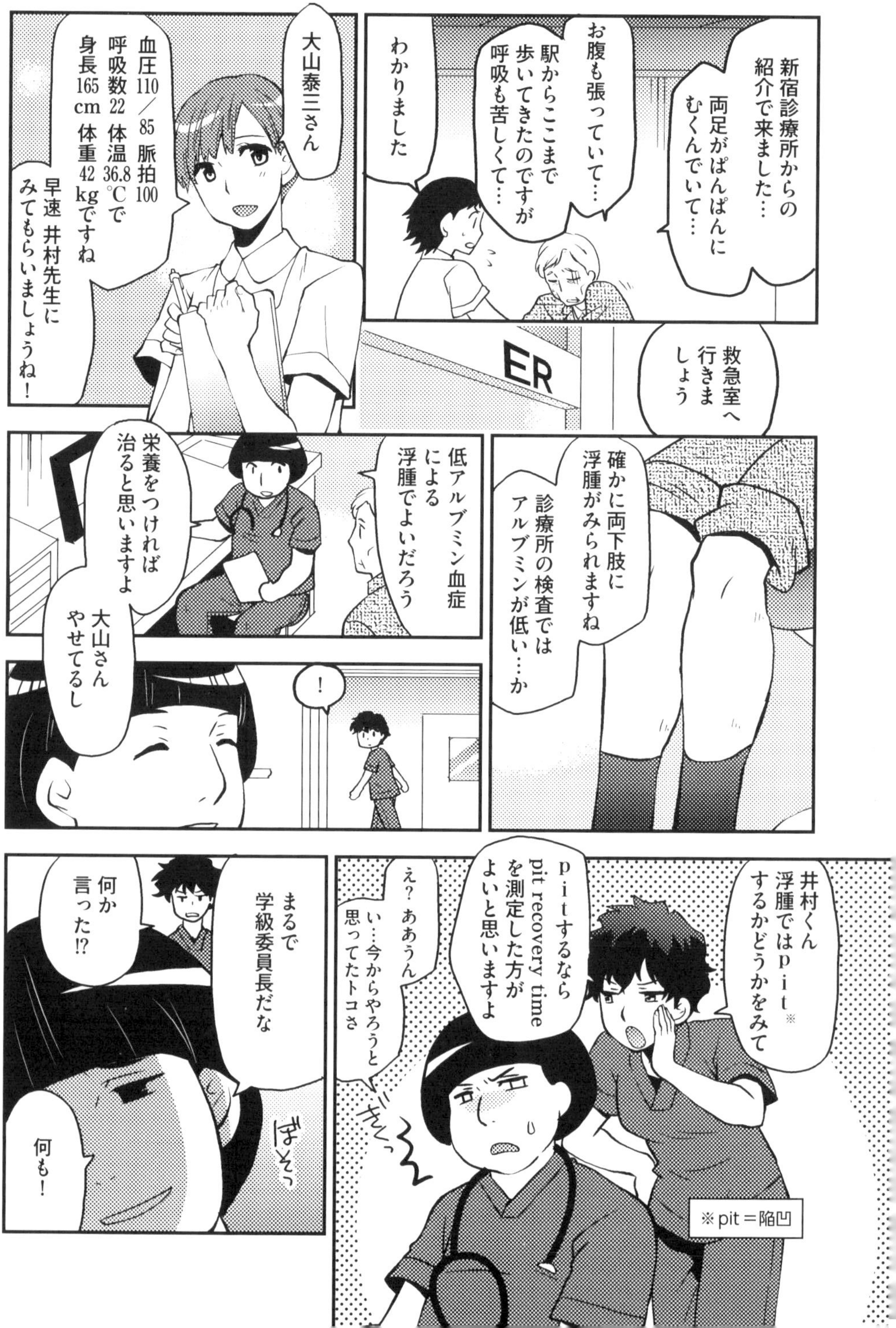
新宿診療所からの紹介で来ました…
両足がぱんぱんにむくんでいて…
お腹も張っていて…
駅からここまで歩いてきたのですが呼吸も苦しくて…
わかりました
大山泰三さん
血圧110／85 脈拍100 呼吸数22 体温36.8℃で 身長165 cm 体重42 kgですね
早速 井村先生にみてもらいましょうね！
ER
救急室へ行きましょう
確かに両下肢に浮腫がみられますね
診療所の検査ではアルブミンが低い…か
低アルブミン血症による浮腫でよいだろう
栄養をつければ治ると思いますよ
！
大山さんやせてるし
井村くん 浮腫ではpitするかどうかをみて※
pitするならpit recovery timeを測定した方がよいと思いますよ
え？ ああうん い…今からやろうと思ってたトコさ
ぎくっ
※pit＝陥凹
まるで学級委員長だな
ぼそっ
何か言った⁉
何も！

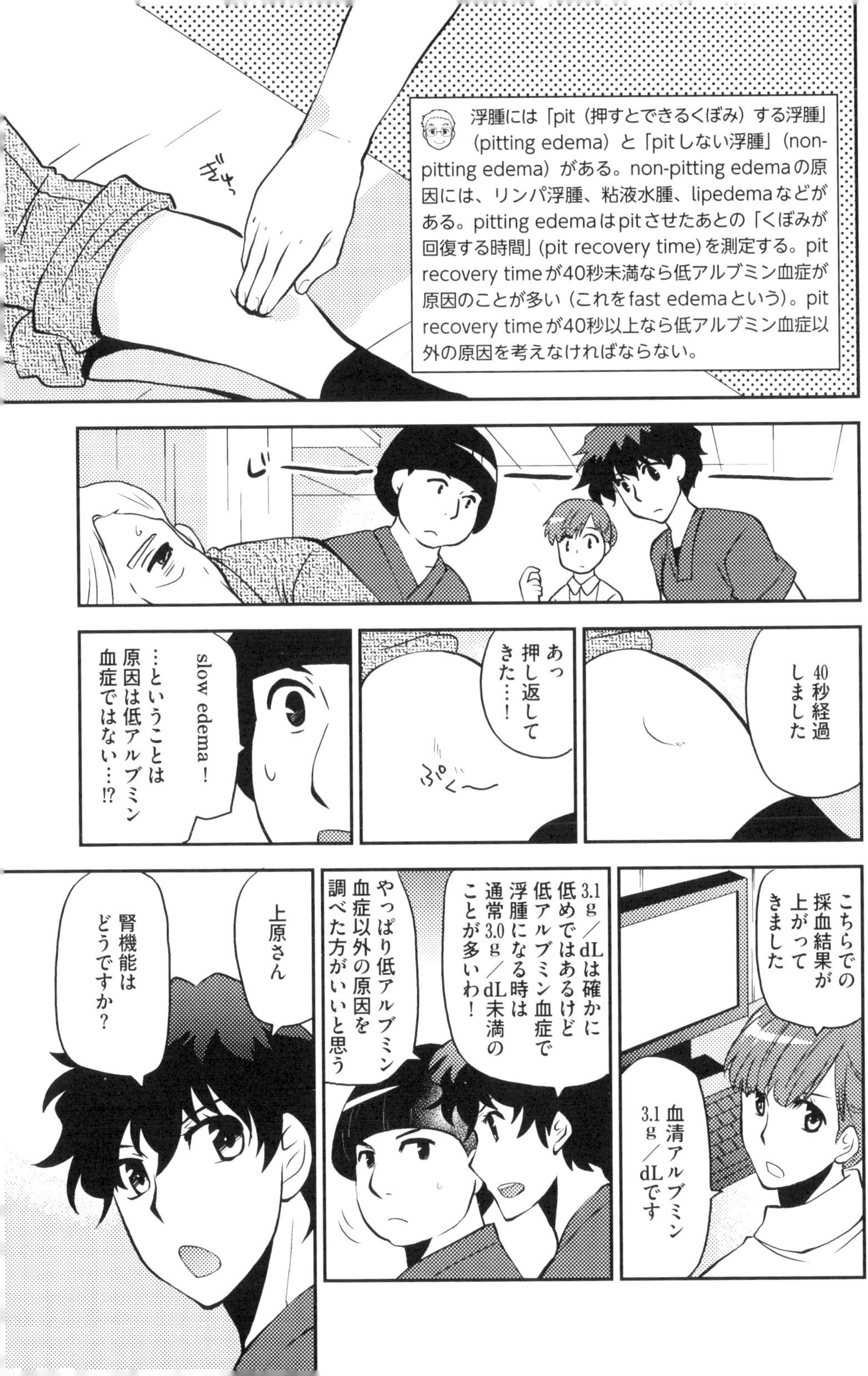

浮腫には「pit（押すとできるくぼみ）する浮腫」（pitting edema）と「pitしない浮腫」（non-pitting edema）がある。non-pitting edemaの原因には、リンパ浮腫、粘液水腫、lipedemaなどがある。pitting edemaはpitさせたあとの「くぼみが回復する時間」(pit recovery time)を測定する。pit recovery timeが40秒未満なら低アルブミン血症が原因のことが多い（これをfast edemaという）。pit recovery timeが40秒以上なら低アルブミン血症以外の原因を考えなければならない。
じーーー
40秒経過しました
あっ押し返してきた…！
ぷく〜
slow edema！
…ということは原因は低アルブミン血症ではない…!?
こちらでの採血結果が上がってきました
血清アルブミン3.1g／dLです
3.1g／dLは確かに低めではあるけど低アルブミン血症で浮腫になる時は通常3.0g／dL未満のことが多いわ！
やっぱり低アルブミン血症以外の原因を調べた方がいいと思う
上原さん
腎機能はどうですか？

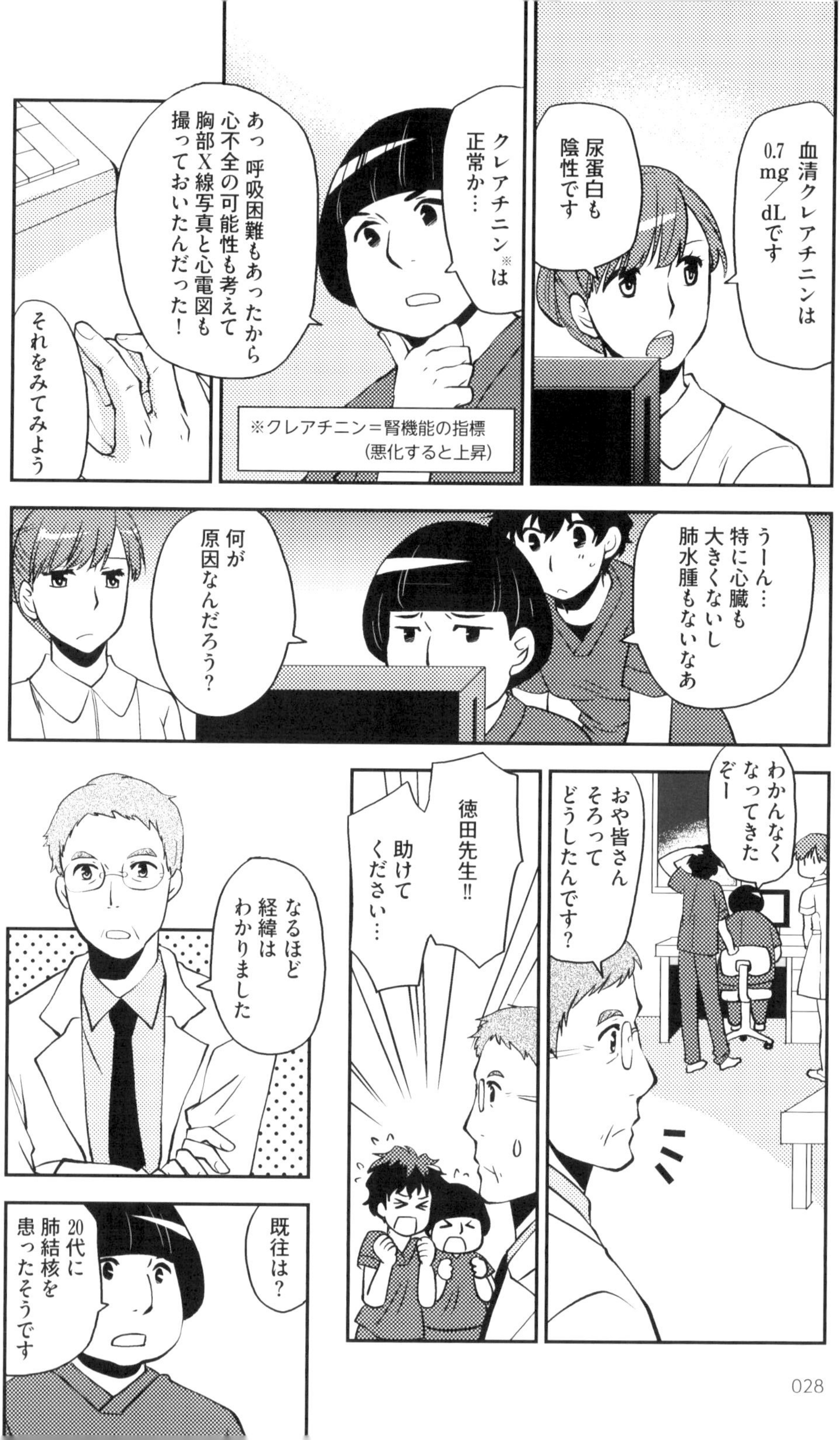

血清クレアチニンは0.7 mg／dLです
尿蛋白も陰性です
クレアチニン※は正常か…
※クレアチニン＝腎機能の指標（悪化すると上昇）
あっ 呼吸困難もあったから心不全の可能性も考えて胸部X線写真と心電図も撮っておいたんだった！
それをみてみよう
うーん… 特に心臓も大きくないし肺水腫もないなあ
何が原因なんだろう？
わかんなくなってきたぞー
おや皆さんそろってどうしたんです？
徳田先生!!
助けてください…
なるほど経緯はわかりました
既往は？
20代に肺結核を患ったそうです

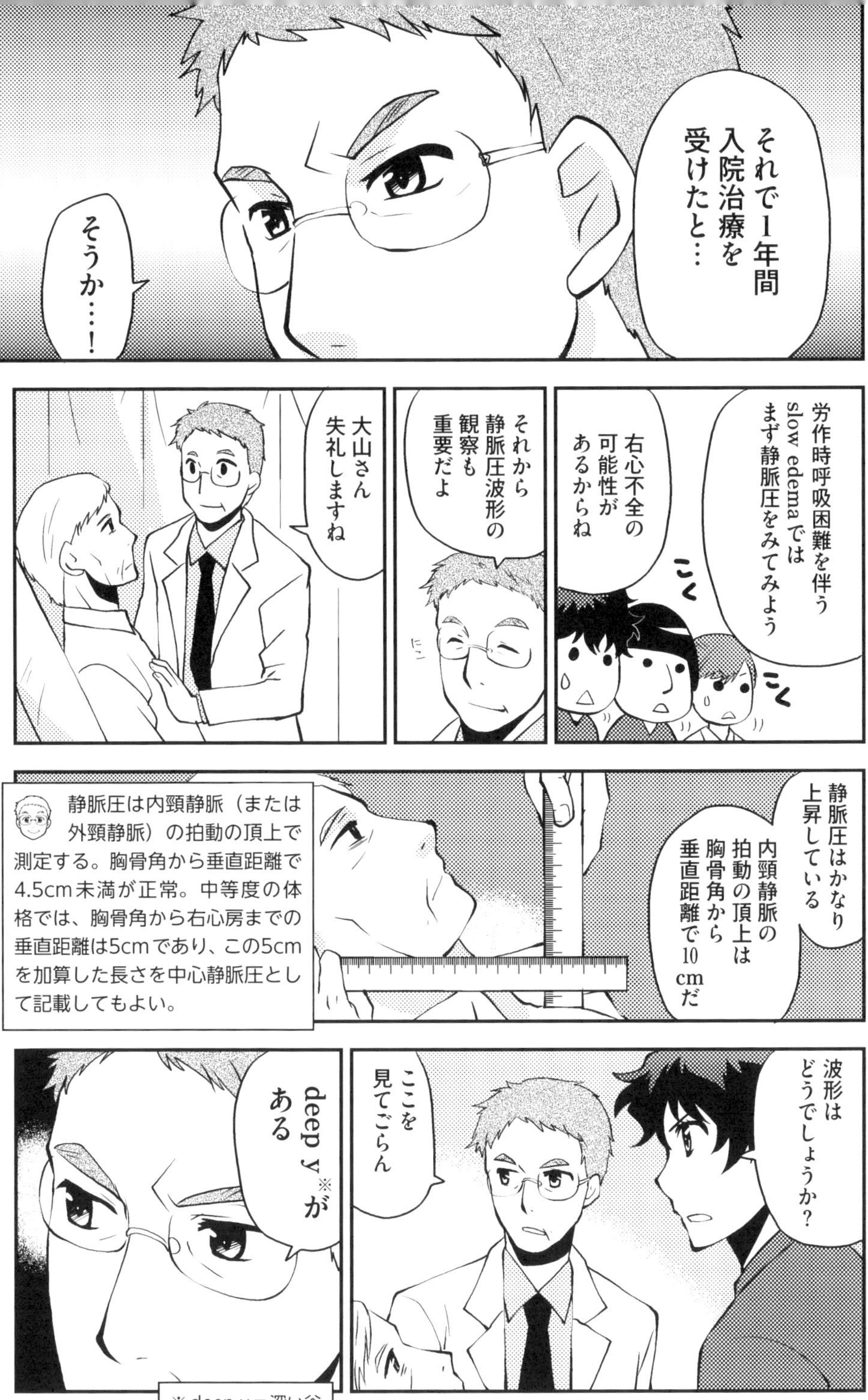
それで1年間入院治療を受けたと…
そうか…！
労作時呼吸困難を伴うslow edemaではまず静脈圧をみてみよう
右心不全の可能性があるからね
こく
こく
それから静脈圧波形の観察も重要だよ
にこ
大山さん失礼しますね
静脈圧はかなり上昇している
内頸静脈の拍動の頂上は胸骨角から垂直距離で10 cmだ
静脈圧は内頸静脈（または外頸静脈）の拍動の頂上で測定する。胸骨角から垂直距離で4.5cm未満が正常。中等度の体格では、胸骨角から右心房までの垂直距離は5cmであり、この5cmを加算した長さを中心静脈圧として記載してもよい。
波形はどうでしょうか？
ここを見てごらん
deep y※がある

※deep y＝深い谷

一般に静脈波は2峰性であるa波とx谷のあと、v波とy谷が続く(厳密にはc波がa波のあとに出てくるので3峰性であるが、肉眼ではc波は確認できないので2峰性とみなしてよい)。右図の(a)が正常の波形パターンである。(b)はdeep xの波形パターンであり、心タンポナーデでみられる。deep yは右図の(c)の波形パターンである。

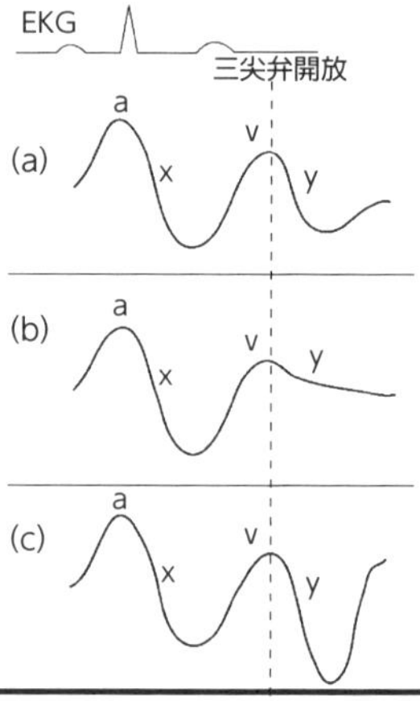

EKG
三尖弁開放
(a)
(b)
(c)
a
x
v
y

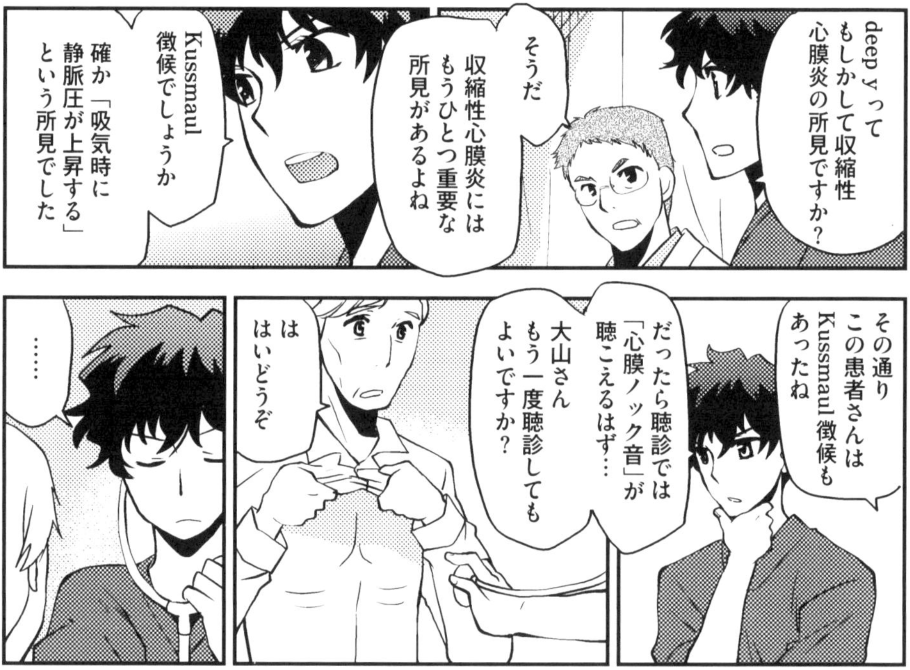

deep yって もしかして収縮性 心膜炎の所見ですか?
そうだ 収縮性心膜炎には もうひとつ重要な 所見があるよね
Kussmaul 徴候でしょうか
確か「吸気時に 静脈圧が上昇する」 という所見でした
その通り この患者さんは Kussmaul 徴候も あったね
だったら聴診では 「心膜ノック音」が 聴こえるはず…
大山さん もう一度聴診しても よいですか?
は はいどうぞ
……

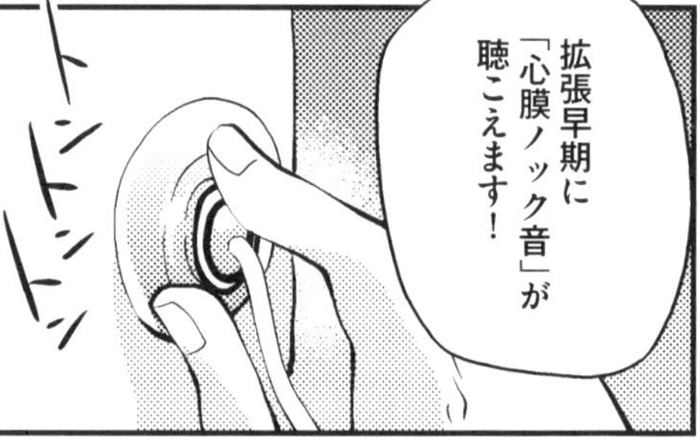

拡張早期に 「心膜ノック音」が 聴こえます!

心膜ノック音は収縮性心膜炎で聴かれる拡張早期心音。deep yに一致するタイミングで聴かれる。拡張する心筋が硬い心膜にぶつかることによって起きる音のため、ノック音と呼ばれている。

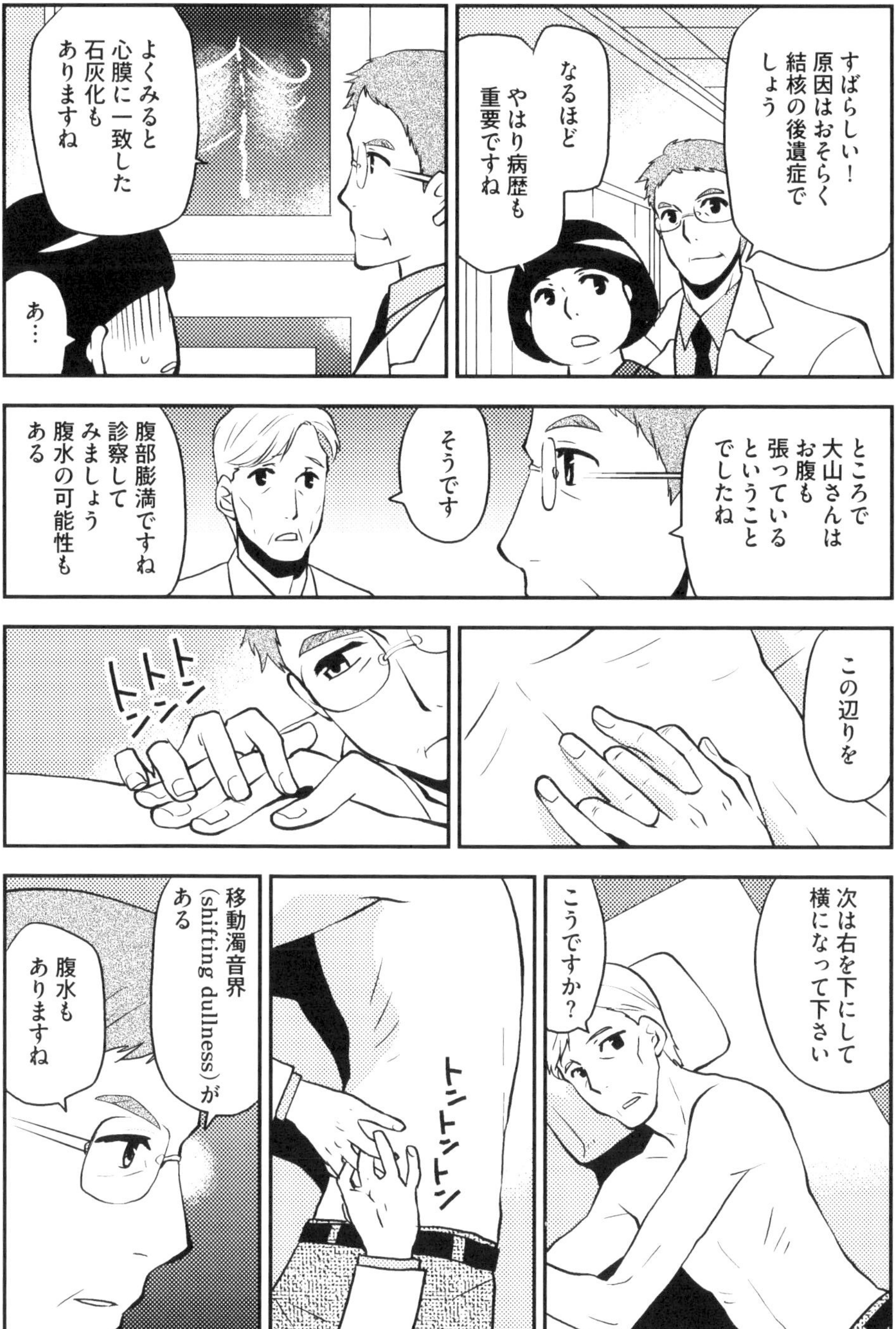
すばらしい！原因はおそらく結核の後遺症でしょう
なるほど やはり病歴も重要ですね
よくみると心膜に一致した石灰化もありますね
あ…
ところで大山さんはお腹も張っているということでしたね
そうです
腹部膨満ですね 診察してみましょう 腹水の可能性もある
この辺りを
トントントン
次は右を下にして横になって下さい
こうですか？
トントントントン
移動濁音界(shifting dullness)がある
腹水もありますね

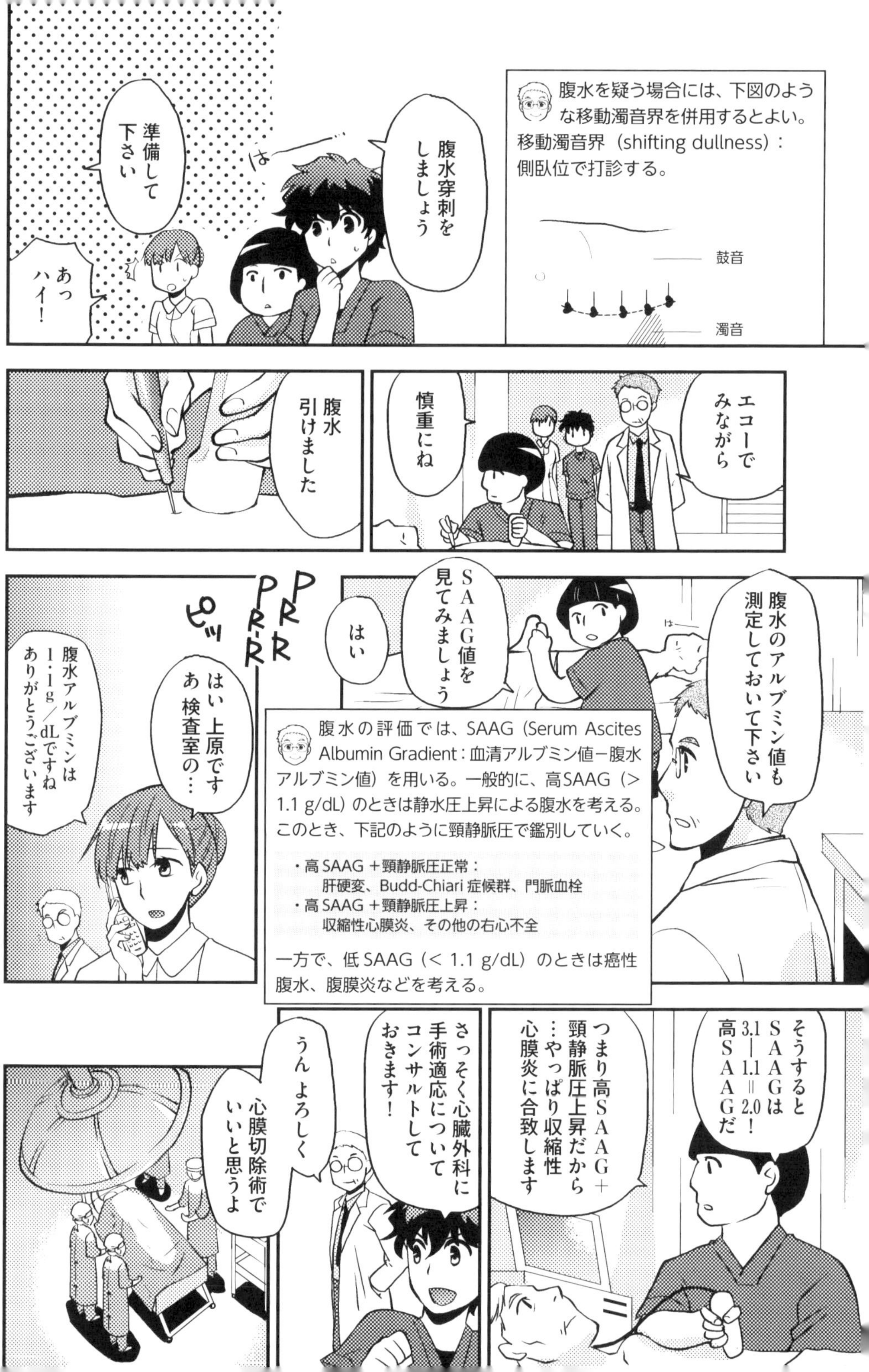

腹水を疑う場合には、下図のような移動濁音界を併用するとよい。
移動濁音界（shifting dullness）：
側臥位で打診する。
鼓音
濁音
腹水穿刺をしましょう
はーー
準備して下さい
あっハイ！
エコーでみながら
慎重にね
腹水引けました
腹水のアルブミン値も測定しておいて下さい
はー
SAAG値を見てみましょう
はい
腹水の評価では、SAAG（Serum Ascites Albumin Gradient：血清アルブミン値ー腹水アルブミン値）を用いる。一般的に、高SAAG（> 1.1 g/dL）のときは静水圧上昇による腹水を考える。このとき、下記のように頸静脈圧で鑑別していく。
・高SAAG＋頸静脈圧正常：
肝硬変、Budd-Chiari 症候群、門脈血栓
・高SAAG＋頸静脈圧上昇：
収縮性心膜炎、その他の右心不全
一方で、低SAAG（< 1.1 g/dL）のときは癌性腹水、腹膜炎などを考える。
PRRR
PRRR
ピッ
はい 上原です あ 検査室の…
腹水アルブミンは1.1g/dLですね ありがとうございます
そうするとSAAGは3.1−1.1＝2.0！ 高SAAGだ
つまり高SAAG＋頸静脈圧上昇だから…やっぱり収縮性心膜炎に合致します
さっそく心臓外科に手術適応についてコンサルトしておきます！
うん よろしく
心膜切除術でいいと思うよ

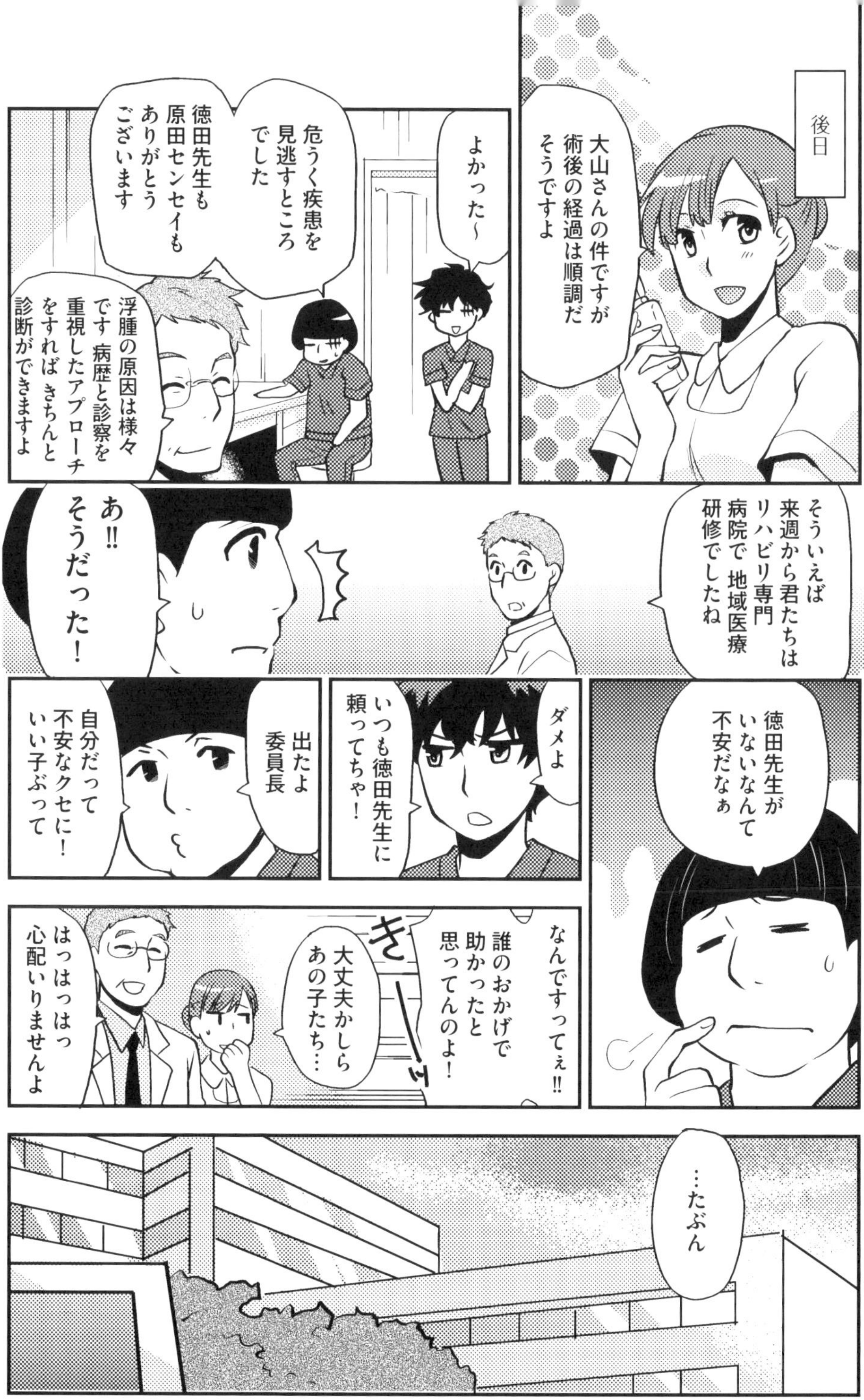
後日
大山さんの件ですが術後の経過は順調だそうですよ
よかった〜
危うく疾患を見逃すところでした
徳田先生も原田センセイもありがとうございます
浮腫の原因は様々です 病歴と診察を重視したアプローチをすれば きちんと診断ができますよ
そういえば来週から君たちはリハビリ専門病院で 地域医療研修でしたね
あ!!
そうだった!
徳田先生がいないなんて不安だなぁ
ダメよ
いつも徳田先生に頼ってちゃ!
出たよ委員長
自分だって不安なクセに! いい子ぶって
なんですってぇ!!
誰のおかげで助かったと思ってんのよ!
きー
大丈夫かしらあの子たち…
はっはっはっ 心配いりませんよ
…たぶん

第 4 話

「発熱」のとき、フィジカル

発熱では「末梢サイン」に注目せよ

〜長引く発熱へのアプローチ〜

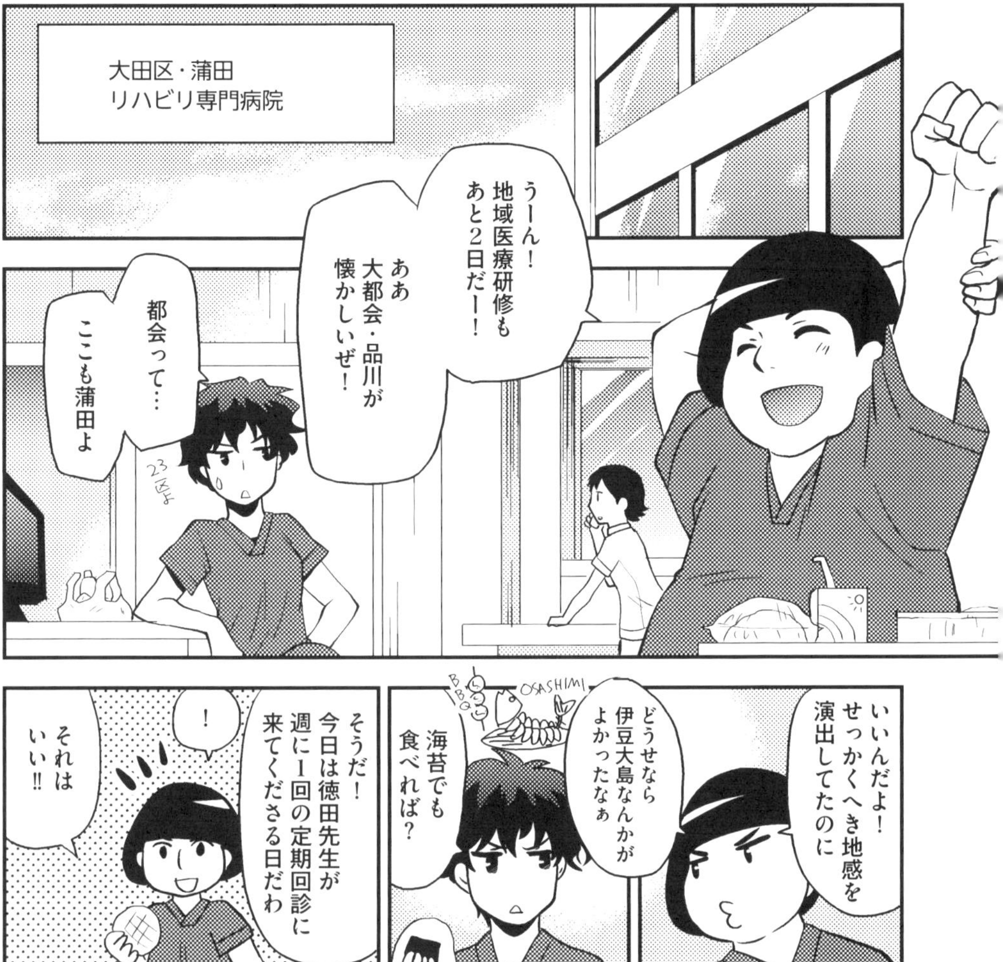

大田区・蒲田
リハビリ専門病院
うーん！地域医療研修もあと2日だー！
ああ大都会・品川が懐かしいぜ！
都会って…ここも蒲田よ
23区よ
いいんだよ！せっかくへき地感を演出してたのに
どうせなら伊豆大島なんかがよかったなぁ
OSASHIMI
BBQ
海苔でも食べれば？
！
そうだ！今日は徳田先生が週に1回の定期回診に来てくださる日だわ
それはいい!!

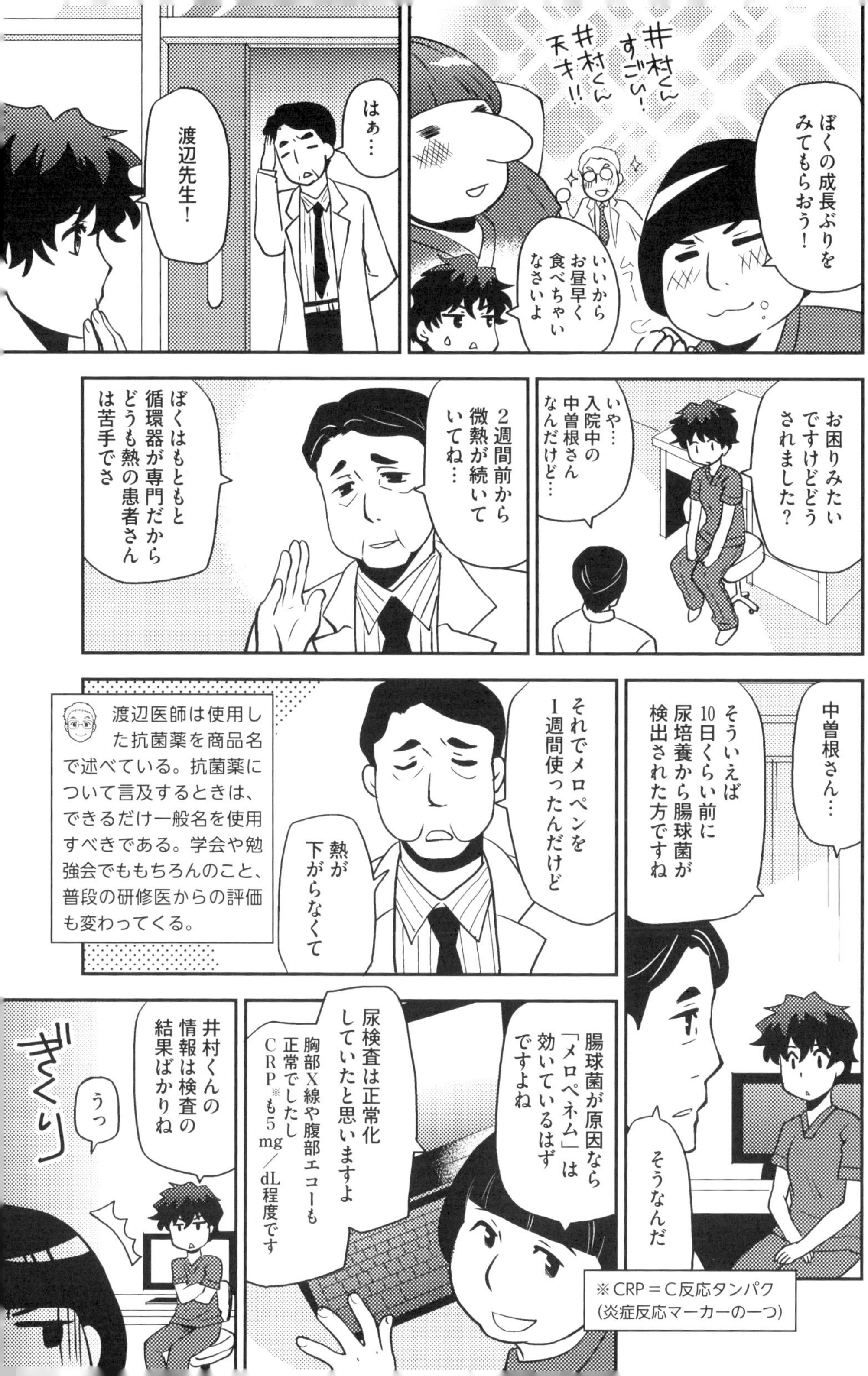
ぼくの成長ぶりをみてもらおう！
井村くんすごい-
井村くん天才!!
ムフー
いいからお昼早く食べちゃいなさいよ
はぁ…
渡辺先生！
お困りみたいですけどどうされました？
いや…入院中の中曽根さんなんだけど…
2週間前から微熱が続いていてね…
ぼくはもともと循環器が専門だからどうも熱の患者さんは苦手でさ
中曽根さん…
そういえば10日くらい前に尿培養から腸球菌が検出された方ですね
それでメロペンを1週間使ったんだけど
熱が下がらなくて
渡辺医師は使用した抗菌薬を商品名で述べている。抗菌薬について言及するときは、できるだけ一般名を使用すべきである。学会や勉強会でももちろんのこと、普段の研修医からの評価も変わってくる。
そうなんだ
腸球菌が原因なら「メロペネム」は効いているはずですよね
尿検査は正常化していたと思いますよ
胸部X線や腹部エコーも正常でしたしCRP※も5 mg／dL程度です
井村くんの情報は検査の結果ばかりね
うっ
ぎくり
※CRP＝C反応タンパク（炎症反応マーカーの一つ）

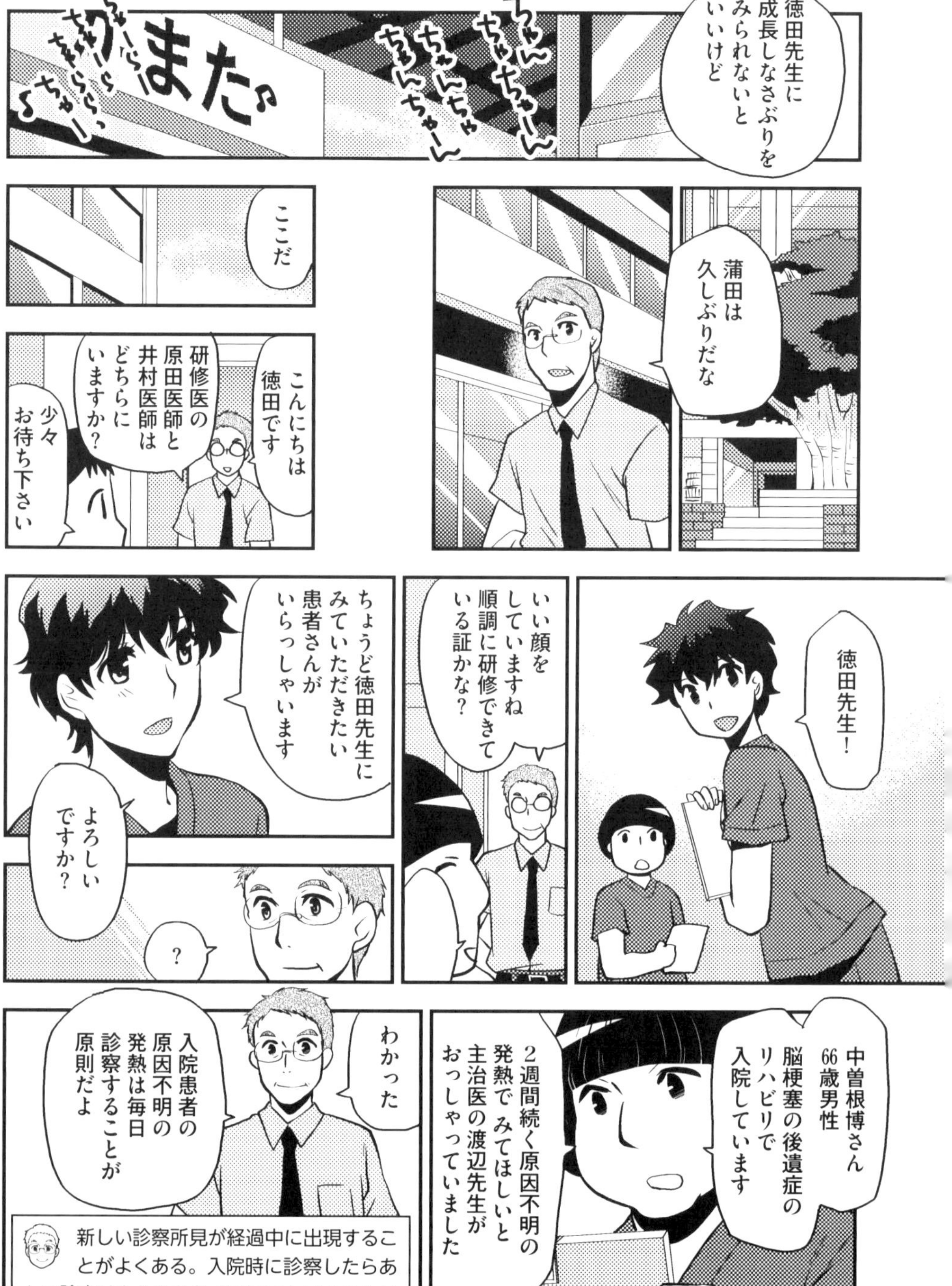
徳田先生に成長しなさぶりをみられないといいけど
ちゃんちゃちゃ〜ん
ちゃんちゃ
ちゃんちゃ〜ん
また♪
蒲田は久しぶりだな
ここだ
こんにちは徳田です
研修医の原田医師と井村医師はどちらにいますか？
少々お待ち下さい
徳田先生！
いい顔をしていますね順調に研修できている証かな？
ちょうど徳田先生にみていただきたい患者さんがいらっしゃいます
よろしいですか？
？
中曽根博さん66歳男性
脳梗塞の後遺症のリハビリで入院しています
2週間続く原因不明の発熱で みてほしいと主治医の渡辺先生がおっしゃっていました
わかった
入院患者の原因不明の発熱は毎日診察することが原則だよ

新しい診察所見が経過中に出現することがよくある。入院時に診察したらあとの診察はもうやらなくていいということはない。特に皮膚、関節、心音に注意する。

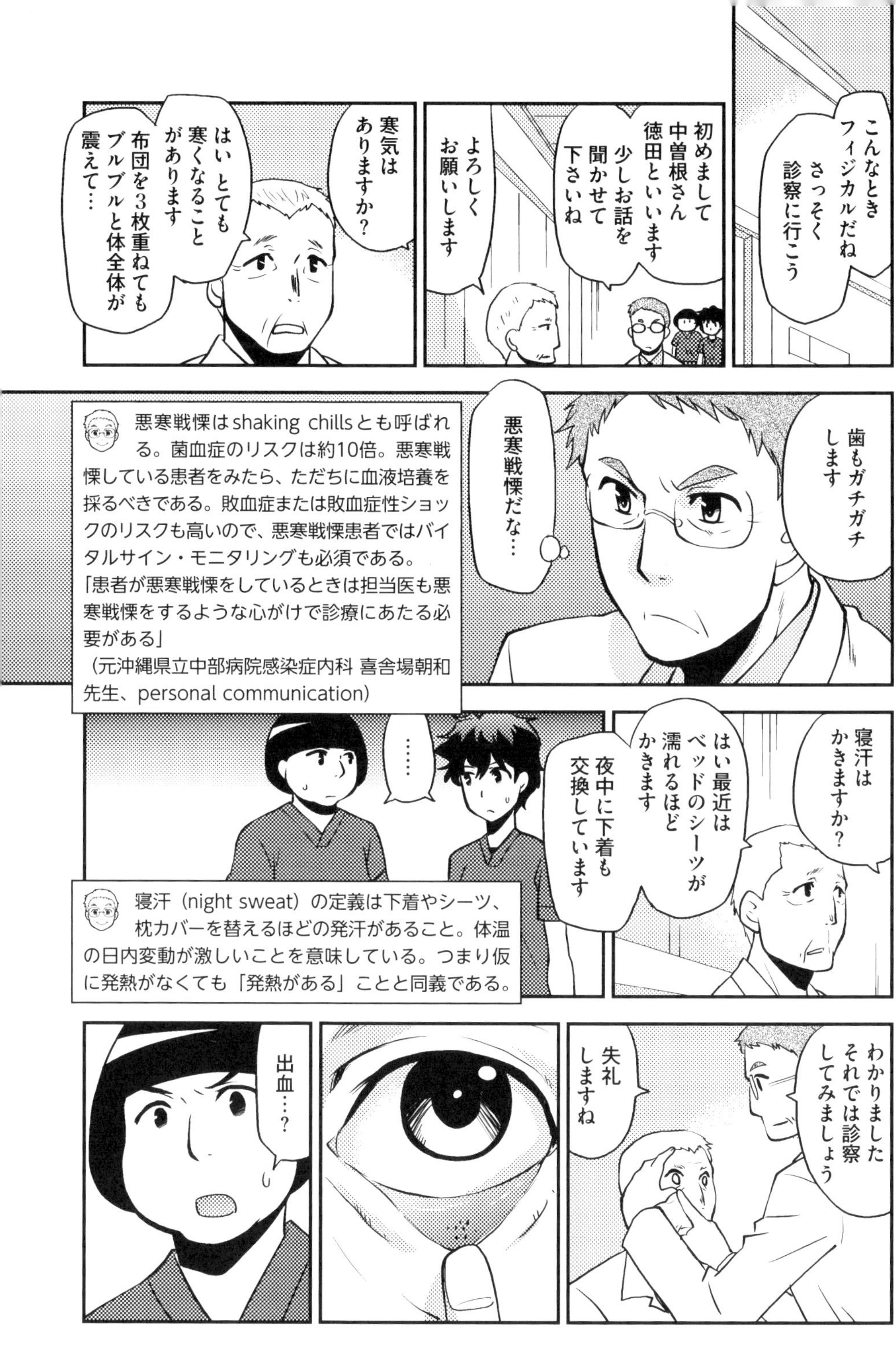

こんなとき フィジカルだね さっそく 診察に行こう
初めまして 中曽根さん 徳田といいます 少しお話を 聞かせて 下さいね
よろしく お願いします
寒気は ありますか？
はい とても 寒くなることが あります 布団を3枚重ねても ブルブルと体全体が 震えて…
歯もガチガチ します
悪寒戦慄だな…
悪寒戦慄はshaking chillsとも呼ばれる。菌血症のリスクは約10倍。悪寒戦慄している患者をみたら、ただちに血液培養を採るべきである。敗血症または敗血症性ショックのリスクも高いので、悪寒戦慄患者ではバイタルサイン・モニタリングも必須である。
「患者が悪寒戦慄をしているときは担当医も悪寒戦慄をするような心がけで診療にあたる必要がある」
（元沖縄県立中部病院感染症内科 喜舎場朝和先生、personal communication）
寝汗は かきますか？
はい最近は ベッドのシーツが 濡れるほど かきます
夜中に下着も 交換しています
……
寝汗（night sweat）の定義は下着やシーツ、枕カバーを替えるほどの発汗があること。体温の日内変動が激しいことを意味している。つまり仮に発熱がなくても「発熱がある」ことと同義である。
わかりました それでは診察 してみましょう
失礼 しますね
出血…？

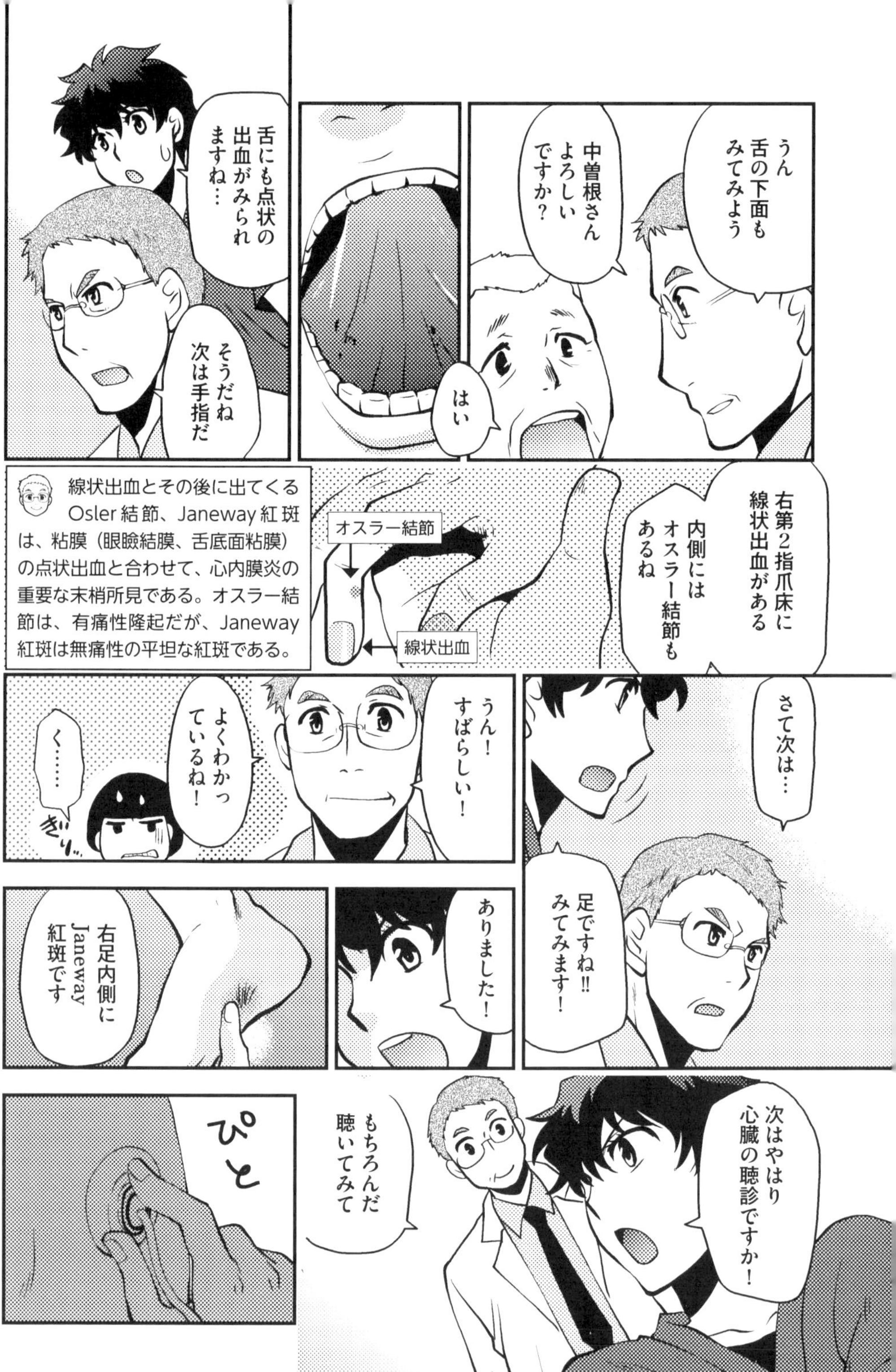
うん
舌の下面も
みてみよう
中曽根さん
よろしい
ですか?
はい
舌にも点状の
出血がみられ
ますね…
そうだね
次は手指だ
右第2指爪床に
線状出血がある
内側には
オスラー結節も
あるね
オスラー結節
線状出血
線状出血とその後に出てくるOsler結節、Janeway紅斑は、粘膜（眼瞼結膜、舌底面粘膜）の点状出血と合わせて、心内膜炎の重要な末梢所見である。オスラー結節は、有痛性隆起だが、Janeway紅斑は無痛性の平坦な紅斑である。
さて次は…
足ですね!!
みてみます!
うん!
すばらしい!
よくわかっ
ているね!
く……
ありました!
右足内側に
Janeway
紅斑です
次はやはり
心臓の聴診ですか!
もちろんだ
聴いてみて
ぴと

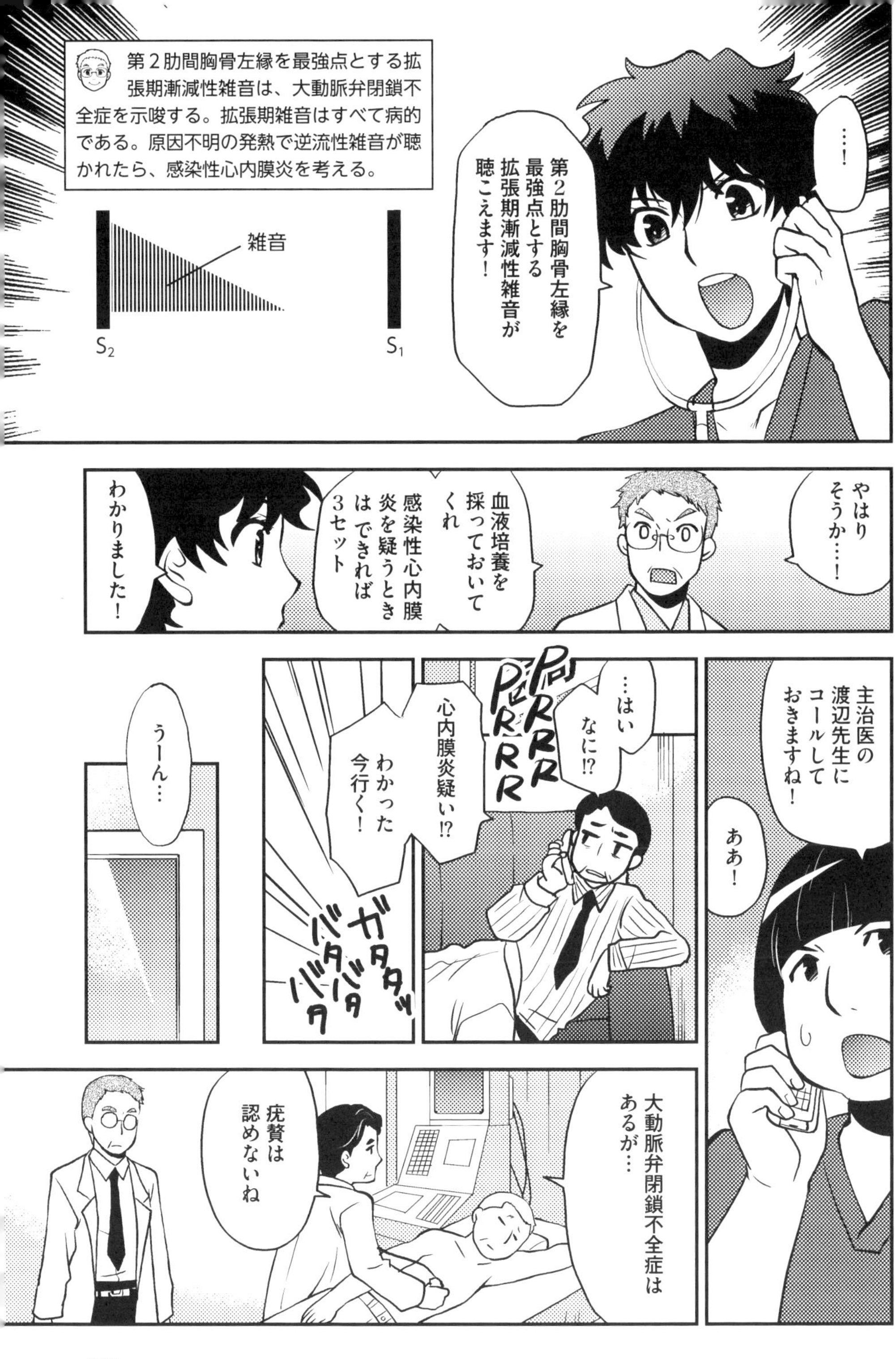
…！
第2肋間胸骨左縁を最強点とする拡張期漸減性雑音が聴こえます！
第2肋間胸骨左縁を最強点とする拡張期漸減性雑音は、大動脈弁閉鎖不全症を示唆する。拡張期雑音はすべて病的である。原因不明の発熱で逆流性雑音が聴かれたら、感染性心内膜炎を考える。
雑音
S_2
S_1
やはりそうか…！
血液培養を採っておいてくれ
感染性心内膜炎を疑うときはできれば3セット
わかりました！
主治医の渡辺先生にコールしておきますね！
ああ！
…はい
なに!?
心内膜炎疑い!?
わかった今行く！
ガタタッ
バタバタバタ
うーん…
大動脈弁閉鎖不全症はあるが…
疣贅は認めないね

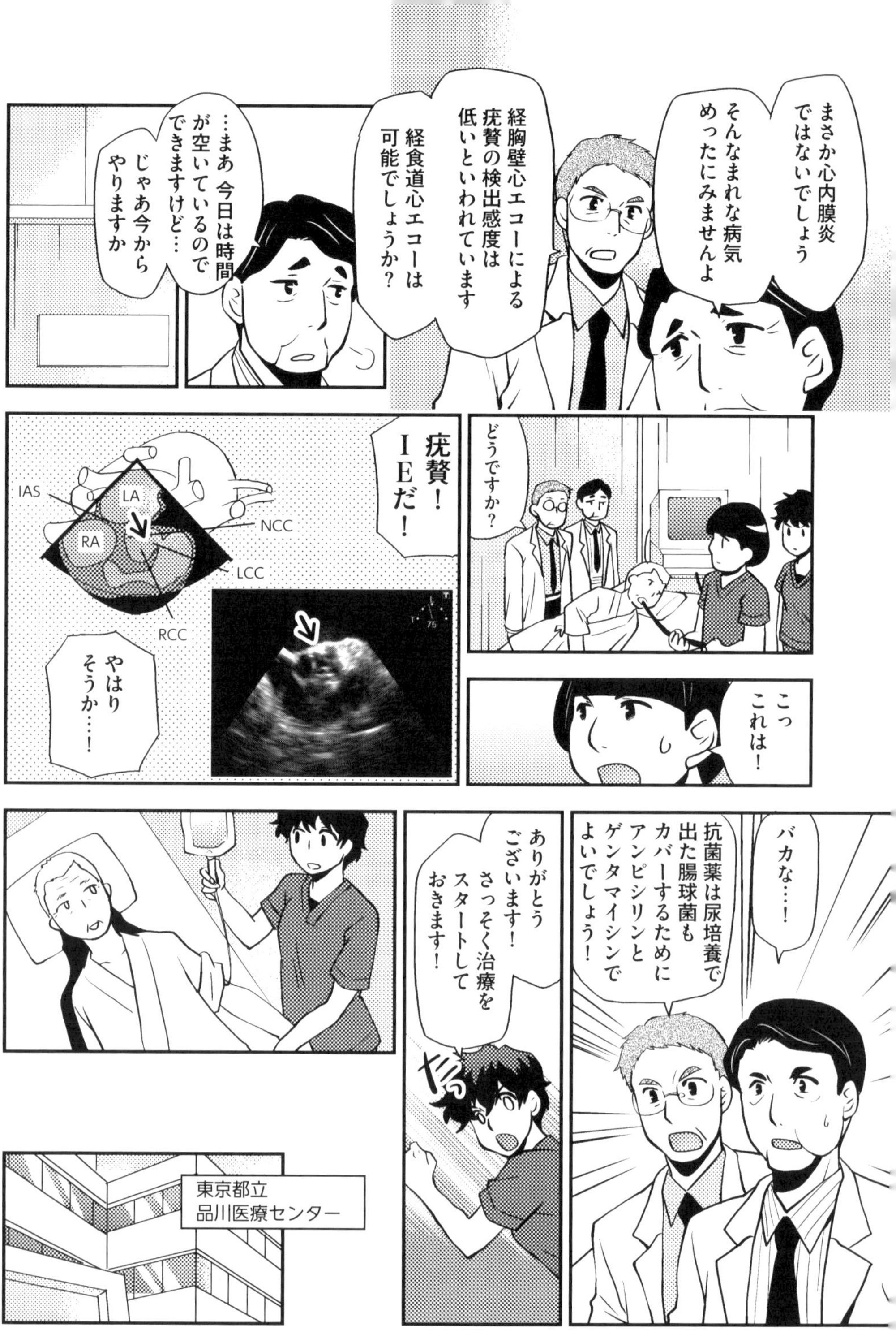
まさか心内膜炎ではないでしょう そんなまれな病気めったにみませんよ
経胸壁心エコーによる疣贅の検出感度は低いといわれています 経食道心エコーは可能でしょうか？
…まあ 今日は時間が空いているのでできますけど… じゃあ今からやりますか
どうですか？
こっ これは！
疣贅！ IEだ！
IAS
LA
RA
NCC
LCC
RCC
やはりそうか…！
バカな…！
抗菌薬は尿培養で出た腸球菌もカバーするためにアンピシリンとゲンタマイシンでよいでしょう！
ありがとうございます！ さっそく治療をスタートしておきます！
東京都立
品川医療センター

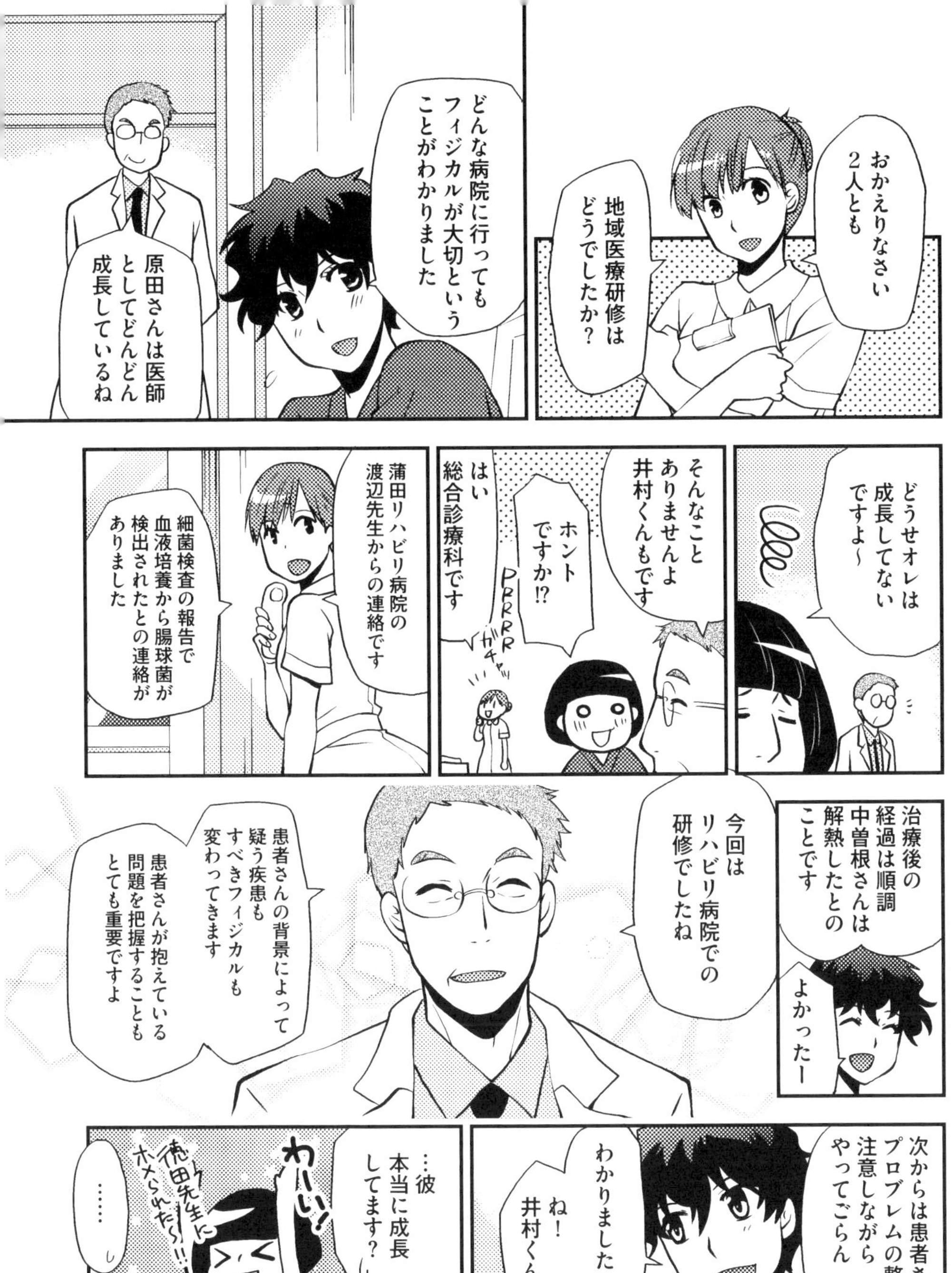
おかえりなさい
2人とも
地域医療研修はどうでしたか？
どんな病院に行ってもフィジカルが大切ということがわかりました
原田さんは医師としてどんどん成長しているね
どうせオレは成長してないですよ～
そんなことありませんよ井村くんもです
ホントですか!?
PRRRR
ガチャ
はい総合診療科です
蒲田リハビリ病院の渡辺先生からの連絡です
細菌検査の報告で血液培養から腸球菌が検出されたとの連絡がありました
治療後の経過は順調中曽根さんは解熱したとのことです
よかったー
今回はリハビリ病院での研修でしたね
患者さんの背景によって疑う疾患もすべきフィジカルも変わってきます
患者さんが抱えている問題を把握することもとても重要ですよ
次からは患者さんのプロブレムの整理にも注意しながらやってごらん
わかりました！
ね！井村くん！
…彼本当に成長してます？
わーい！
徳田先生にホメられた～!!
……

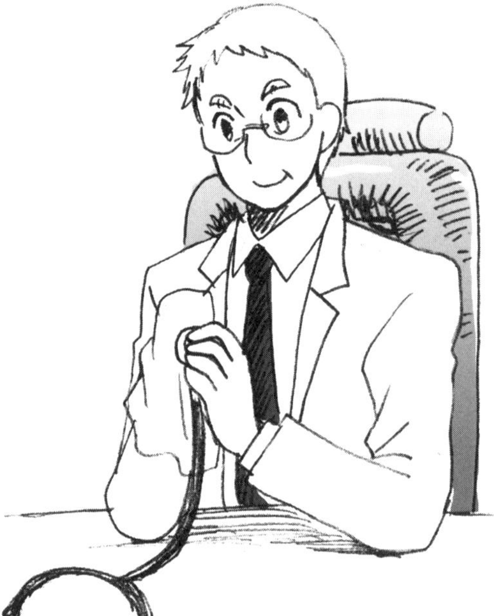

こんなとき、フィジカル

CHAPTER 2

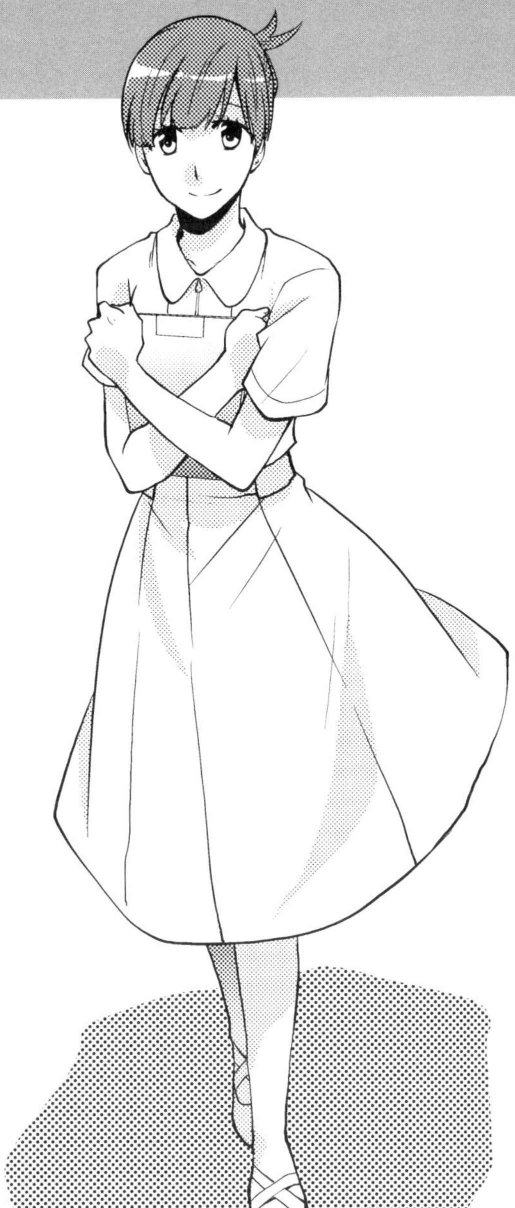

第５話

「発疹」のとき、フィジカル

発疹ではまず「刺し口」を探せ

〜原因不明の発疹へのアプローチ〜

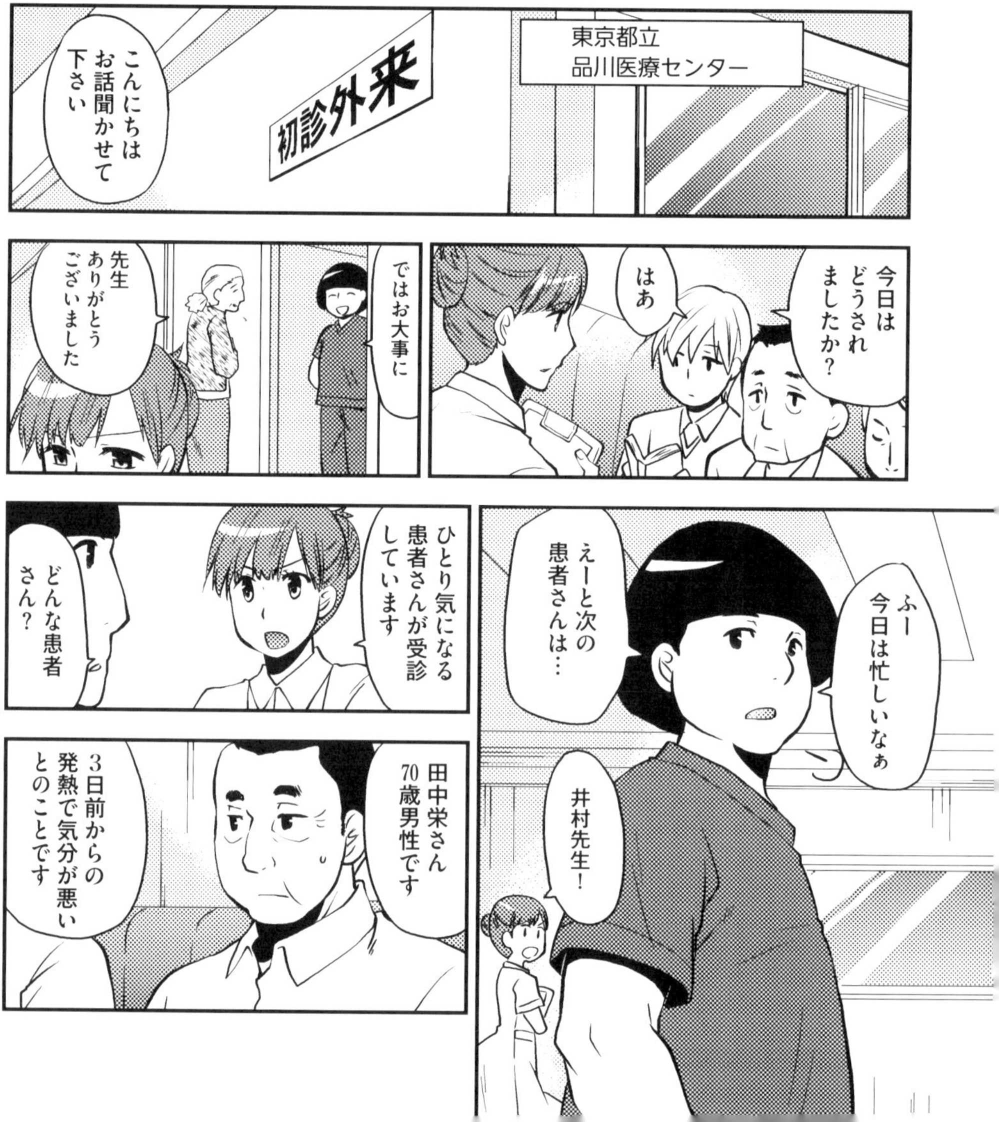

東京都立
品川医療センター
初診外来
こんにちは お話聞かせて 下さい
今日は どうされ ましたか?
はぁ
ではお大事に
先生 ありがとう ございました
ふー 今日は忙しいなぁ
えーと次の 患者さんは…
井村先生!
ひとり気になる 患者さんが受診 しています
どんな患者 さん?
田中栄さん 70歳男性です
3日前からの 発熱で気分が悪い とのことです

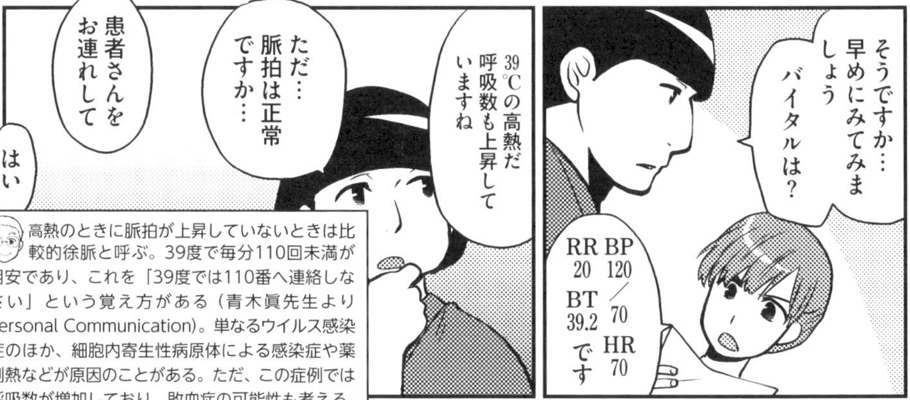

そうですか…早めにみてみましょう
バイタルは？
BP 120／70 HR 70 RR 20 BT 39.2 です
39℃の高熱だ 呼吸数も上昇していますね
ただ…脈拍は正常ですか…
患者さんをお連れして
はい

高熱のときに脈拍が上昇していないときは比較的徐脈と呼ぶ。39度で毎分110回未満が目安であり、これを「39度では110番へ連絡しなさい」という覚え方がある（青木眞先生よりPersonal Communication）。単なるウイルス感染症のほか、細胞内寄生性病原体による感染症や薬剤熱などが原因のことがある。ただ、この症例では呼吸数が増加しており、敗血症の可能性も考える。

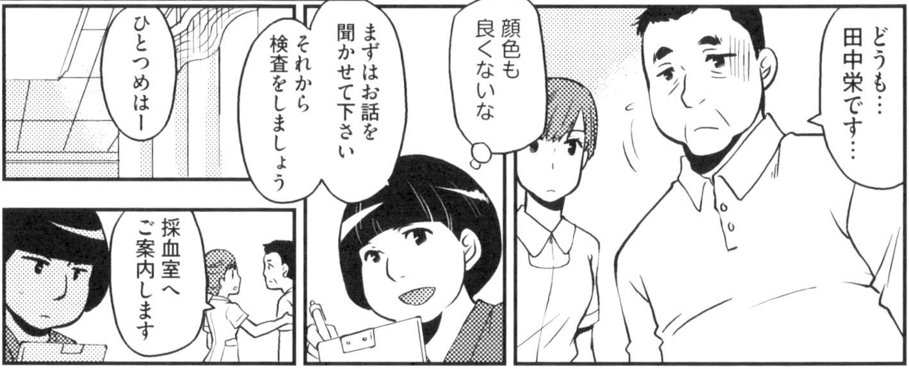

どうも…田中栄です…
顔色も良くないな
まずはお話を聞かせて下さい それから検査をしましょう
ひとつめはー
採血室へご案内します

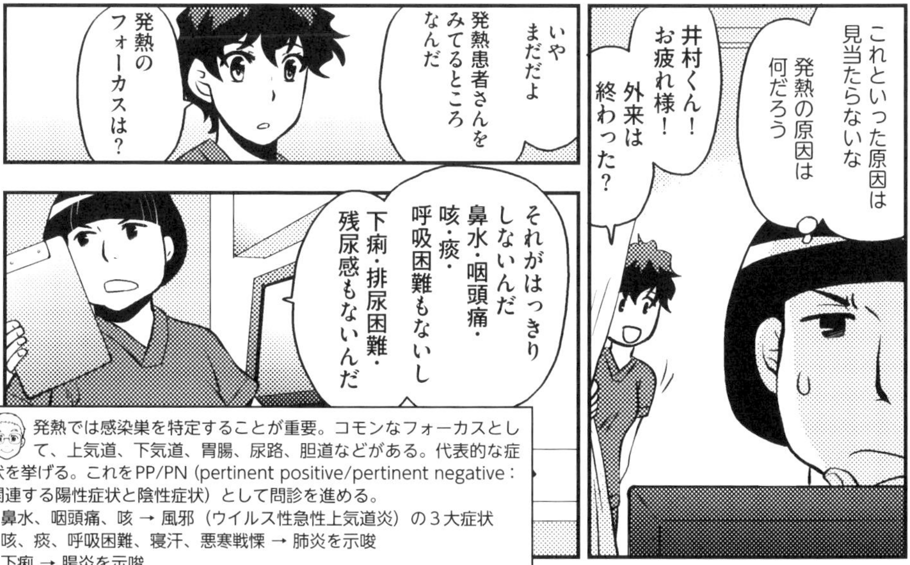

これといった原因は見当たらないな 発熱の原因は何だろう
井村くん！お疲れ様！ 外来は終わった？
いや まだだよ 発熱患者さんをみてるところなんだ
発熱のフォーカスは？
それがはっきりしないんだ 鼻水・咽頭痛・咳・痰・呼吸困難もないし 下痢・排尿困難・残尿感もないんだ

発熱では感染巣を特定することが重要。コモンなフォーカスとして、上気道、下気道、胃腸、尿路、胆道などがある。代表的な症状を挙げる。これをPP/PN（pertinent positive/pertinent negative：関連する陽性症状と陰性症状）として問診を進める。

- 鼻水、咽頭痛、咳 → 風邪（ウイルス性急性上気道炎）の３大症状
- 咳、痰、呼吸困難、寝汗、悪寒戦慄 → 肺炎を示唆
- 下痢 → 腸炎を示唆
- 排尿困難、残尿感、頻尿 → 尿路感染症を示唆

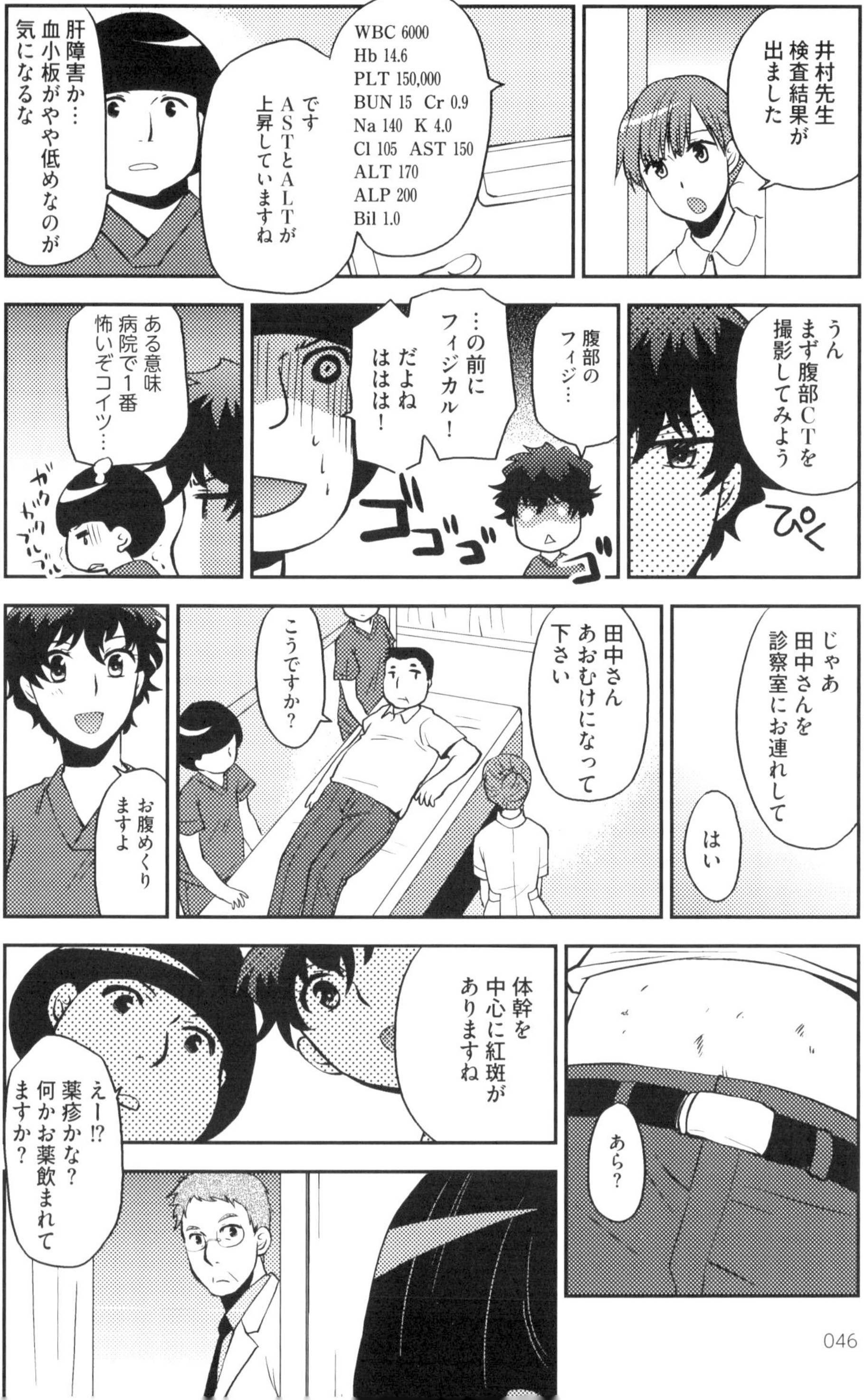
井村先生 検査結果が 出ました
WBC 6000 Hb 14.6 PLT 150,000 BUN 15 Cr 0.9 Na 140 K 4.0 Cl 105 AST 150 ALT 170 ALP 200 Bil 1.0
です ASTとALTが 上昇していますね
肝障害か… 血小板がやや低めなのが 気になるな
うん まず腹部CTを 撮影してみよう
ぴく
腹部の フィジ…
…の前に フィジカル！
だよね ははは！
ゴゴゴゴ
ある意味 病院で1番 怖いぞコイツ…
ガクガクブルブル
じゃあ 田中さんを 診察室にお連れして
はい
田中さん あおむけになって 下さい
こうですか？
お腹めくり ますよ
あら？
体幹を 中心に紅斑が ありますね
えー!? 薬疹かな？ 何かお薬飲まれて ますか？

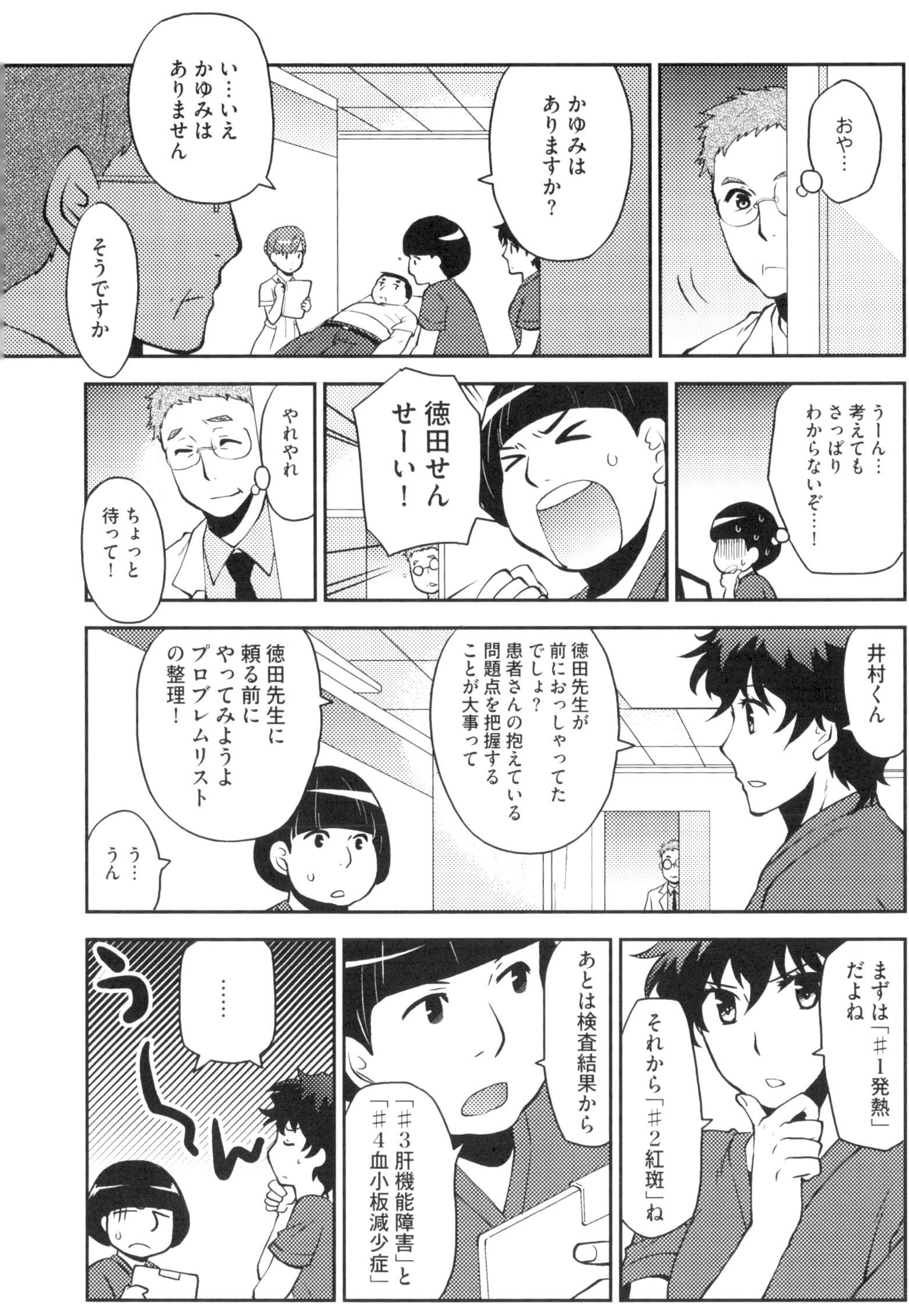

おや…
かゆみはありますか?
い…いえ かゆみはありません
そうですか
うーん… 考えてもさっぱりわからないぞ…!
徳田せんせーい!
やれやれ
ちょっと待って!
井村くん
徳田先生が前におっしゃってたでしょ? 患者さんの抱えている問題点を把握することが大事って
徳田先生に頼る前にやってみようよ プロブレムリストの整理!
う… うん
まずは「#1発熱」だよね
それから「#2紅斑」ね
あとは検査結果から
「#3肝機能障害」と「#4血小板減少症」
……
う〜〜ん

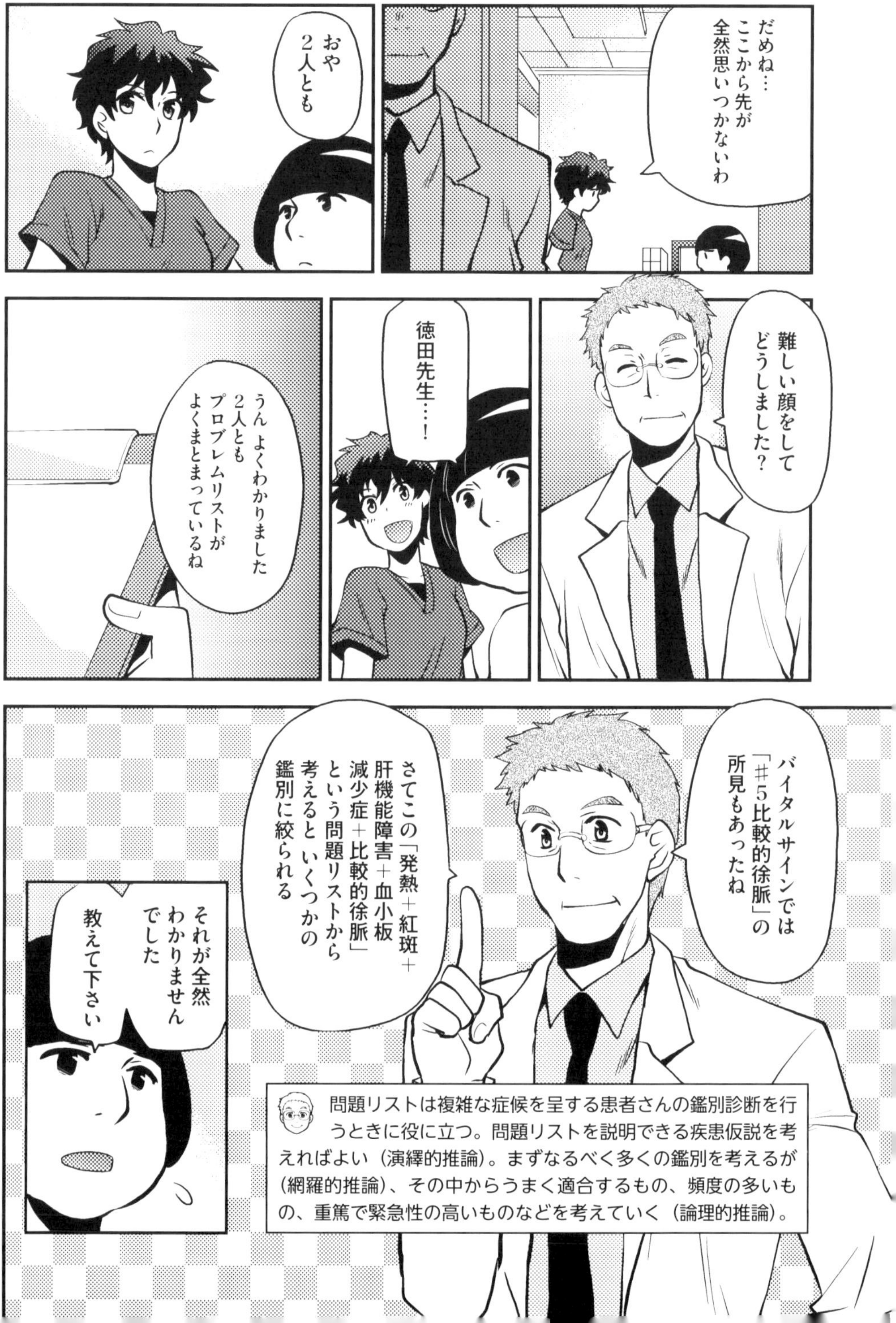
だめね…
ここから先が
全然思いつかないわ
おや
2人とも
難しい顔をして
どうしました？
徳田先生…！
うん よくわかりました
2人とも
プロブレムリストが
よくまとまっているね
バイタルサインでは
「♯5比較的徐脈」の
所見もあったね
さてこの「発熱＋紅斑＋
肝機能障害＋血小板
減少症＋比較的徐脈」
という問題リストから
考えると いくつかの
鑑別に絞られる
それが全然
わかりません
でした
教えて下さい
問題リストは複雑な症候を呈する患者さんの鑑別診断を行うときに役に立つ。問題リストを説明できる疾患仮説を考えればよい（演繹的推論）。まずなるべく多くの鑑別を考えるが（網羅的推論）、その中からうまく適合するもの、頻度の多いもの、重篤で緊急性の高いものなどを考えていく（論理的推論）。

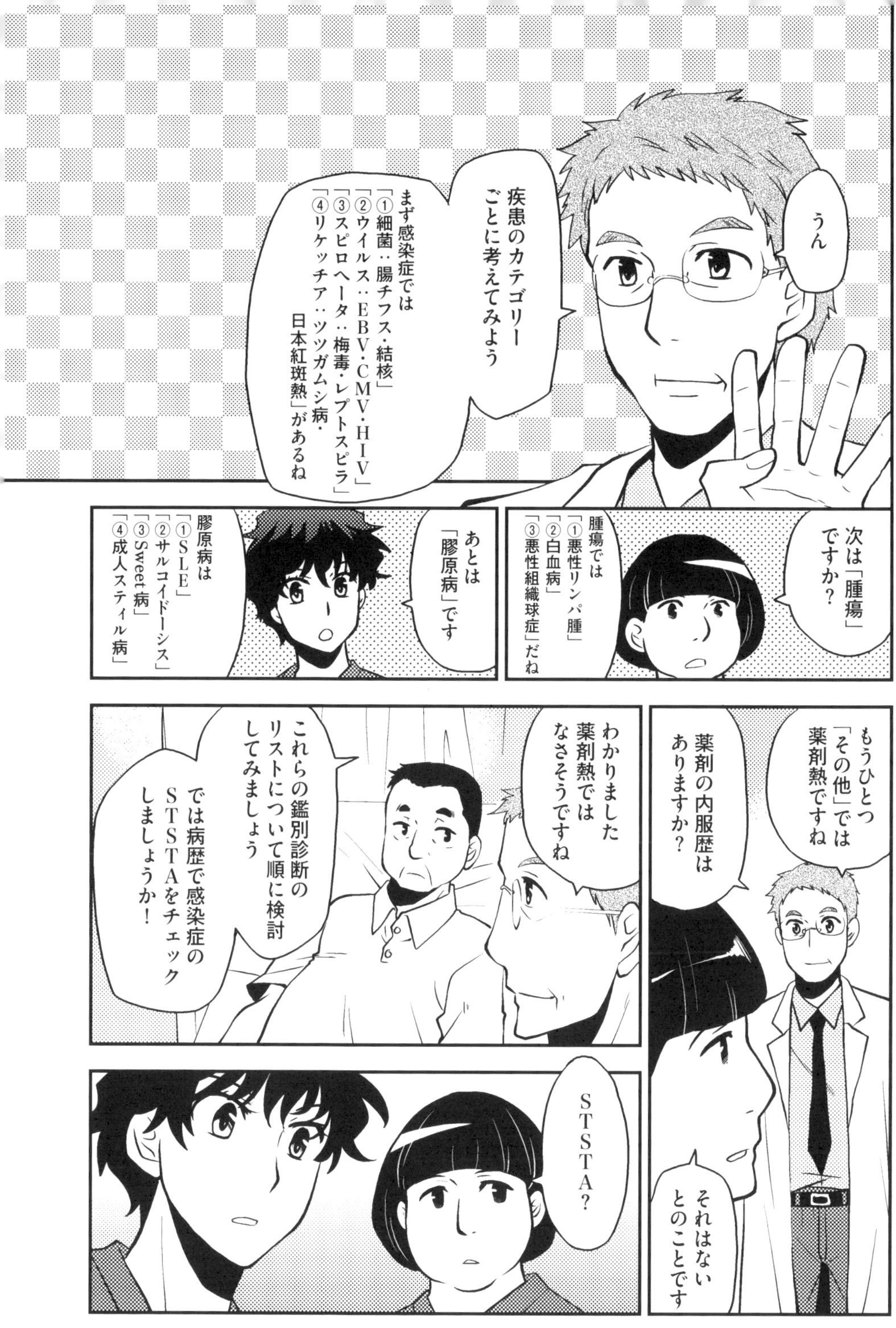
うん
疾患のカテゴリーごとに考えてみよう
まず感染症では「①細菌：腸チフス・結核」「②ウイルス：EBV・CMV・HIV」「③スピロヘータ：梅毒・レプトスピラ」「④リケッチア：ツツガムシ病・日本紅斑熱」があるね
次は「腫瘍」ですか？
腫瘍では「①悪性リンパ腫」「②白血病」「③悪性組織球症」だね
あとは「膠原病」です
膠原病は「①SLE」「②サルコイドーシス」「③Sweet病」「④成人スティル病」
もうひとつ「その他」では薬剤熱ですね
薬剤の内服歴はありますか？
それはないとのことです
わかりました薬剤熱ではなさそうですね
これらの鑑別診断のリストについて順に検討してみましょう
では病歴で感染症のSTSTAをチェックしましょうか！
STSTA？

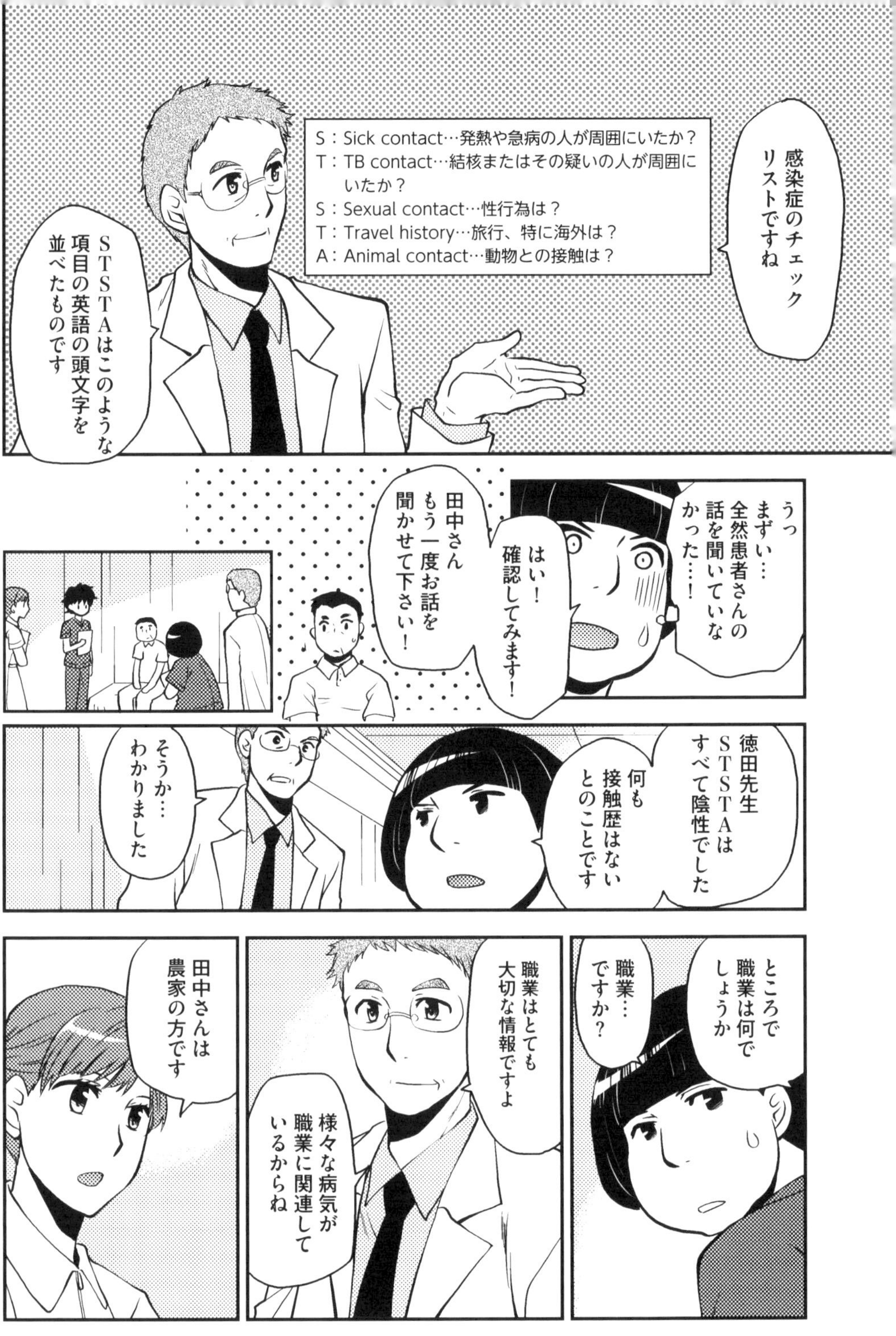
感染症のチェックリストですね
S：Sick contact…発熱や急病の人が周囲にいたか？
T：TB contact…結核またはその疑いの人が周囲にいたか？
S：Sexual contact…性行為は？
T：Travel history…旅行、特に海外は？
A：Animal contact…動物との接触は？
STSTAはこのような項目の英語の頭文字を並べたものです
うっ まずい… 全然患者さんの話を聞いていなかった…！
はい！確認してみます！
田中さん もう一度お話を聞かせて下さい！
徳田先生 STSTAはすべて陰性でした
何も接触歴はないとのことです
そうか…わかりました
ところで職業は何でしょうか
職業…ですか？
職業はとても大切な情報ですよ
様々な病気が職業に関連しているからね
田中さんは農家の方です

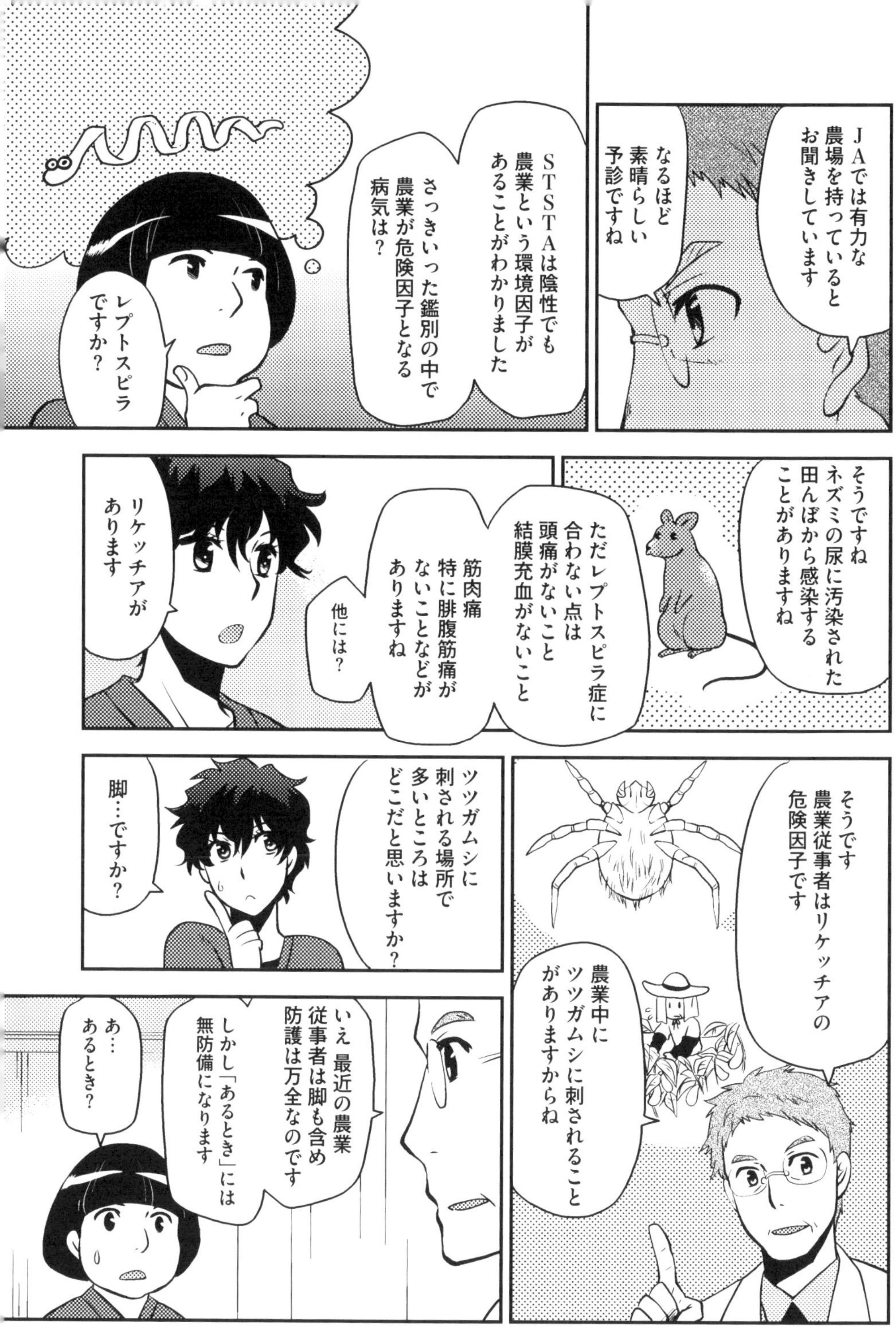
JAでは有力な農場を持っているとお聞きしています
なるほど素晴らしい予診ですね
STSTAは陰性でも農業という環境因子があることがわかりました
さっきいった鑑別の中で農業が危険因子となる病気は？
レプトスピラですか？
そうですねネズミの尿に汚染された田んぼから感染することがありますね
ただレプトスピラ症に合わない点は頭痛がないこと結膜充血がないこと
筋肉痛特に腓腹筋痛がないことなどがありますね
他には？
リケッチアがあります
そうです農業従事者はリケッチアの危険因子です
農業中にツツガムシに刺されることがありますからね
ツツガムシに刺される場所で多いところはどこだと思いますか？
脚…ですか？
いえ 最近の農業従事者は脚も含め防護は万全なのです
しかし「あるとき」には無防備になります
あ…あるとき？

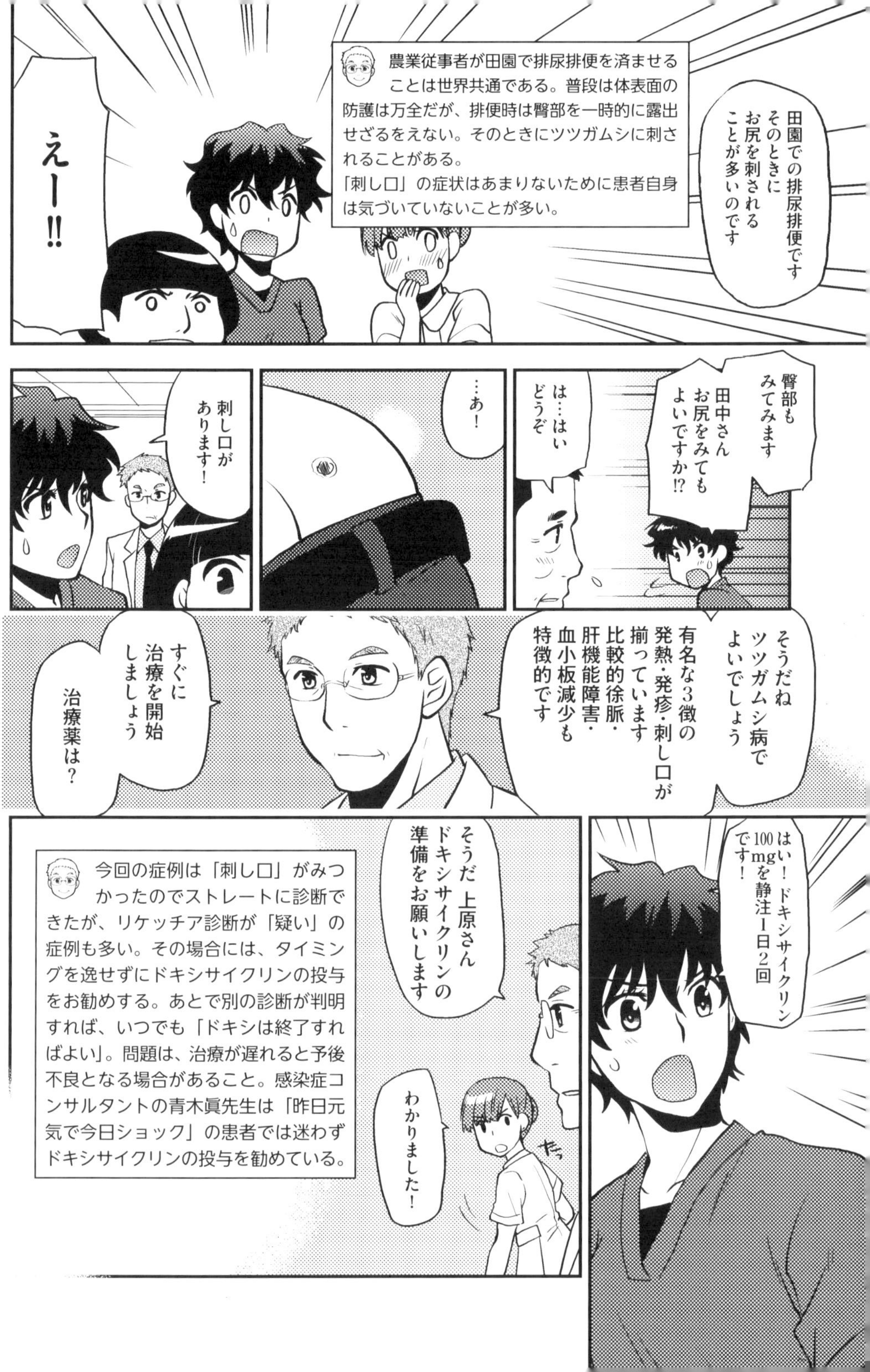
田園での排尿排便です そのときにお尻を刺されることが多いのです
農業従事者が田園で排尿排便を済ませることは世界共通である。普段は体表面の防護は万全だが、排便時は臀部を一時的に露出せざるをえない。そのときにツツガムシに刺されることがある。
「刺し口」の症状はあまりないために患者自身は気づいていないことが多い。
えー!!
臀部もみてみます
田中さん お尻をみてもよいですか!?
は…はい どうぞ
…あ!
刺し口があります!
そうだね ツツガムシ病でよいでしょう
有名な3徴の発熱・発疹・刺し口が揃っています 比較的徐脈・肝機能障害・血小板減少も特徴的です
すぐに治療を開始しましょう
治療薬は?
はい! ドキシサイクリン100mgを静注1日2回です!
そうだ 上原さん ドキシサイクリンの準備をお願いします
わかりました!
今回の症例は「刺し口」がみつかったのでストレートに診断できたが、リケッチア診断が「疑い」の症例も多い。その場合には、タイミングを逸せずにドキシサイクリンの投与をお勧めする。あとで別の診断が判明すれば、いつでも「ドキシは終了すればよい」。問題は、治療が遅れると予後不良となる場合があること。感染症コンサルタントの青木眞先生は「昨日元気で今日ショック」の患者では迷わずドキシサイクリンの投与を勧めている。

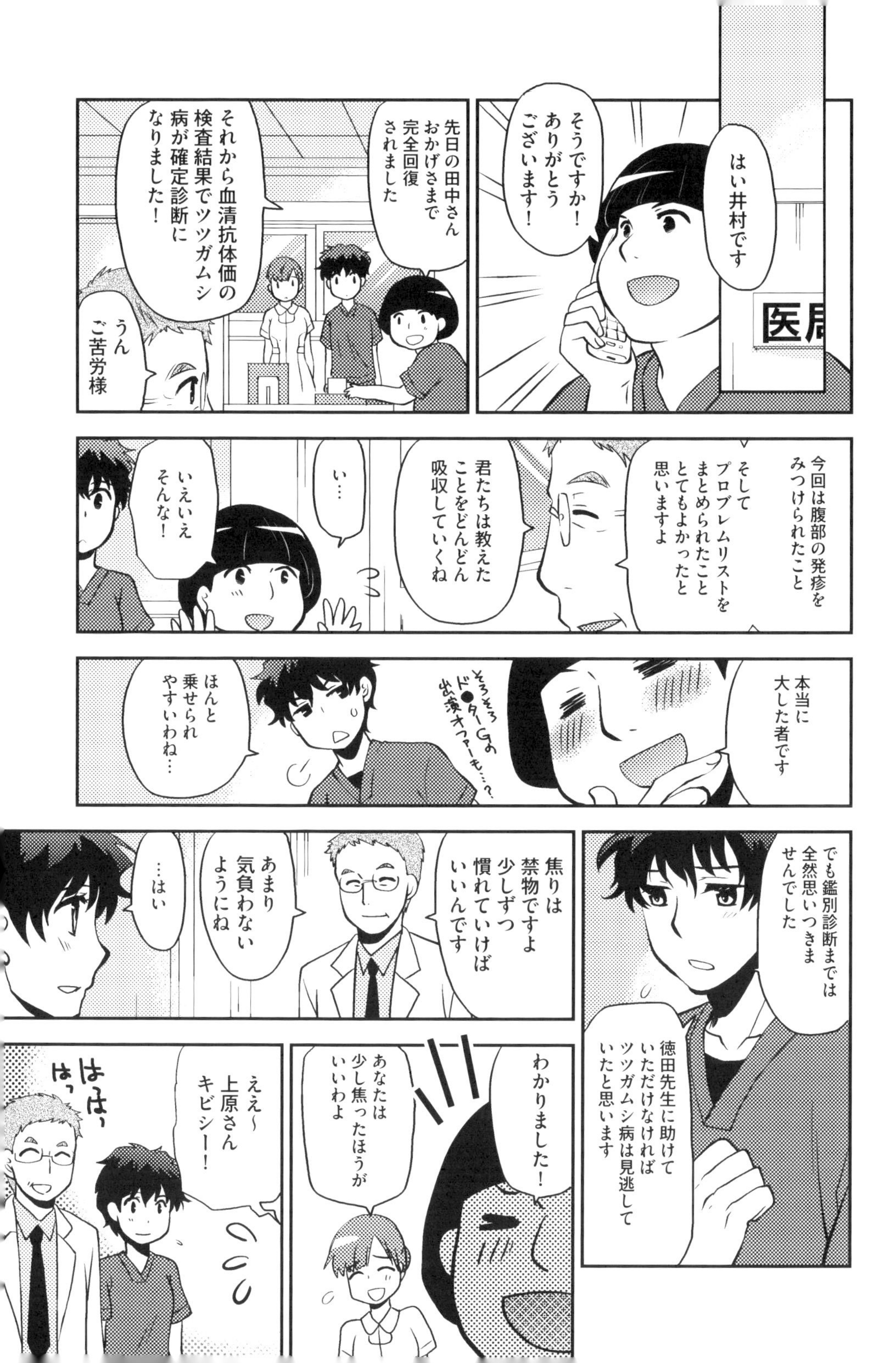
はい井村です
そうですか！ありがとうございます！
医
先日の田中さんおかげさまで完全回復されました
それから血清抗体価の検査結果でツツガムシ病が確定診断になりました！
うん ご苦労様
今回は腹部の発疹をみつけられたこと
そしてプロブレムリストをまとめられたこととてもよかったと思いますよ
君たちは教えたことをどんどん吸収していくね
い…
いえいえそんな！
本当に大した者です
そろそろド●ターGの出演オファーも…？
ほんと乗せられやすいわね…
でも鑑別診断までは全然思いつきませんでした
徳田先生に助けていただけなければツツガムシ病は見逃していたと思います
焦りは禁物ですよ少しずつ慣れていけばいいんです
あまり気負わないようにね
…はい
わかりました！
あなたは少し焦ったほうがいいわよ
ええ～上原さんキビシー！
はっはっ

第6話

「黄疸」のとき、フィジカル

慢性黄疸では肝障害徴候を探せ

〜原因不明の黄疸へのアプローチ〜

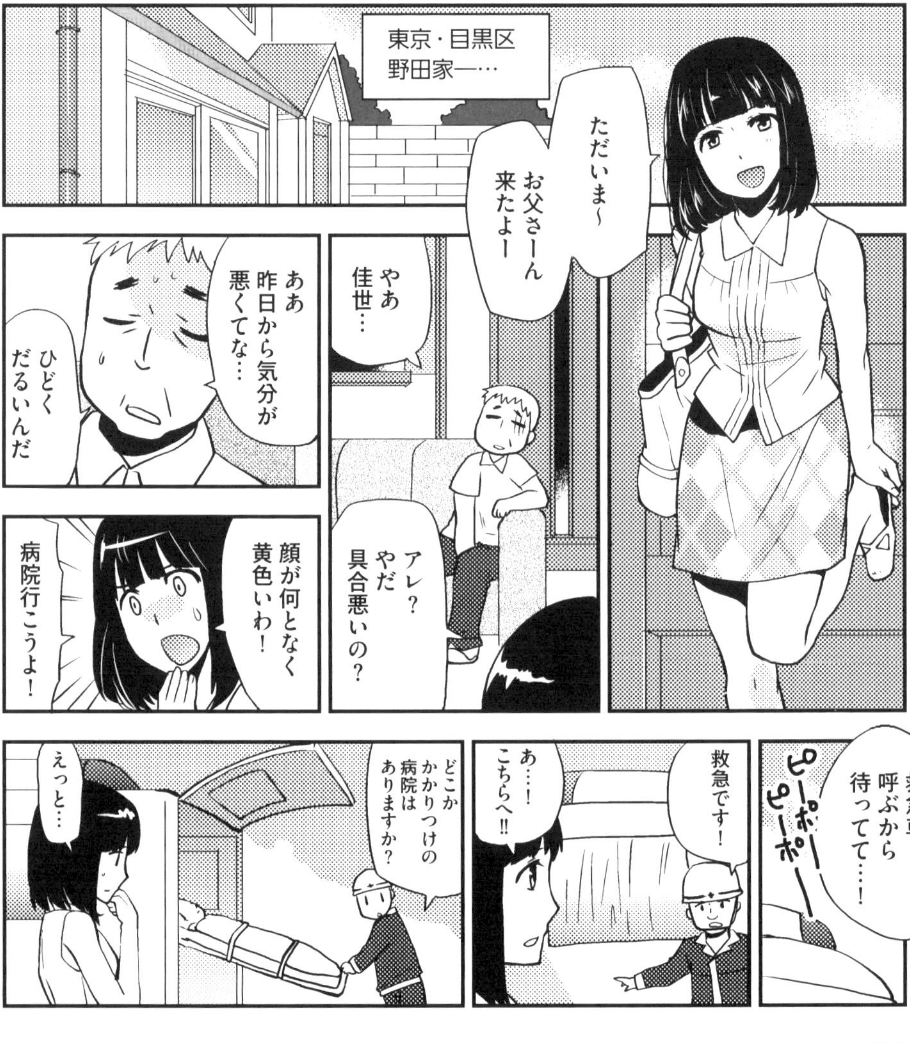
東京・目黒区
野田家—…
ただいま〜
お父さーん来たよー
やあ 佳世…
ああ 昨日から気分が悪くてな…
ひどくだるいんだ
アレ？ やだ 具合悪いの？
顔が何となく黄色いわ！
病院行こうよ！
救急車呼ぶから待ってて…！
ピーポーピーポー
救急です！
あ…！ こちらへ!!
どこかかかりつけの病院はありますか？
えっと…

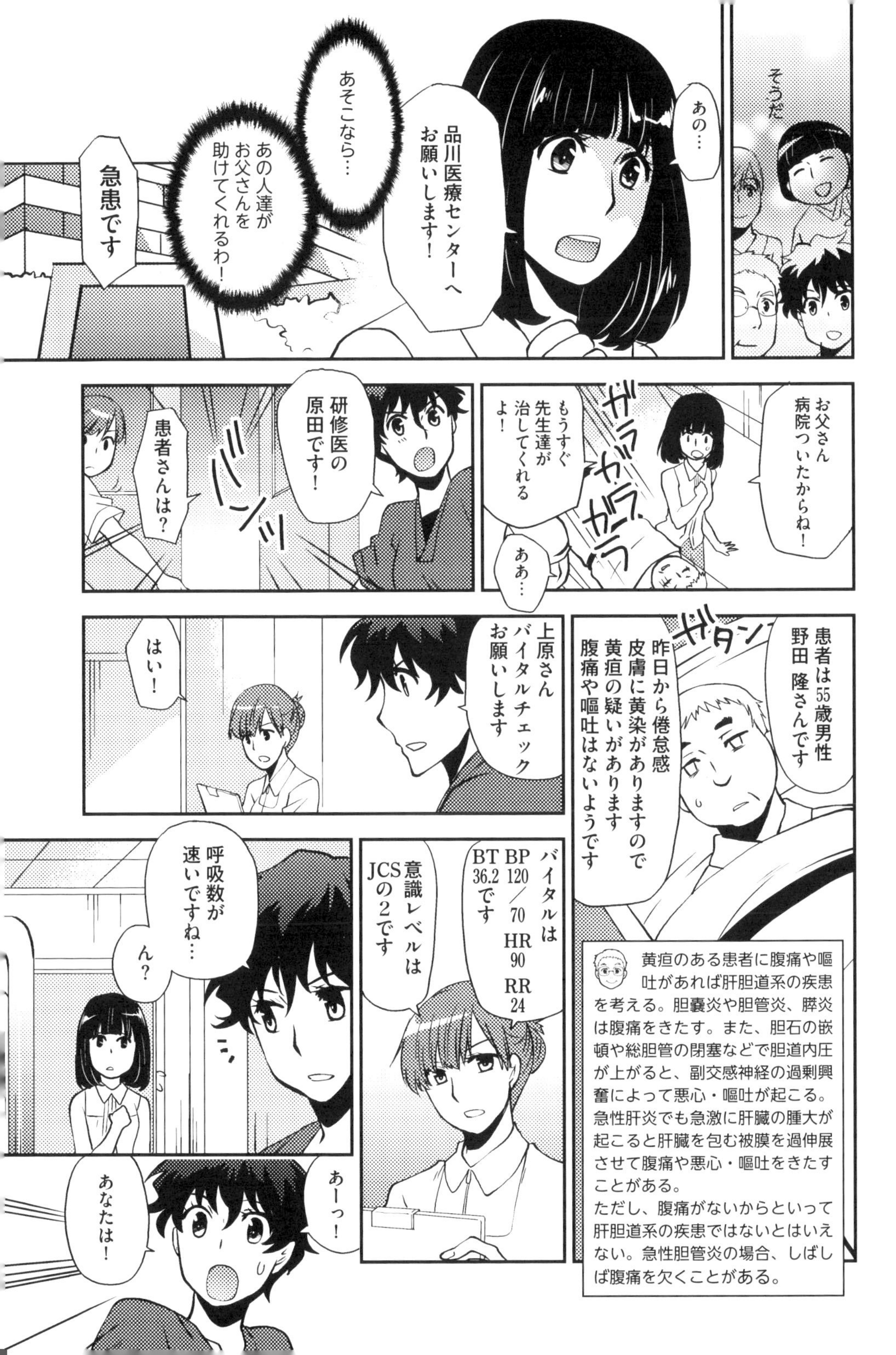
そうだ
あの…
品川医療センターへお願いします！
あそこなら…
あの人達がお父さんを助けてくれるわ！
急患です
お父さん病院ついたからね！
ガラガラガラ
もうすぐ先生達が治してくれるよ！
ああ…
研修医の原田です！
患者さんは？
患者は55歳男性野田 隆さんです
ガタン
昨日から倦怠感
皮膚に黄染がありますので黄疸の疑いがあります
腹痛や嘔吐はないようです
上原さんバイタルチェックお願いします
はい！
バイタルはBP 120／70 HR 90 RR 24 BT 36.2です
意識レベルはJCSの2です
呼吸数が速いですね…
ん？
黄疸のある患者に腹痛や嘔吐があれば肝胆道系の疾患を考える。胆嚢炎や胆管炎、膵炎は腹痛をきたす。また、胆石の嵌頓や総胆管の閉塞などで胆道内圧が上がると、副交感神経の過剰興奮によって悪心・嘔吐が起こる。急性肝炎でも急激に肝臓の腫大が起こると肝臓を包む被膜を過伸展させて腹痛や悪心・嘔吐をきたすことがある。
ただし、腹痛がないからといって肝胆道系の疾患ではないとはいえない。急性胆管炎の場合、しばしば腹痛を欠くことがある。
あーっ！
あなたは！

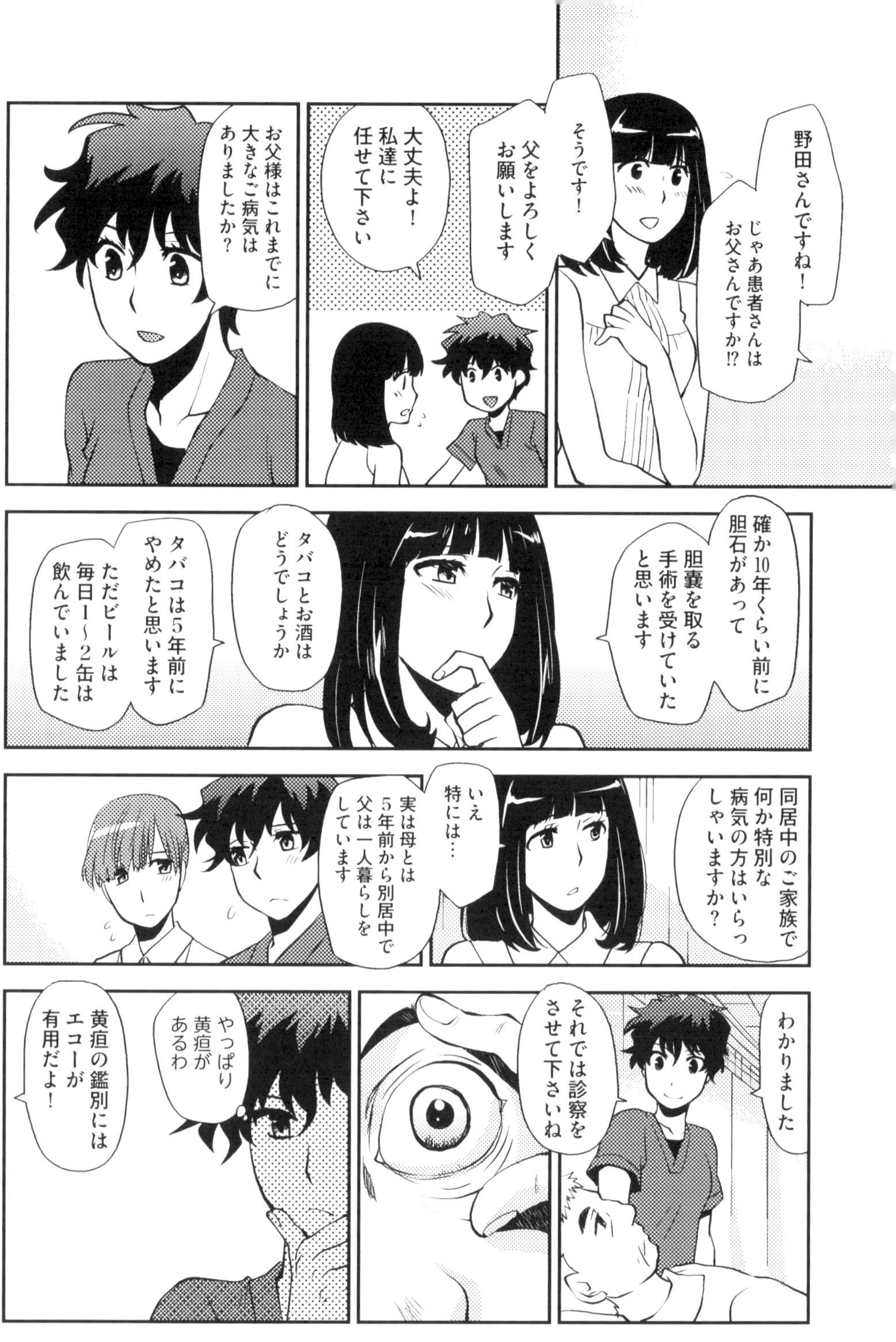
野田さんですね！
じゃぁ患者さんはお父さんですか⁉
そうです！
父をよろしくお願いします
大丈夫よ！私達に任せて下さい
お父様はこれまでに大きなご病気はありましたか？
確か10年くらい前に胆石があって
胆嚢を取る手術を受けていたと思います
タバコとお酒はどうでしょうか
タバコは5年前にやめたと思います
ただビールは毎日1～2缶は飲んでいました
同居中のご家族で何か特別な病気の方はいらっしゃいますか？
いえ特には…
実は母とは5年前から別居中で父は一人暮らしをしています
わかりました
それでは診察をさせて下さいね
やっぱり黄疸があるわ
黄疸の鑑別にはエコーが有用だよ！

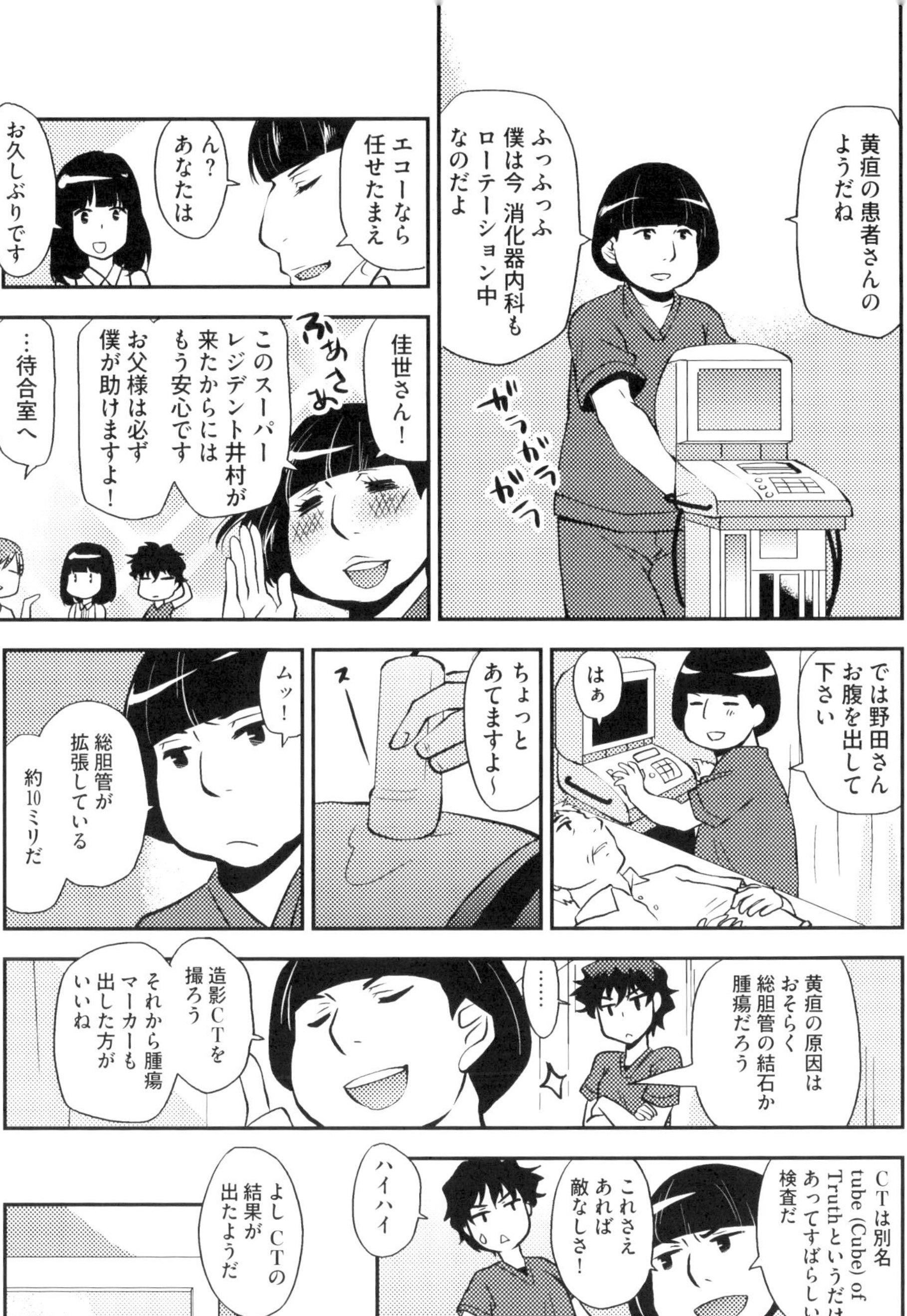
黄疸の患者さんのようだね
ふっふっふ 僕は今 消化器内科もローテーション中なのだよ
ガラガラガラ
エコーなら任せたまえ
ん? あなたは
お久しぶりです
佳世さん!
このスーパーレジデント井村が来たからにはもう安心です
お父様は必ず僕が助けますよ!
…待合室へ
では野田さんお腹を出して下さい
はぁ
ちょっとあてますよ〜
ス—
ムッ!
総胆管が拡張している
約10ミリだ
黄疸の原因はおそらく総胆管の結石か腫瘍だろう
……
造影CTを撮ろう
それから腫瘍マーカーも出した方がいいね
CTは別名tube (Cube) of Truthというだけあってすばらしい検査だ
これさえあれば敵なしさ!
ハイハイ
よしCTの結果が出たようだ
うーん…

CT = tube (Cube) of Truthというたとえは、ローレンス・ティアニー先生がケースカンファレンスでよくいっている。井村は本当の意味がわかっていないようだが、ブラックジョークである。米国のレジデントがなんでもかんでもCTを撮ろうとすることに対する皮肉の意味を込めているのであろう。

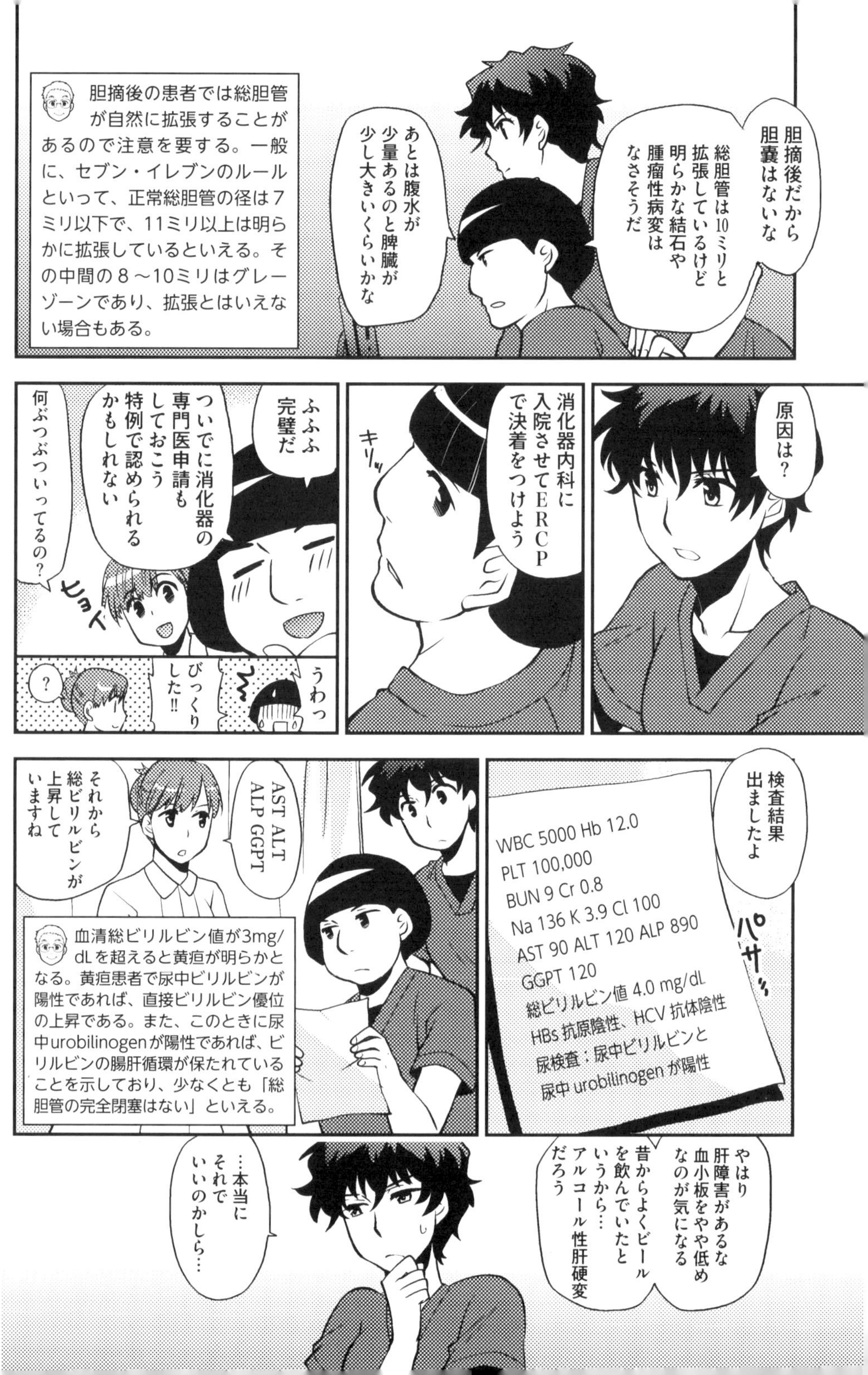
胆摘後だから胆嚢はないな
総胆管は10ミリと拡張しているけど明らかな結石や腫瘤性病変はなさそうだ
あとは腹水が少量あるのと脾臓が少し大きいくらいかな
胆摘後の患者では総胆管が自然に拡張することがあるので注意を要する。一般に、セブン・イレブンのルールといって、正常総胆管の径は7ミリ以下で、11ミリ以上は明らかに拡張しているといえる。その中間の8～10ミリはグレーゾーンであり、拡張とはいえない場合もある。
原因は?
消化器内科に入院させてERCPで決着をつけよう
キリッ
ふふふ完璧だ
ついでに消化器の専門医申請もしておこう特例で認められるかもしれない
何ぶつぶついってるの?
ヒョイ
うわっ
びっくりした!!
?
検査結果出ましたよ
パサッ
WBC 5000 Hb 12.0
PLT 100,000
BUN 9 Cr 0.8
Na 136 K 3.9 Cl 100
AST 90 ALT 120 ALP 890
GGPT 120
総ビリルビン値 4.0 mg/dL
HBs 抗原陰性、HCV 抗体陰性
尿検査：尿中ビリルビンと
尿中 urobilinogen が陽性
AST ALT ALP GGPT
それから総ビリルビンが上昇していますね
血清総ビリルビン値が3mg/dLを超えると黄疸が明らかとなる。黄疸患者で尿中ビリルビンが陽性であれば、直接ビリルビン優位の上昇である。また、このときに尿中urobilinogenが陽性であれば、ビリルビンの腸肝循環が保たれていることを示しており、少なくとも「総胆管の完全閉塞はない」といえる。
やはり肝障害があるな血小板をやや低めなのが気になる
昔からよくビールを飲んでいたというから…アルコール性肝硬変だろう
…本当にそれでいいのかしら…

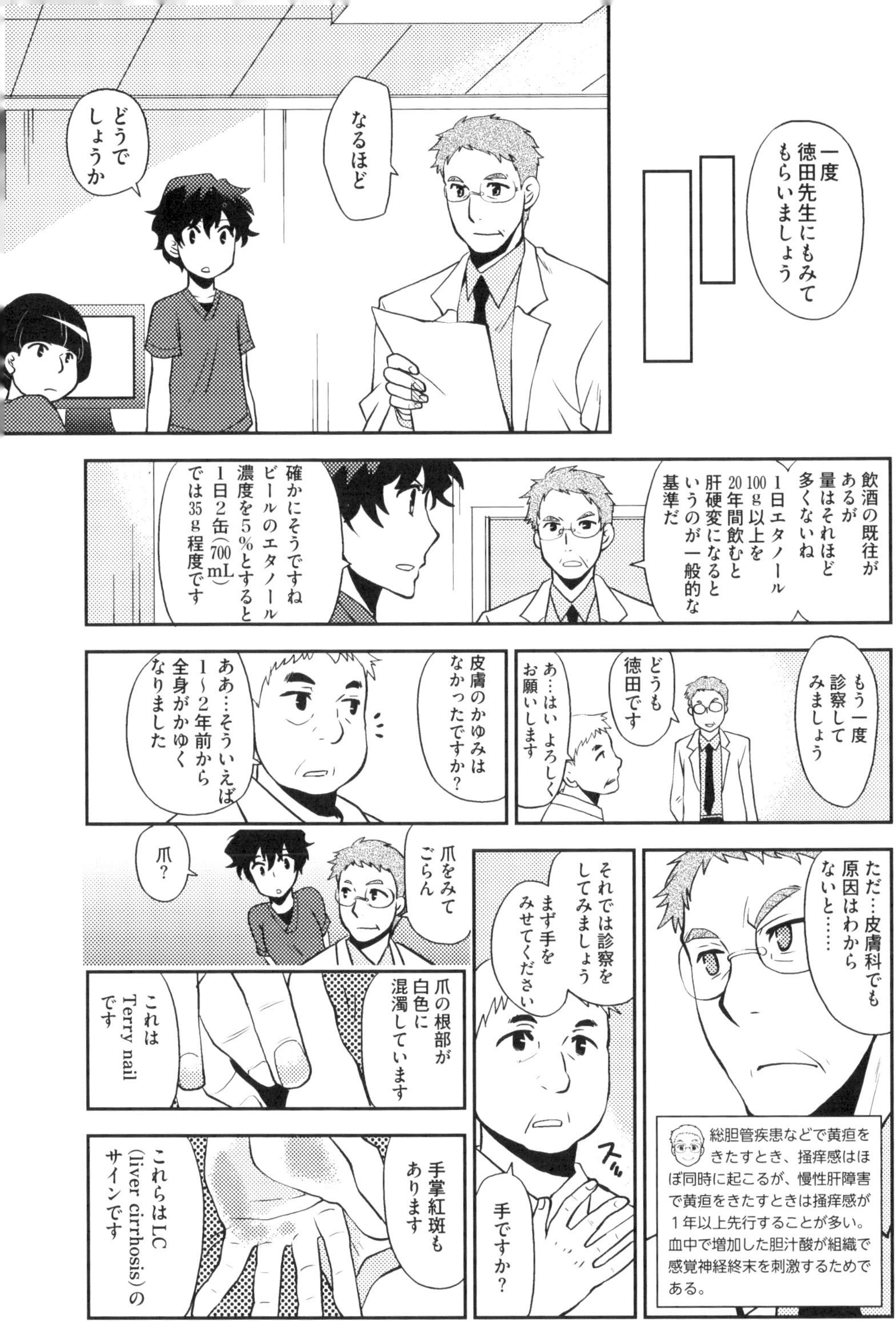
一度徳田先生にもみてもらいましょう
なるほど
どうでしょうか
飲酒の既往があるが量はそれほど多くないね
1日エタノール100g以上を20年間飲むと肝硬変になるというのが一般的な基準だ
確かにそうですね
ビールのエタノール濃度を5%とすると1日2缶(700 mL)では35g程度です
もう一度診察してみましょう
どうも徳田です
あ…はい よろしくお願いします
皮膚のかゆみはなかったですか?
ああ…そういえば1～2年前から全身がかゆくなりました
ただ…皮膚科でも原因はわからないと……
総胆管疾患などで黄疸をきたすとき、掻痒感はほぼ同時に起こるが、慢性肝障害で黄疸をきたすときは掻痒感が1年以上先行することが多い。血中で増加した胆汁酸が組織で感覚神経終末を刺激するためである。
それでは診察をしてみましょう
まず手をみせてください
手ですか?
爪をみてごらん
爪?
爪の根部が白色に混濁しています
これはTerry nailです
手掌紅斑もあります
これらはLC (liver cirrhosis)のサインです

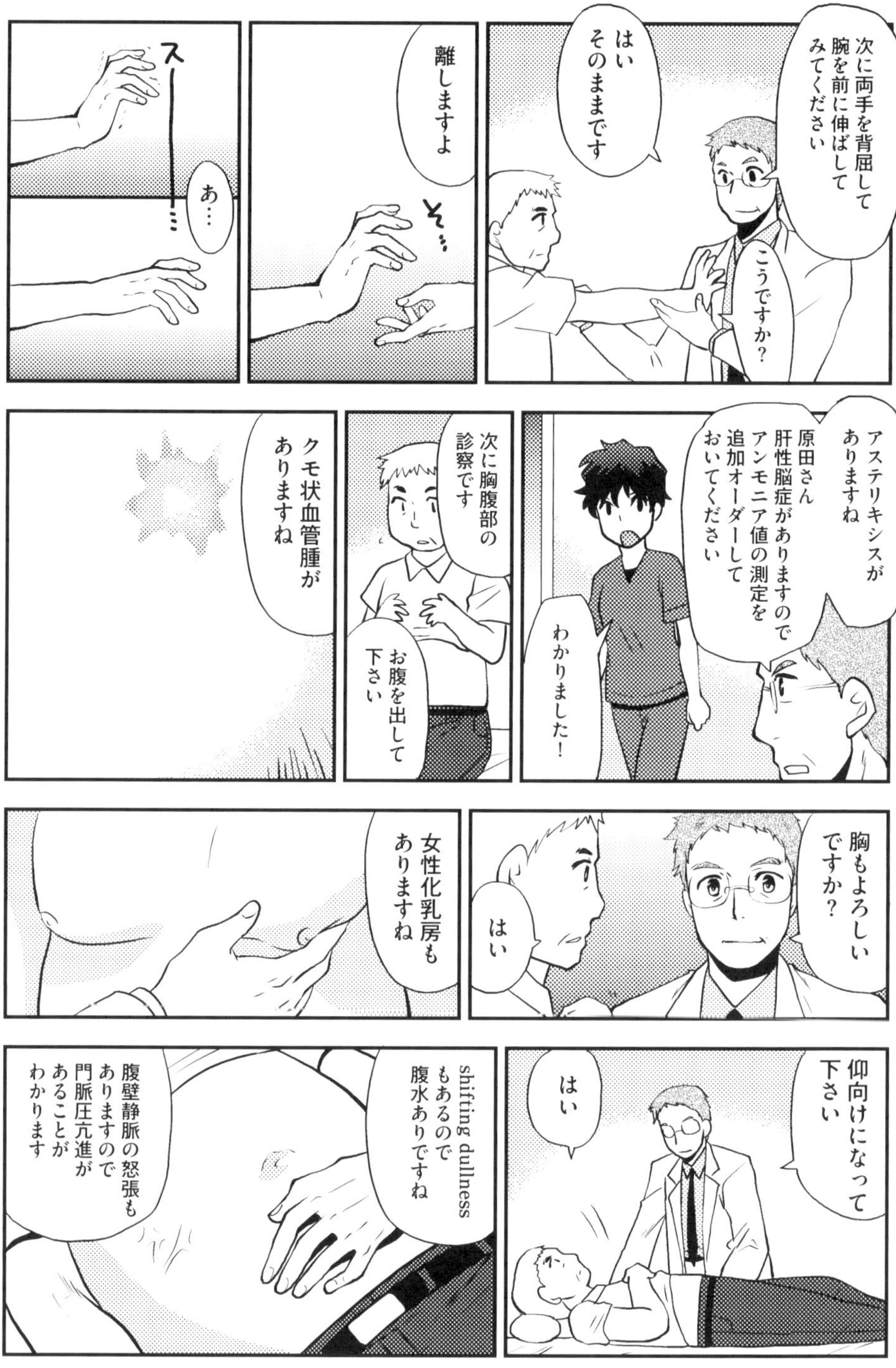
次に両手を背屈して腕を前に伸ばしてみてください
こうですか?
はい そのままです
離しますよ
そ…
スー…
あ…
アステリキシスがありますね
原田さん 肝性脳症がありますので アンモニア値の測定を追加オーダーしておいてください
わかりました!
次に胸腹部の診察です
お腹を出して下さい
クモ状血管腫がありますね
胸もよろしいですか?
はい
女性化乳房もありますね
仰向けになって下さい
はい
shifting dullness もあるので腹水ありですね
腹壁静脈の怒張もありますので門脈圧亢進があることがわかります

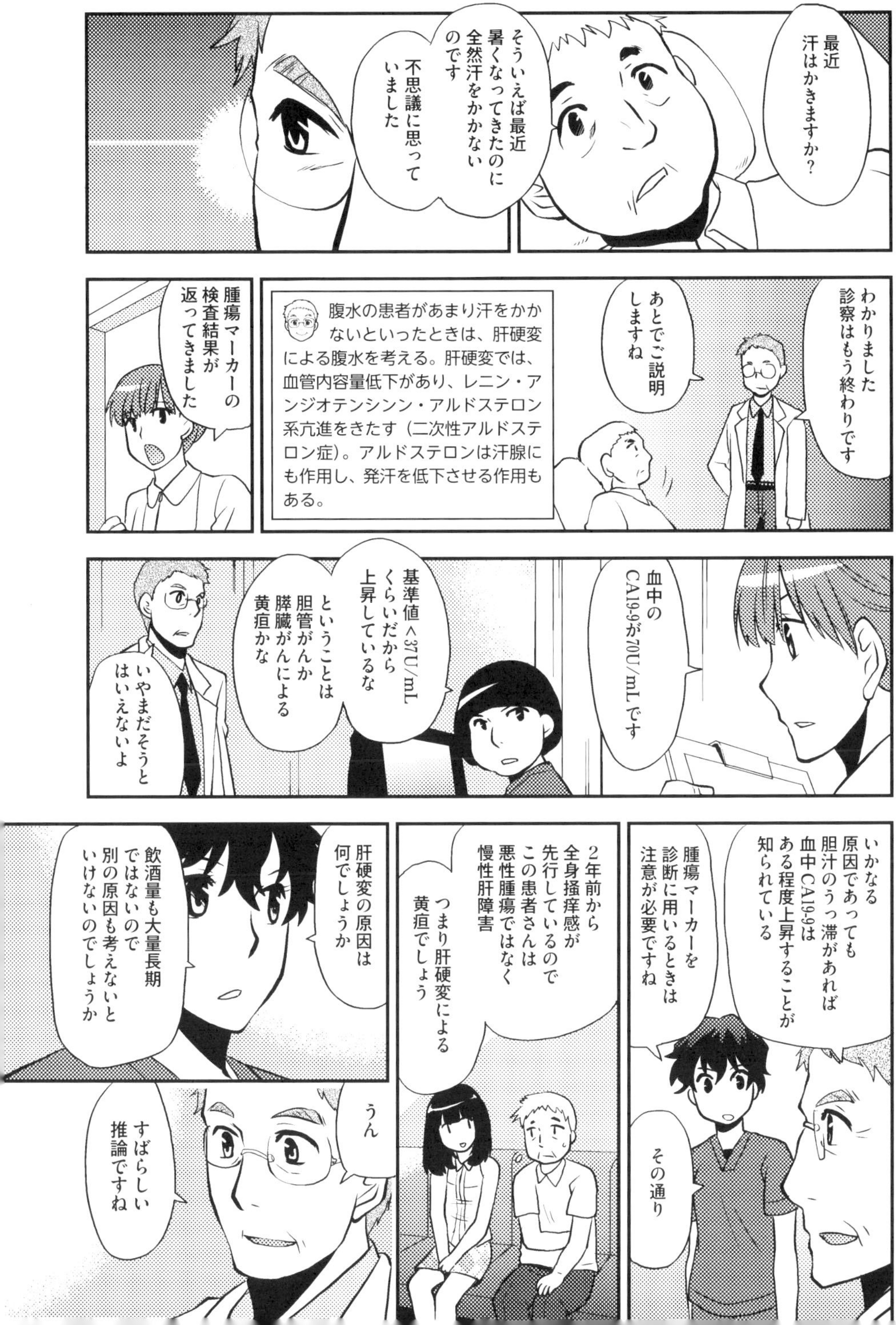
最近汗はかきますか?
そういえば最近暑くなってきたのに全然汗をかかないのです
不思議に思っていました
わかりました診察はもう終わりです
あとでご説明しますね
腹水の患者があまり汗をかかないといったときは、肝硬変による腹水を考える。肝硬変では、血管内容量低下があり、レニン・アンジオテンシン・アルドステロン系亢進をきたす（二次性アルドステロン症）。アルドステロンは汗腺にも作用し、発汗を低下させる作用もある。
腫瘍マーカーの検査結果が返ってきました
血中のCA19-9が70U/mLです
基準値<37U/mLくらいだから上昇しているな
ということは胆管がんか膵臓がんによる黄疸かな
いやまだそうとはいえないよ
いかなる原因であっても胆汁のうっ滞があれば血中CA19-9はある程度上昇することが知られている
腫瘍マーカーを診断に用いるときは注意が必要ですね
その通り
2年前から全身掻痒感が先行しているのでこの患者さんは悪性腫瘍ではなく慢性肝障害
つまり肝硬変による黄疸でしょう
肝硬変の原因は何でしょうか
飲酒量も大量長期ではないので別の原因も考えないといけないのでしょうか
うん
すばらしい推論ですね

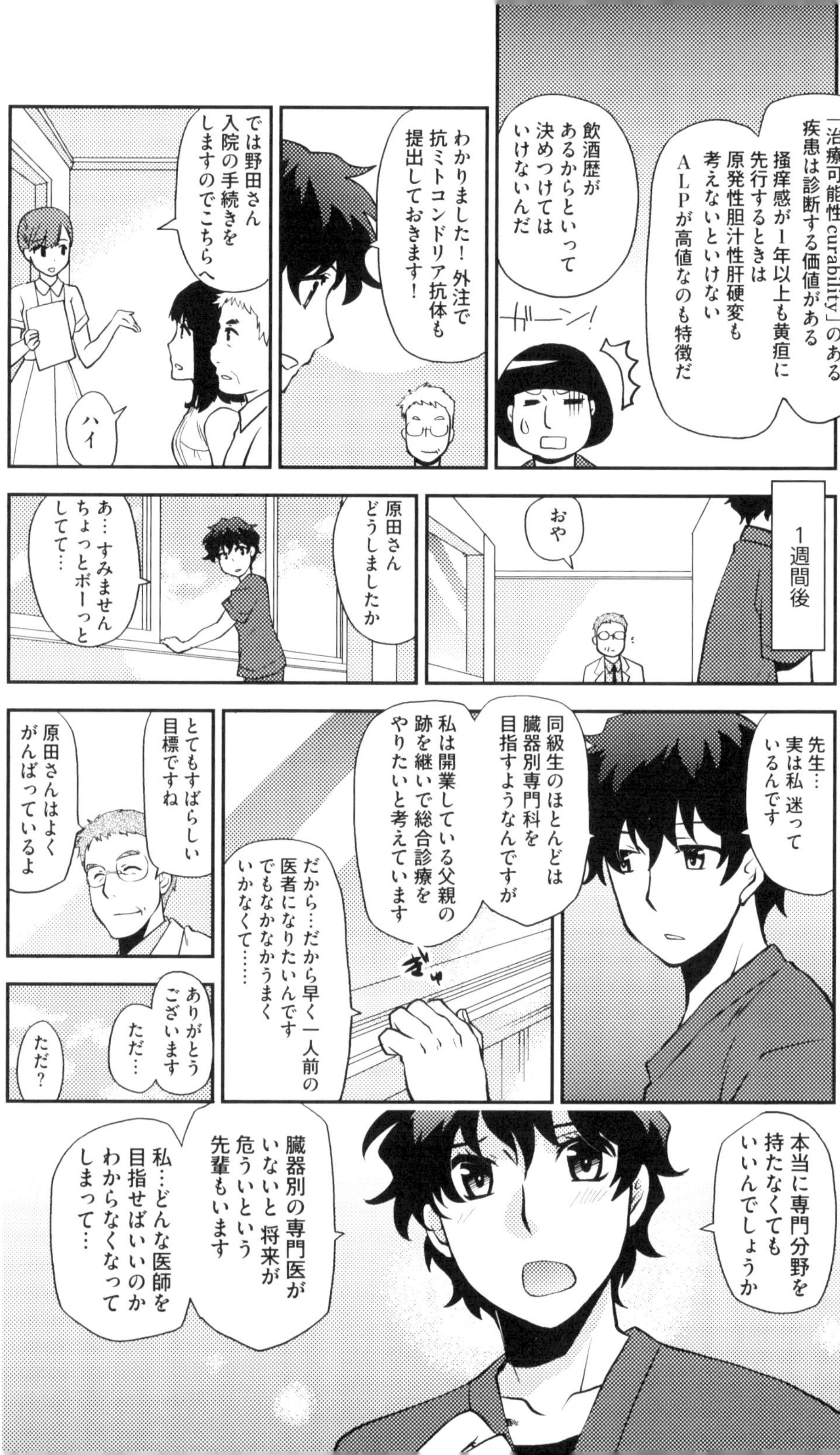
「治療可能性curability」のある疾患は診断する価値がある
掻痒感が1年以上も黄疸に先行するときは原発性胆汁性肝硬変も考えないといけない ALPが高値なのも特徴だ
飲酒歴があるからといって決めつけてはいけないんだ
ガーン!
わかりました! 外注で抗ミトコンドリア抗体も提出しておきます!
では野田さん入院の手続きをしますのでこちらへ
ハイ
1週間後
おや
原田さんどうしましたか
あ…すみませんちょっとボーっとしてて…
先生…実は私 迷っているんです
同級生のほとんどは臓器別専門科を目指すようなんですが
私は開業している父親の跡を継いで総合診療をやりたいと考えています
だから…だから早く一人前の医者になりたいんです でもなかなかうまくいかなくて……
ぎゅ
とてもすばらしい目標ですね
原田さんはよくがんばっているよ
ありがとうございます ただ…
ただ?
本当に専門分野を持たなくてもいいんでしょうか
臓器別の専門医がいないと 将来が危ういという先輩もいます
私…どんな医師を目指せばいいのかわからなくなってしまって…

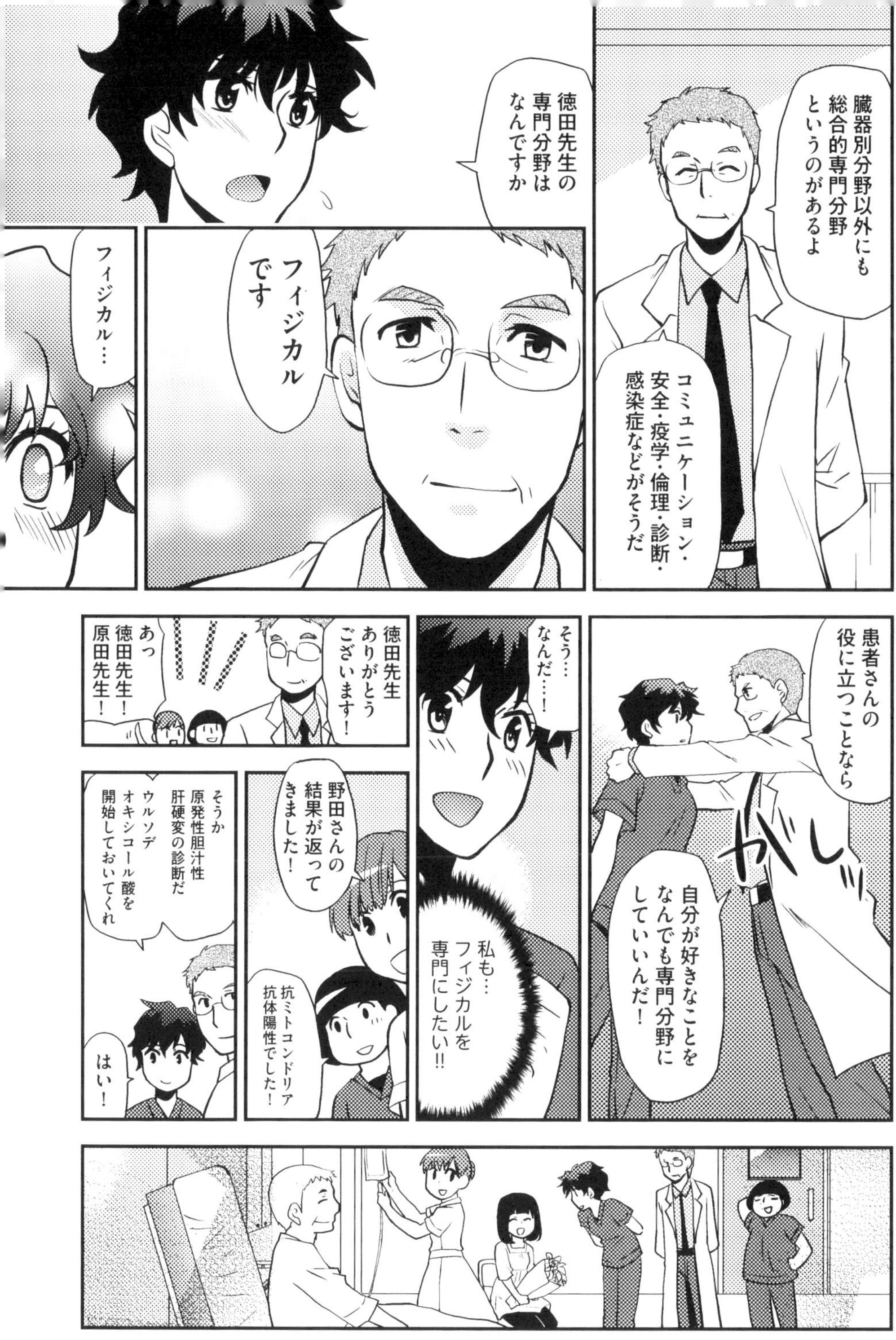
臓器別分野以外にも総合的専門分野というのがあるよ
コミュニケーション・安全・疫学・倫理・診断・感染症などがそうだ
徳田先生の専門分野はなんですか
フィジカルです
フィジカル…
患者さんの役に立つことなら
がしっ
自分が好きなことをなんでも専門分野にしていいんだ！
そう…なんだ…！
私も…フィジカルを専門にしたい!!
徳田先生ありがとうございます！
あっ徳田先生！原田先生！
野田さんの結果が返ってきました！
抗ミトコンドリア抗体陽性でした！
そうか原発性胆汁性肝硬変の診断だ
ウルソデオキシコール酸を開始しておいてくれ
はい！

第 7 話

「頭痛」のとき、フィジカル

眼をみてわかること

~急性頭痛へのアプローチ~

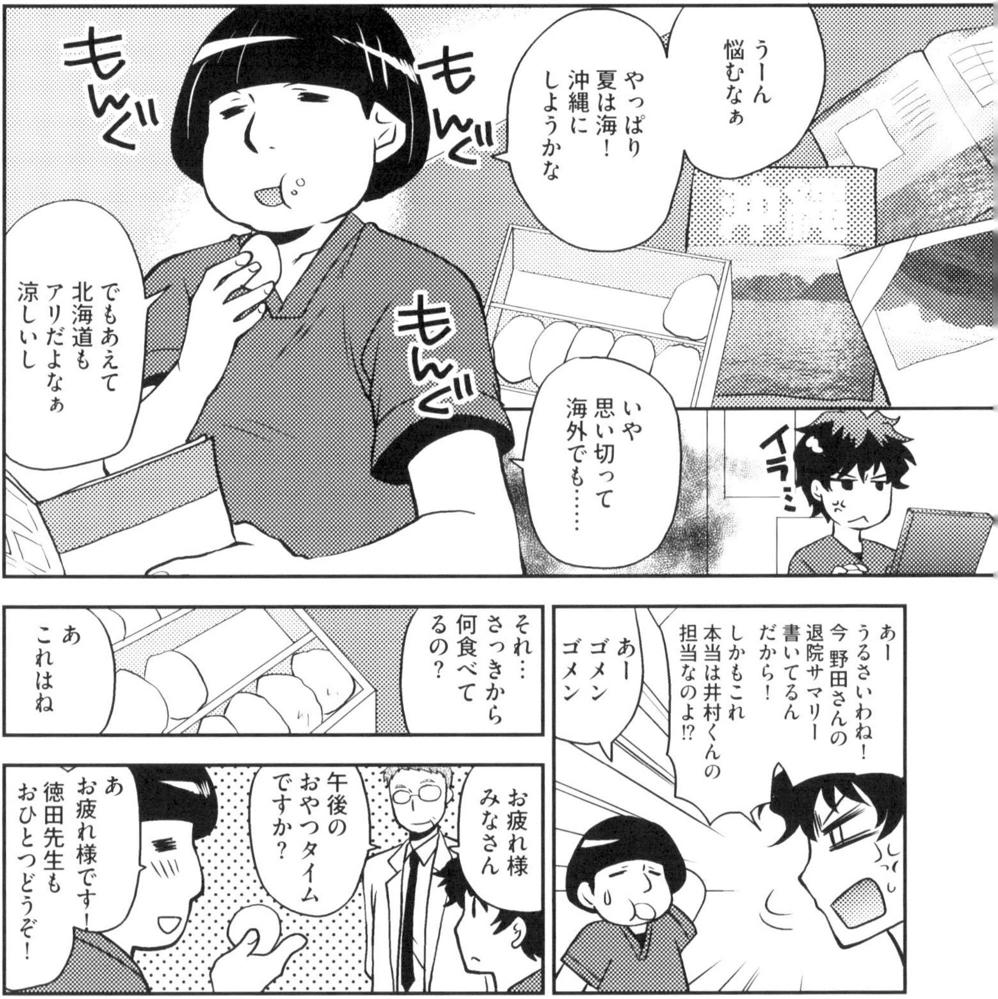
もんぐ
もんぐ
うーん 悩むなぁ
やっぱり 夏は海！ 沖縄に しようかな
でもあえて 北海道も アリだよなぁ 涼しいし
もんぐ
いや 思い切って 海外でも……
イラッ
あー うるさいわね！ 今野田さんの 退院サマリー 書いてるん だから！ しかもこれ 本当は井村くんの 担当なのよ⁉
あー ゴメン ゴメン
それ… さっきから 何食べて るの？
あ これはね
お疲れ様 みなさん
午後の おやつタイム ですか？
あ お疲れ様です！ 徳田先生も おひとつどうぞ！

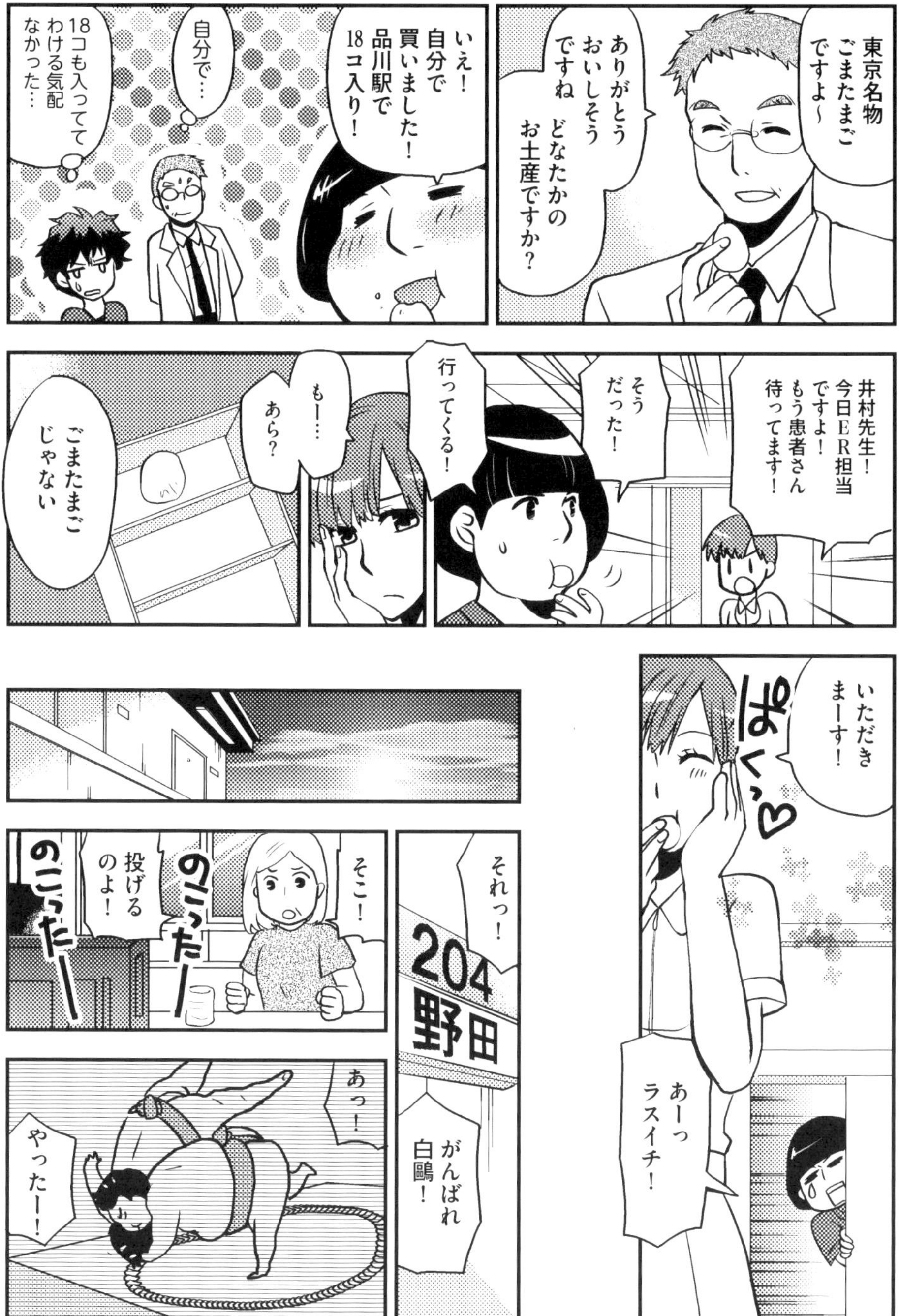
東京名物
ごまたまご
ですよ〜
ありがとう
おいしそう
ですね　どなたかの
お土産ですか？
いえ！
自分で
買いました！
品川駅で
18コ入り！
自分で…
18コも入ってて
わける気配
なかった…
井村先生！
今日ER担当
ですよ！
もう患者さん
待ってます！
そう
だった！
行ってくる！
も一…
あら？
ごまたまご
じゃない
いただき
まーす！
ぱくっ♡
あーっ
ラスイチ！
それっ！
204
野田
がんばれ
白鵬！
そこ！
投げる
のよ！
のこった一
のこった一
あっ！
やった一！

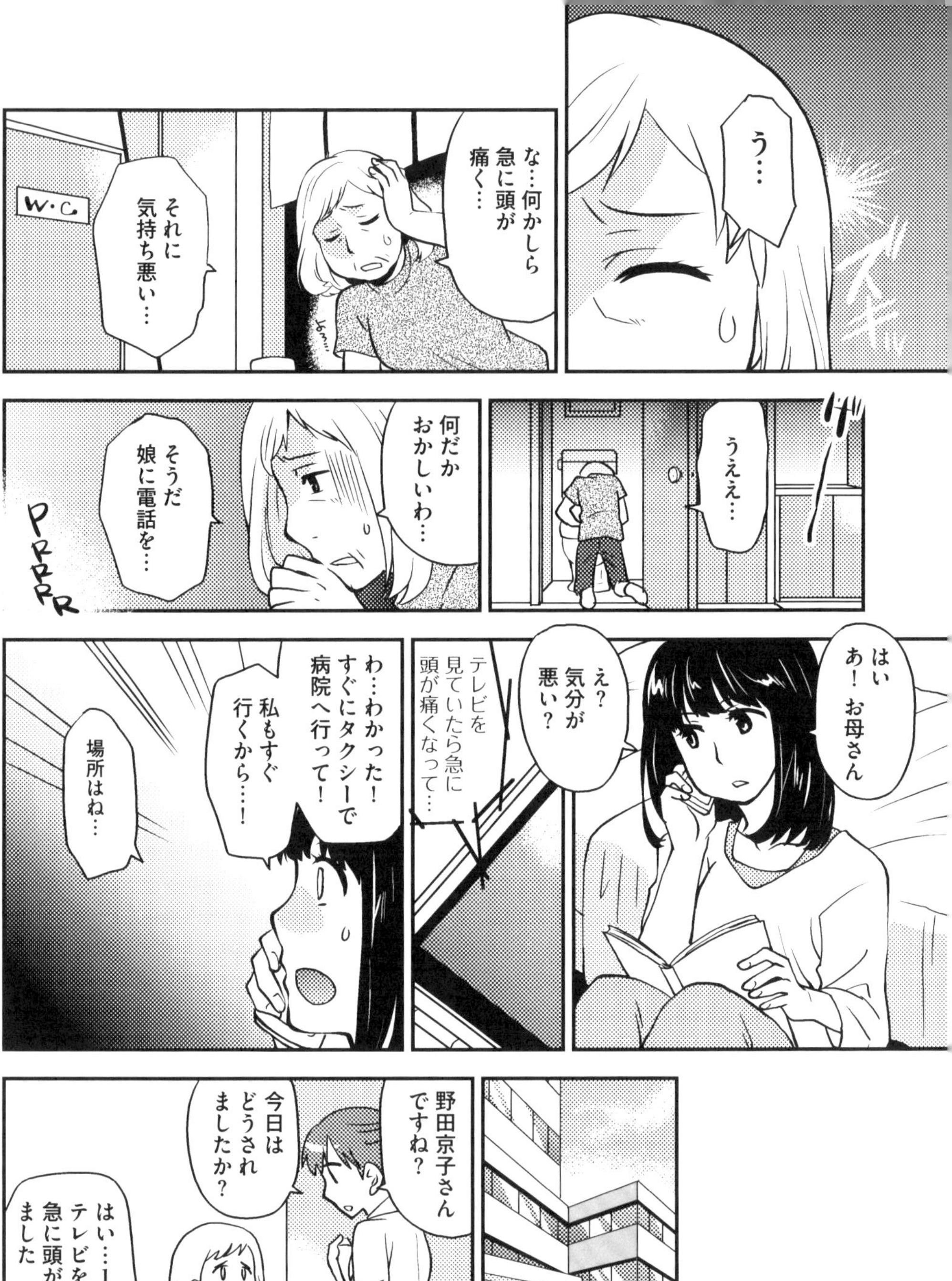

う…
な…何かしら急に頭が痛く…
それに気持ち悪い…
W.C
うえぇ…
何だかおかしいわ…
そうだ娘に電話を…
PRRRR
はい あ！お母さん
え？気分が悪い？
テレビを見ていたら急に頭が痛くなって…
わ…わかった！すぐにタクシーで病院へ行って！
私もすぐ行くから…！
場所はね…
東京都立
品川医療センター
野田京子さんですね？
今日はどうされましたか？
はい…1時間前にテレビを見ていて急に頭が痛くなりました

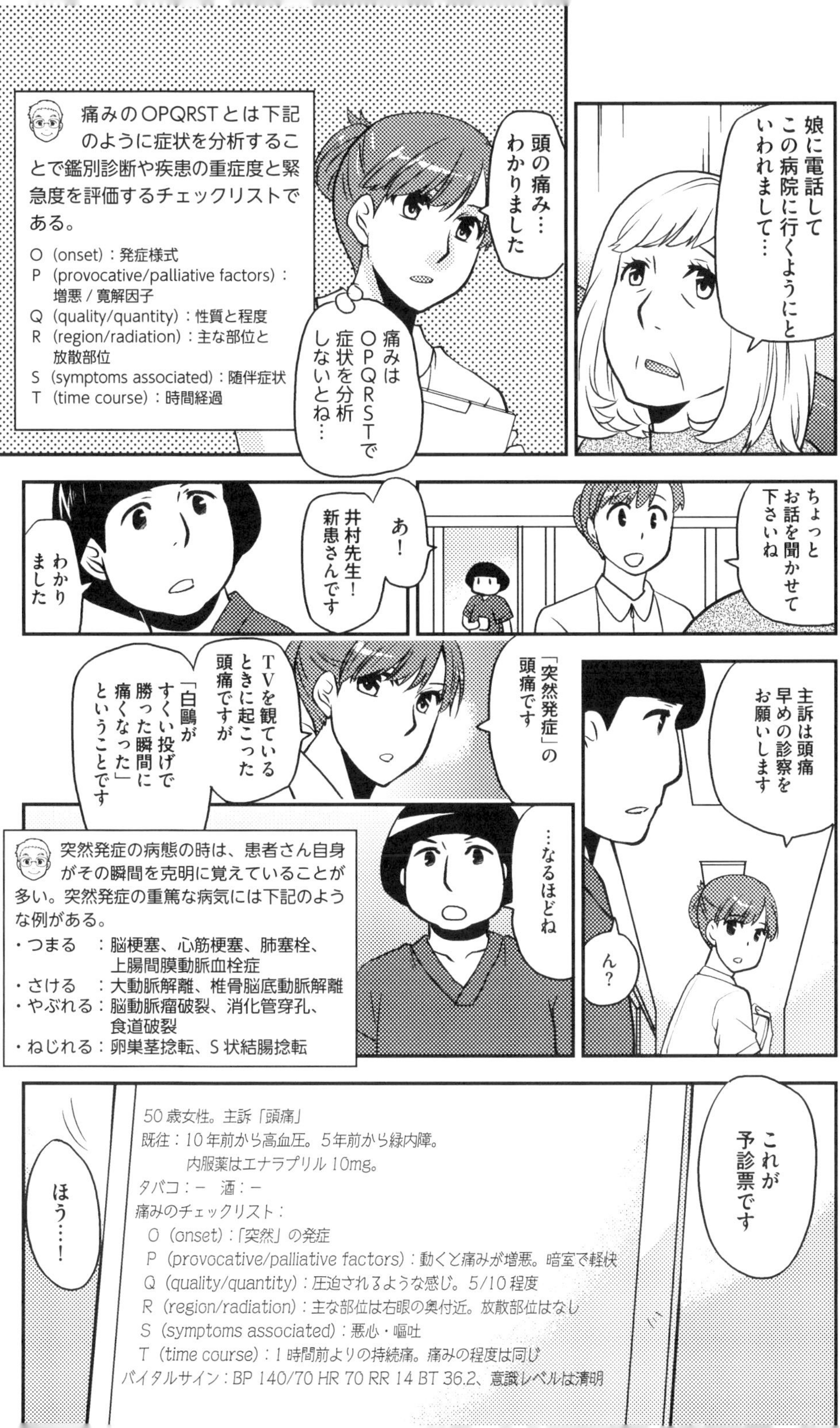
娘に電話して
この病院に行くようにと
いわれまして…
頭の痛み…
わかりました
痛みは
OPQRSTで
症状を分析
しないとね…
痛みのOPQRSTとは下記のように症状を分析することで鑑別診断や疾患の重症度と緊急度を評価するチェックリストである。
O (onset)：発症様式
P (provocative/palliative factors)：増悪 / 寛解因子
Q (quality/quantity)：性質と程度
R (region/radiation)：主な部位と放散部位
S (symptoms associated)：随伴症状
T (time course)：時間経過
ちょっと
お話を聞かせて
下さいね
あ！
井村先生！
新患さんです
わかり
ました
主訴は頭痛
早めの診察を
お願いします
ん？
「突然発症」の
頭痛です
TVを観ている
ときに起こった
頭痛ですが
「白鵬が
すくい投げで
勝った瞬間に
痛くなった」
ということです
…なるほどね
突然発症の病態の時は、患者さん自身がその瞬間を克明に覚えていることが多い。突然発症の重篤な病気には下記のような例がある。
・つまる　：脳梗塞、心筋梗塞、肺塞栓、上腸間膜動脈血栓症
・さける　：大動脈解離、椎骨脳底動脈解離
・やぶれる：脳動脈瘤破裂、消化管穿孔、食道破裂
・ねじれる：卵巣茎捻転、S状結腸捻転
これが
予診票です
50歳女性。主訴「頭痛」
既往：10年前から高血圧。5年前から緑内障。
内服薬はエナラプリル10mg。
タバコ：－　酒：－
痛みのチェックリスト：
O (onset)：「突然」の発症
P (provocative/palliative factors)：動くと痛みが増悪。暗室で軽快
Q (quality/quantity)：圧迫されるような感じ。5/10程度
R (region/radiation)：主な部位は右眼の奥付近。放散部位はなし
S (symptoms associated)：悪心・嘔吐
T (time course)：1時間前よりの持続痛。痛みの程度は同じ
バイタルサイン：BP 140/70 HR 70 RR 14 BT 36.2、意識レベルは清明
ほう…！

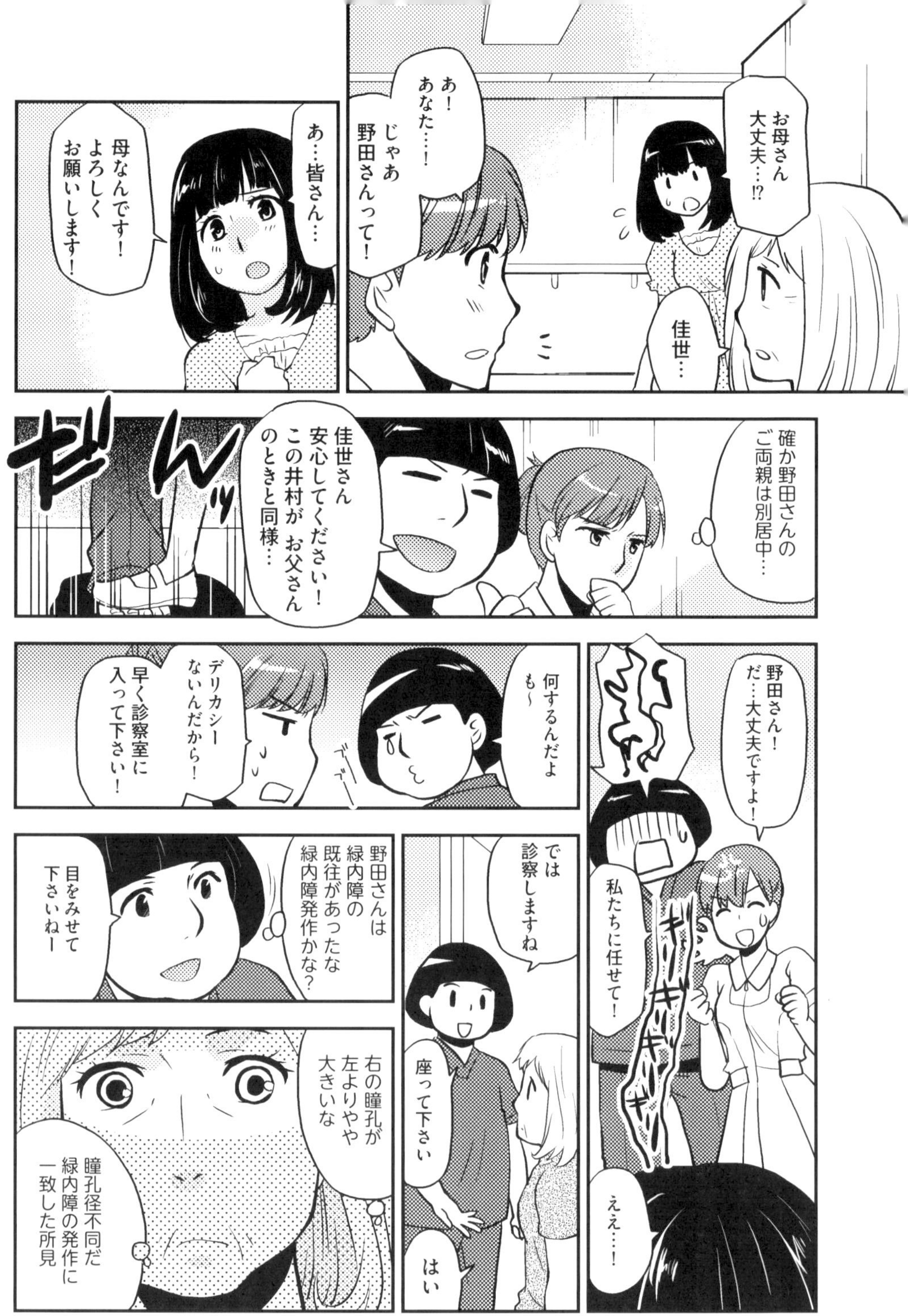
お母さん
大丈夫…!?
佳世…
あ!
あなた…!
じゃあ
野田さんって!
あ…皆さん…
母なんです!
よろしく
お願いします!
確か野田さんの
ご両親は別居中…
佳世さん
安心してください!
この井村がお父さん
のときと同様…
野田さん!
だ…大丈夫ですよ!
私たちに任せて!
ギリギリギリ
ええ…!
何するんだよ
も〜
デリカシー
ないんだから!
早く診察室に
入って下さい!
では
診察しますね
座って下さい
はい
野田さんは
緑内障の
既往があったな
緑内障発作かな?
目をみせて
下さいねー
右の瞳孔が
左よりやや
大きいな
瞳孔径不同だ
緑内障の発作に
一致した所見

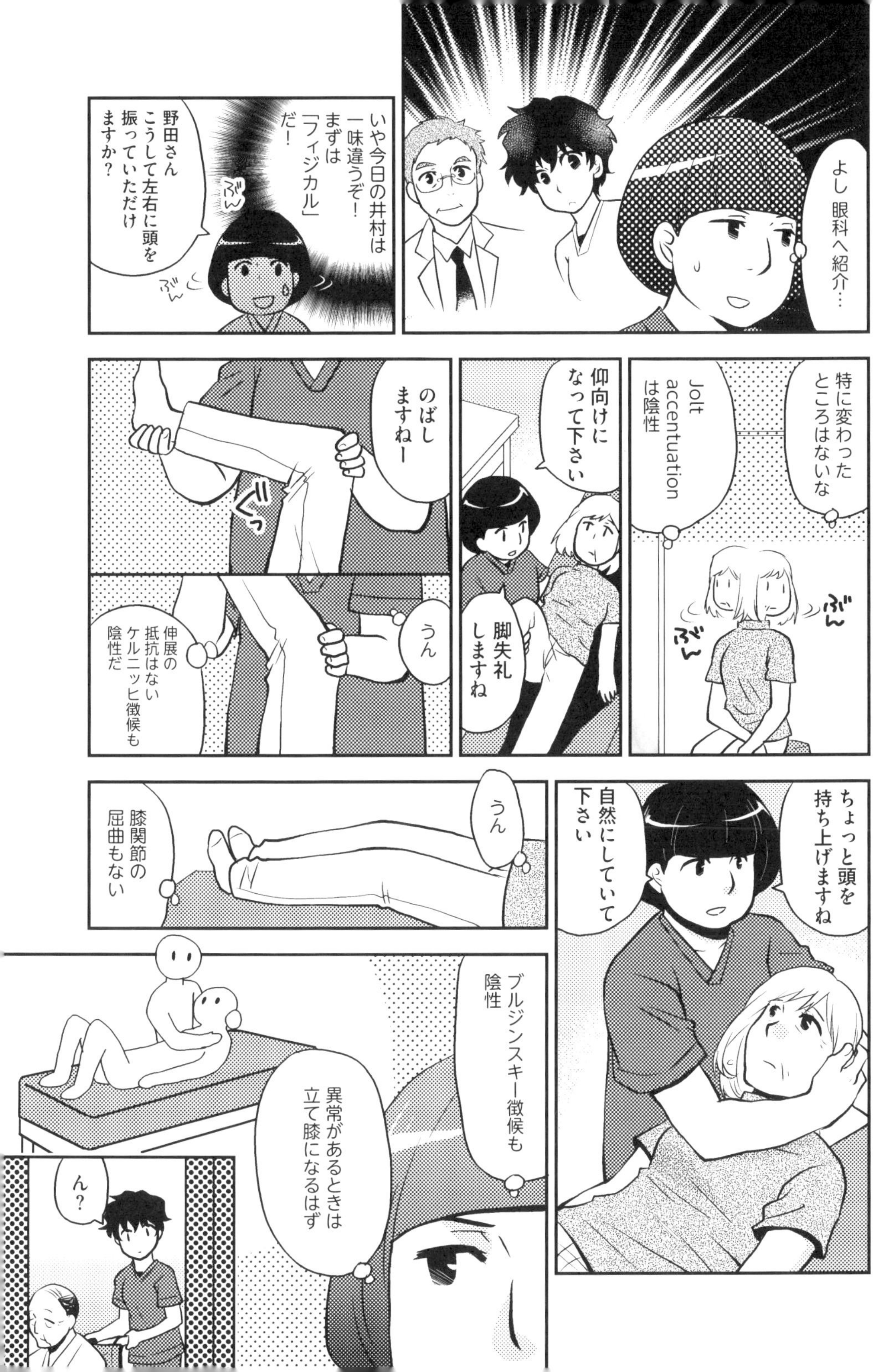

よし 眼科へ紹介…
いや今日の井村は一味違うぞ！まずは「フィジカル」だ！
野田さん こうして左右に頭を振っていただけますか？
ぶん ぶん
特に変わったところはないな
Jolt accentuation は陰性
ぶん ぶん
仰向けになって下さい
脚失礼しますね
のばしますねー
ぐっ
うん
伸展の抵抗はない ケルニッヒ徴候も陰性だ
ちょっと頭を持ち上げますね
自然にしていて下さい
うん
膝関節の屈曲もない
ブルジンスキー徴候も陰性
異常があるときは立て膝になるはず
ん？

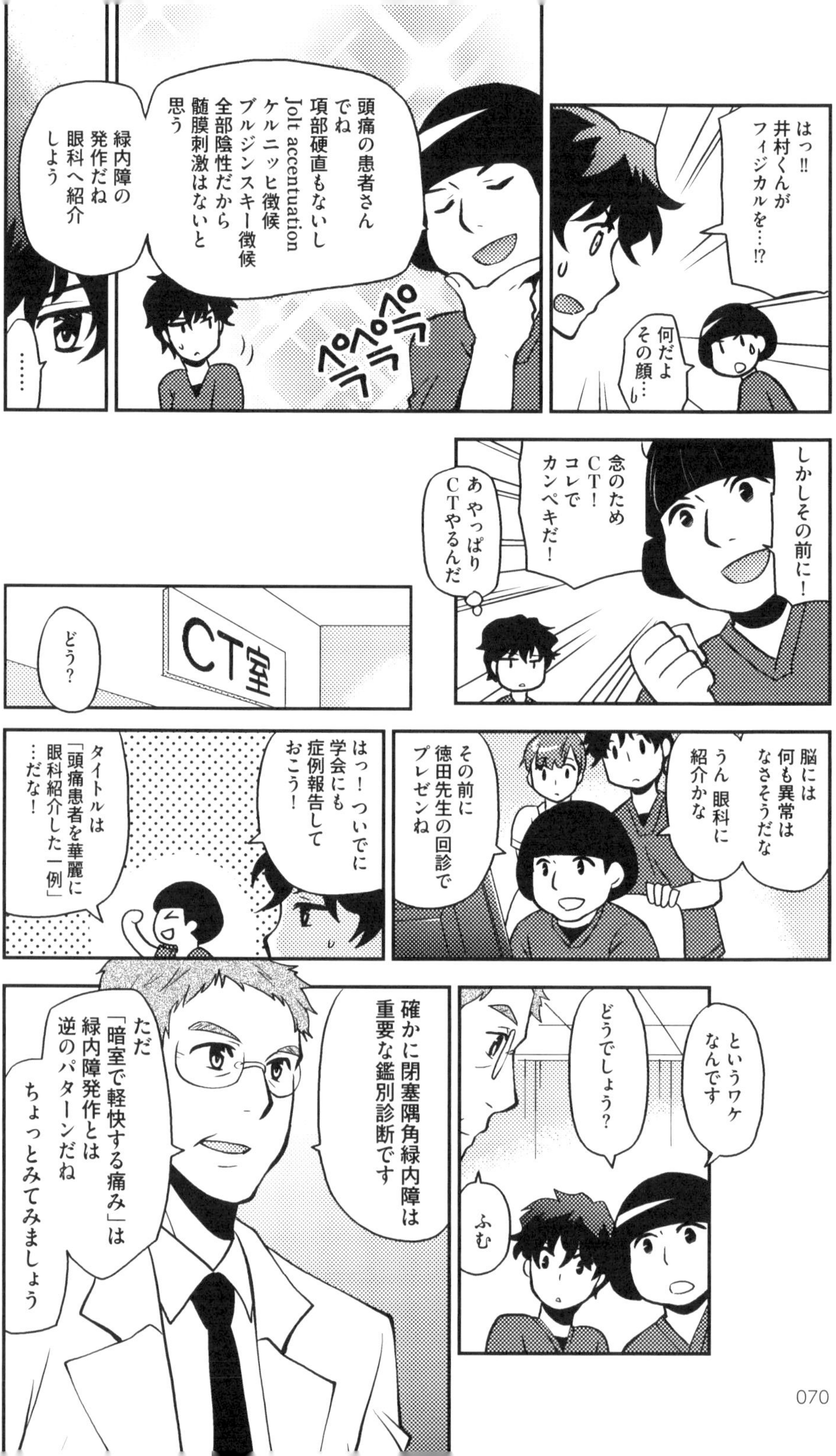
はっ!! 井村くんがフィジカルを…!?
何だよその顔…
頭痛の患者さんでね 項部硬直もないし Jolt accentuation ケルニッヒ徴候 ブルジンスキー徴候 全部陰性だから 髄膜刺激はないと思う
ペラペラペラ
緑内障の発作だね 眼科へ紹介しよう
……
しかしその前に!
念のためCT! コレでカンペキだ!
あやっぱりCTやるんだ
CT室
どう?
脳には何も異常はなさそうだな
うん 眼科に紹介かな
その前に徳田先生の回診でプレゼンね
はっ! ついでに学会にも症例報告しておこう!
タイトルは「頭痛患者を華麗に眼科紹介した一例」…だな!
というワケなんです
どうでしょう?
ふむ
確かに閉塞隅角緑内障は重要な鑑別診断です
ただ「暗室で軽快する痛み」は緑内障発作とは逆のパターンだね
ちょっとみてみましょう

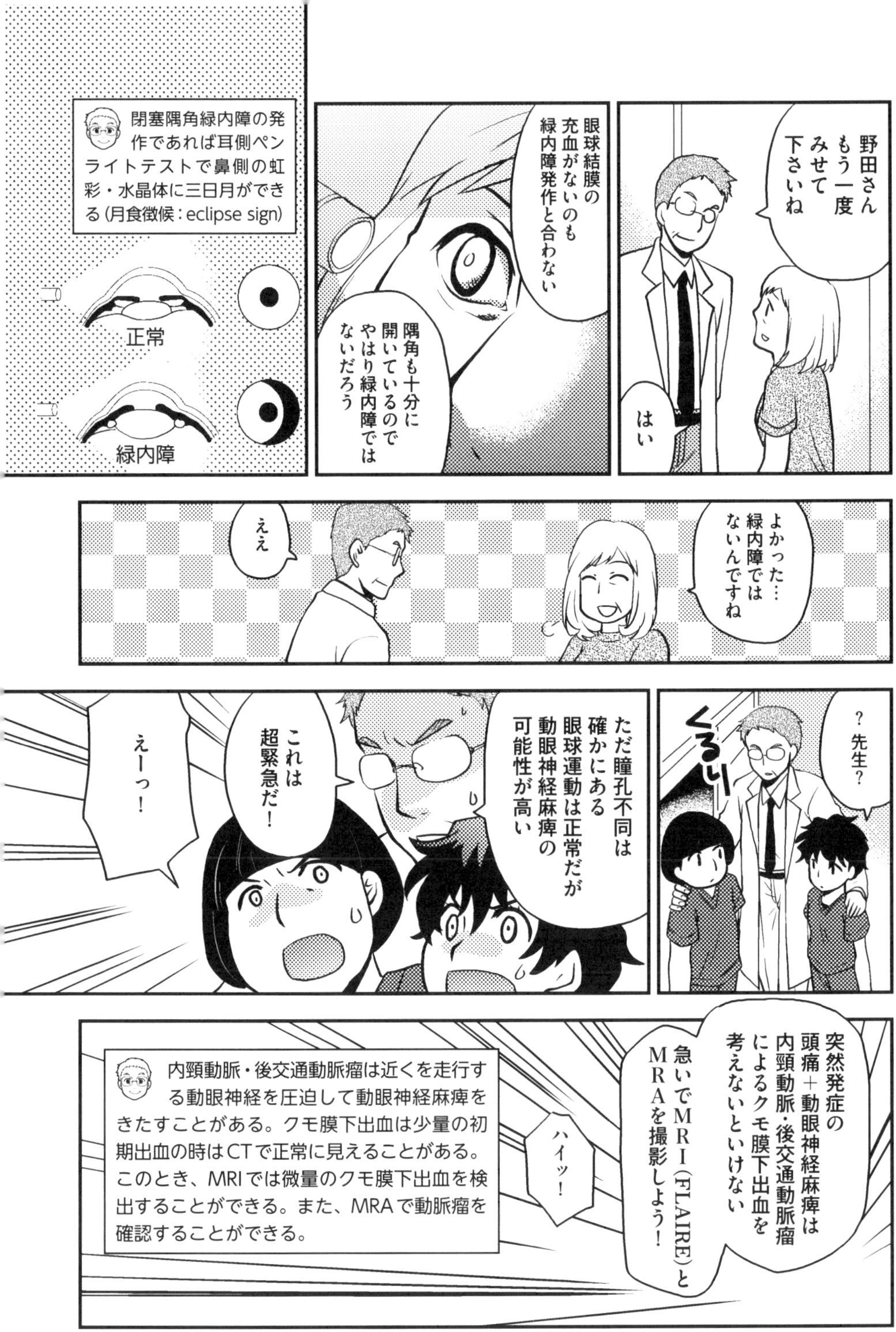

野田さん もう一度 みせて下さいね
はい
眼球結膜の充血がないのも緑内障発作と合わない
隅角も十分に開いているのでやはり緑内障ではないだろう
閉塞隅角緑内障の発作であれば耳側ペンライトテストで鼻側の虹彩・水晶体に三日月ができる（月食徴候：eclipse sign）
正常
緑内障
よかった…緑内障ではないんですね
ええ
？先生？
くるり
ただ瞳孔不同は確かにある眼球運動は正常だが動眼神経麻痺の可能性が高い
これは超緊急だ！
えーっ！
突然発症の頭痛＋動眼神経麻痺は内頸動脈・後交通動脈瘤によるクモ膜下出血を考えないといけない
急いでMRI（FLAIRE）とMRAを撮影しよう！
ハイッ！
内頸動脈・後交通動脈瘤は近くを走行する動眼神経を圧迫して動眼神経麻痺をきたすことがある。クモ膜下出血は少量の初期出血の時はCTで正常に見えることがある。このとき、MRIでは微量のクモ膜下出血を検出することができる。また、MRAで動脈瘤を確認することができる。

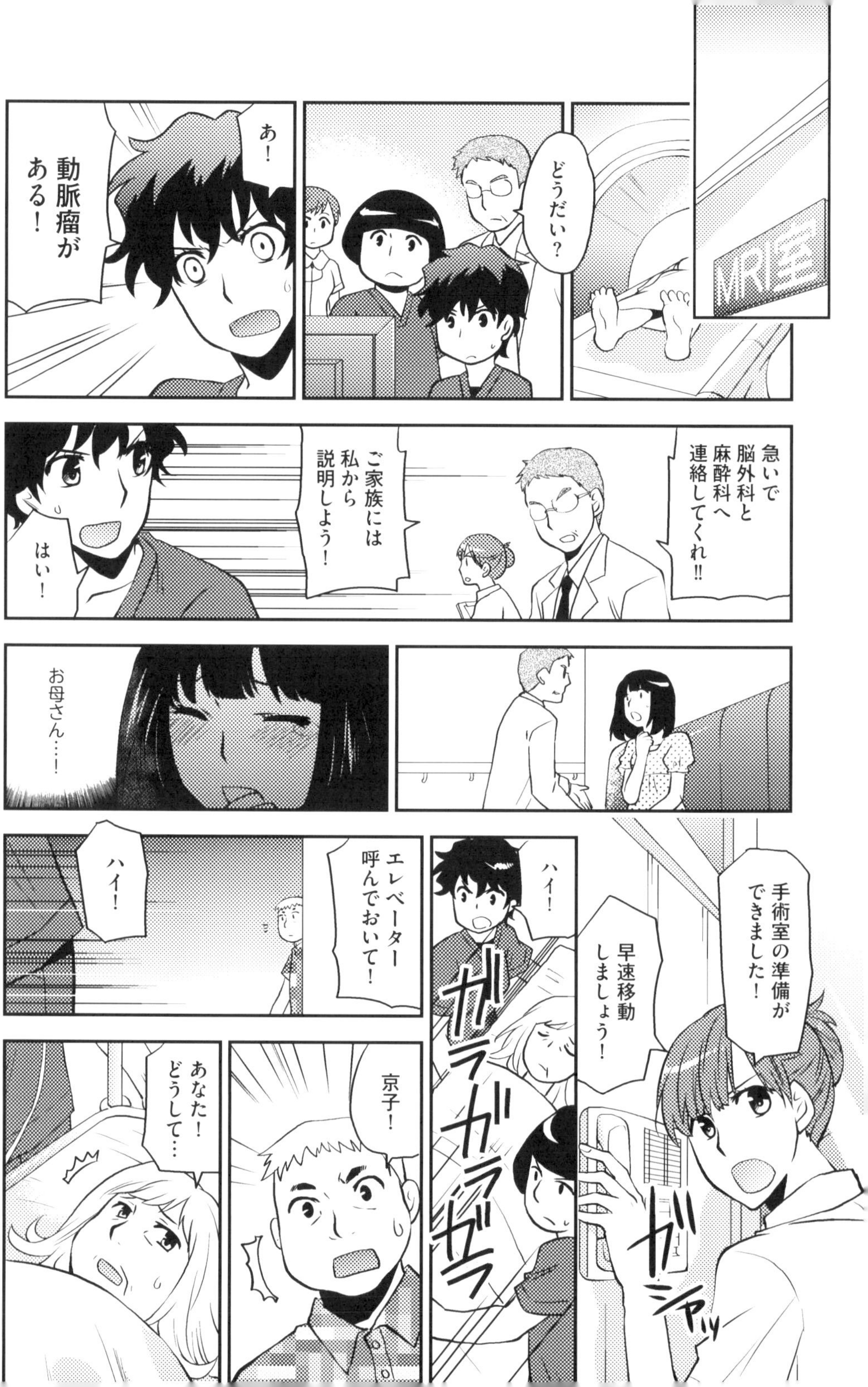
MRI室
どうだい？
あ！
動脈瘤がある！
急いで脳外科と麻酔科へ連絡してくれ!!
ご家族には私から説明しよう！
はい！
お母さん…！
手術室の準備ができました！
早速移動しましょう！
ガシャッ
ハイ！
ガラガラガラ
エレベーター呼んでおいて！
ハイ！
京子！
あなた！どうして…

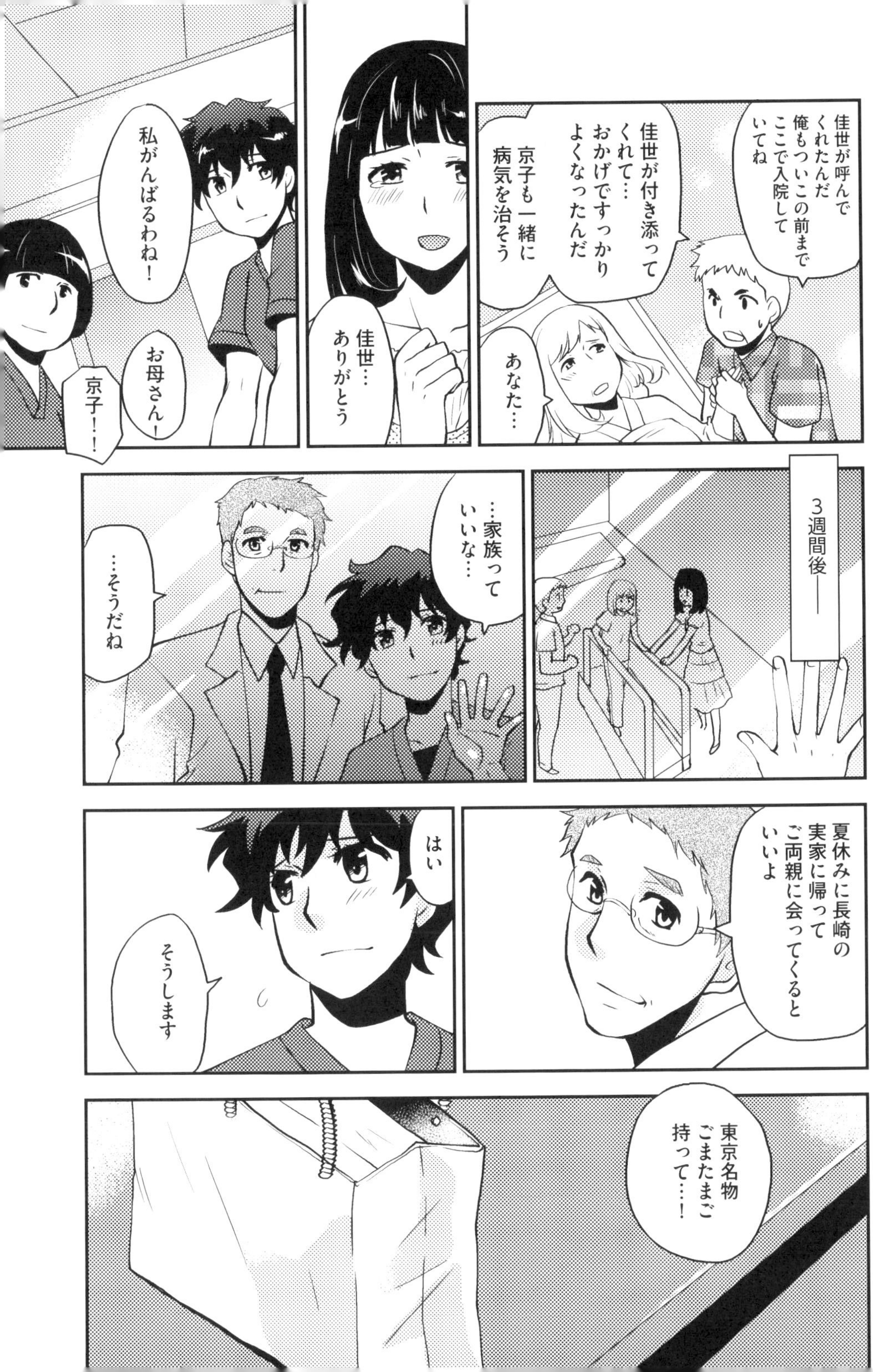
佳世が呼んでくれたんだ 俺もついこの前までここで入院していてね
佳世が付き添ってくれて… おかげですっかりよくなったんだ 京子も一緒に病気を治そう
あなた…
佳世… ありがとう
私がんばるわね！
お母さん！
京子！！
3週間後――
…家族っていいな…
…そうだね
夏休みに長崎の実家に帰ってご両親に会ってくるといいよ
はい
そうします
東京名物ごまたまご持って…！

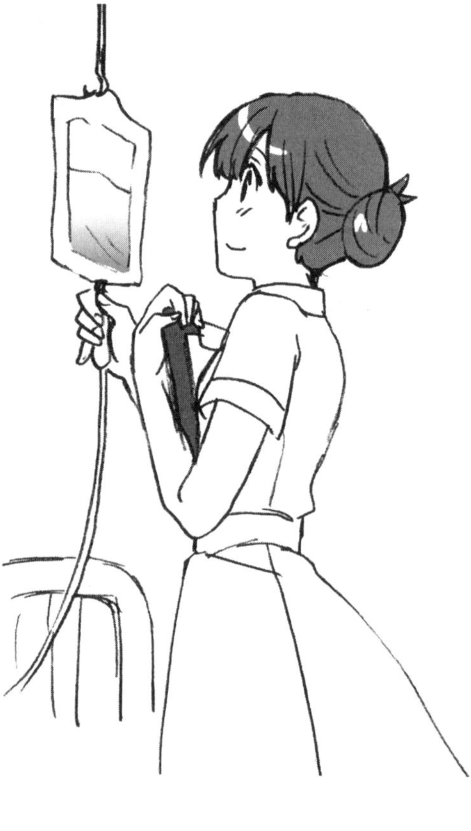

こんなとき、フィジカル

CHAPTER 3

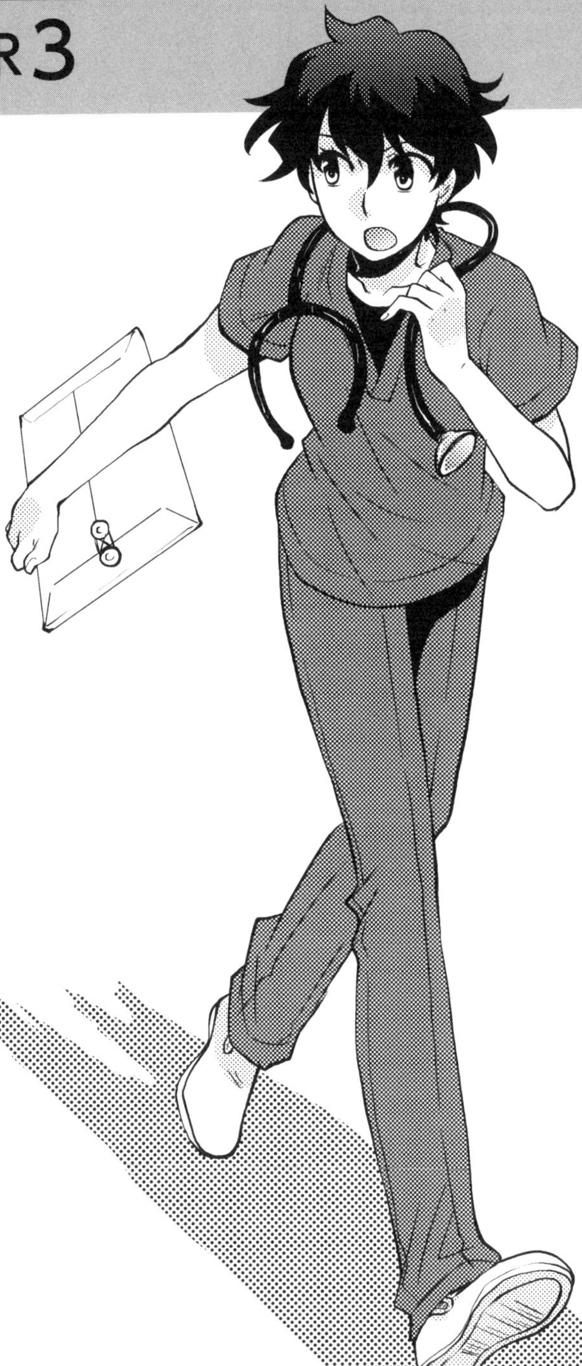

第 8 話

「めまい」のとき、フィジカル

中枢系か末梢系か

～回転性めまいへのアプローチ～

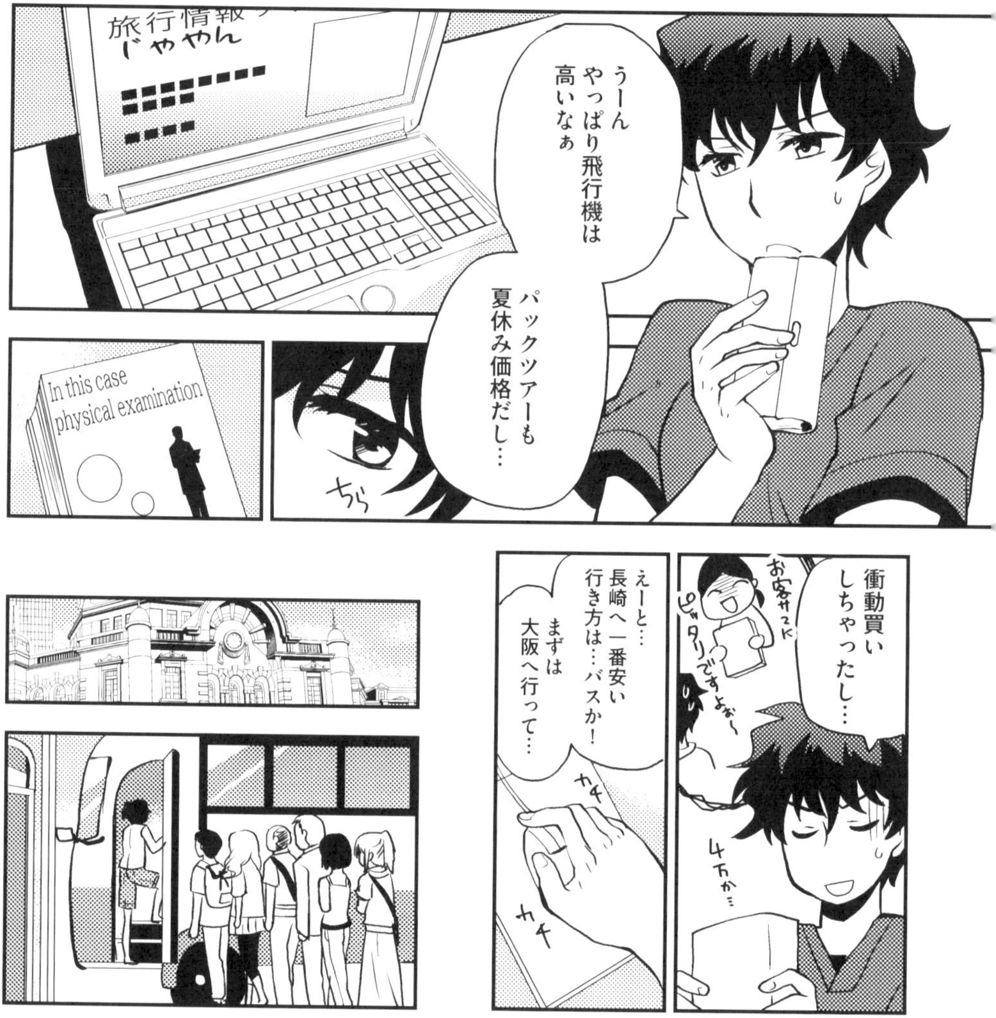
うーん
やっぱり飛行機は
高いなぁ
パックツアーも
夏休み価格だし…
In this case
physical examination
ちら
衝動買い
しちゃったし…
お客サマにピッタリですよぉ～
4万か…
えーと…
長崎へ一番安い
行き方は…バスか!
まずは
大阪へ行って…
カチ
カチ

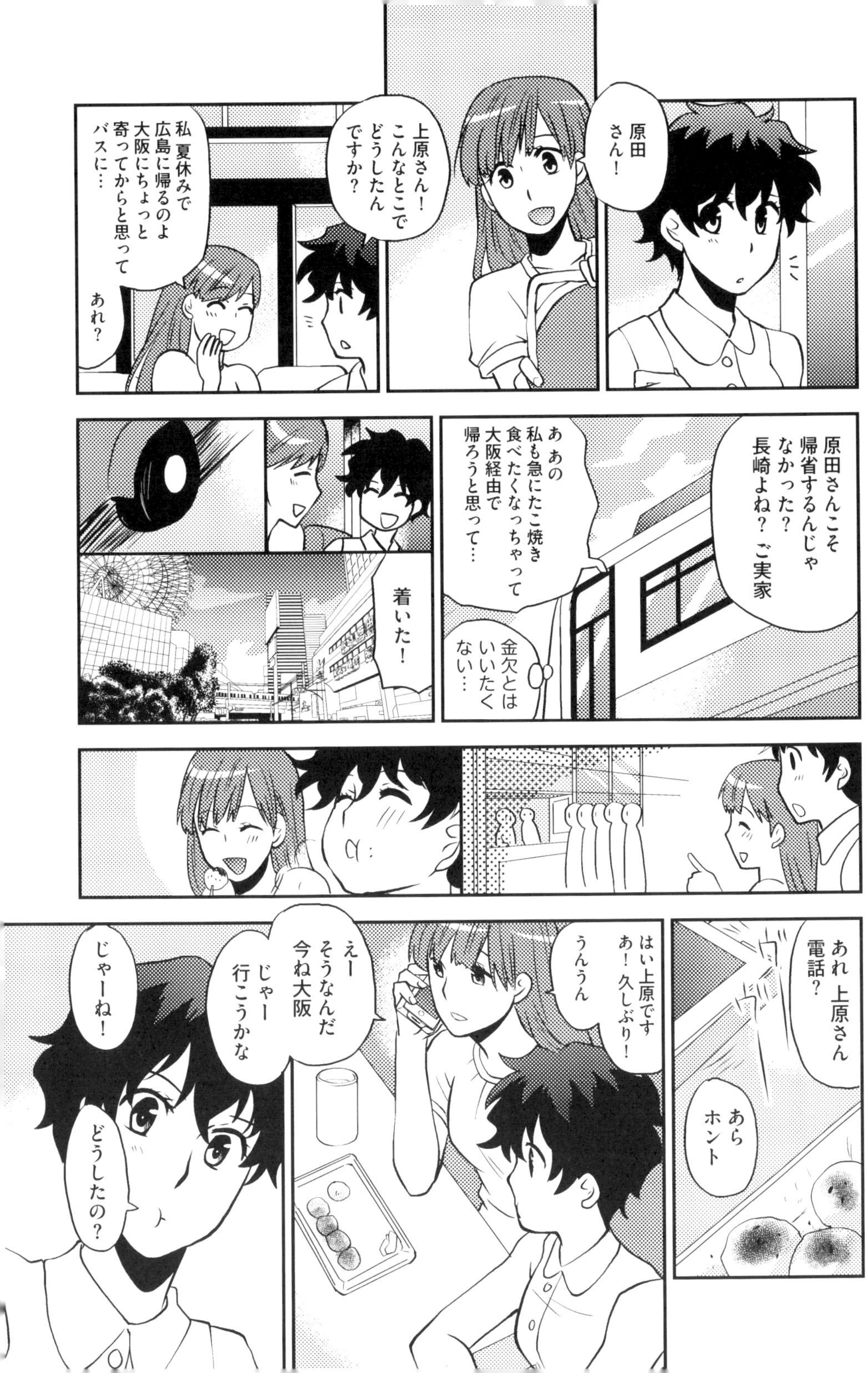
原田さん！
上原さん！こんなとこでどうしたんですか？
私 夏休みで広島に帰るのよ大阪にちょっと寄ってからと思ってバスに…
あれ？
原田さんこそ帰省するんじゃなかった？長崎よね？ご実家
あぁの私も急にたこ焼き食べたくなっちゃって大阪経由で帰ろうと思って…
金欠とはいいたくない…
着いた！
あれ 上原さん電話？
あらホント
はい上原です あ！久しぶり！
うんうん
えー そうなんだ今ね大阪 じゃー行こうかな
じゃーね！
どうしたの？

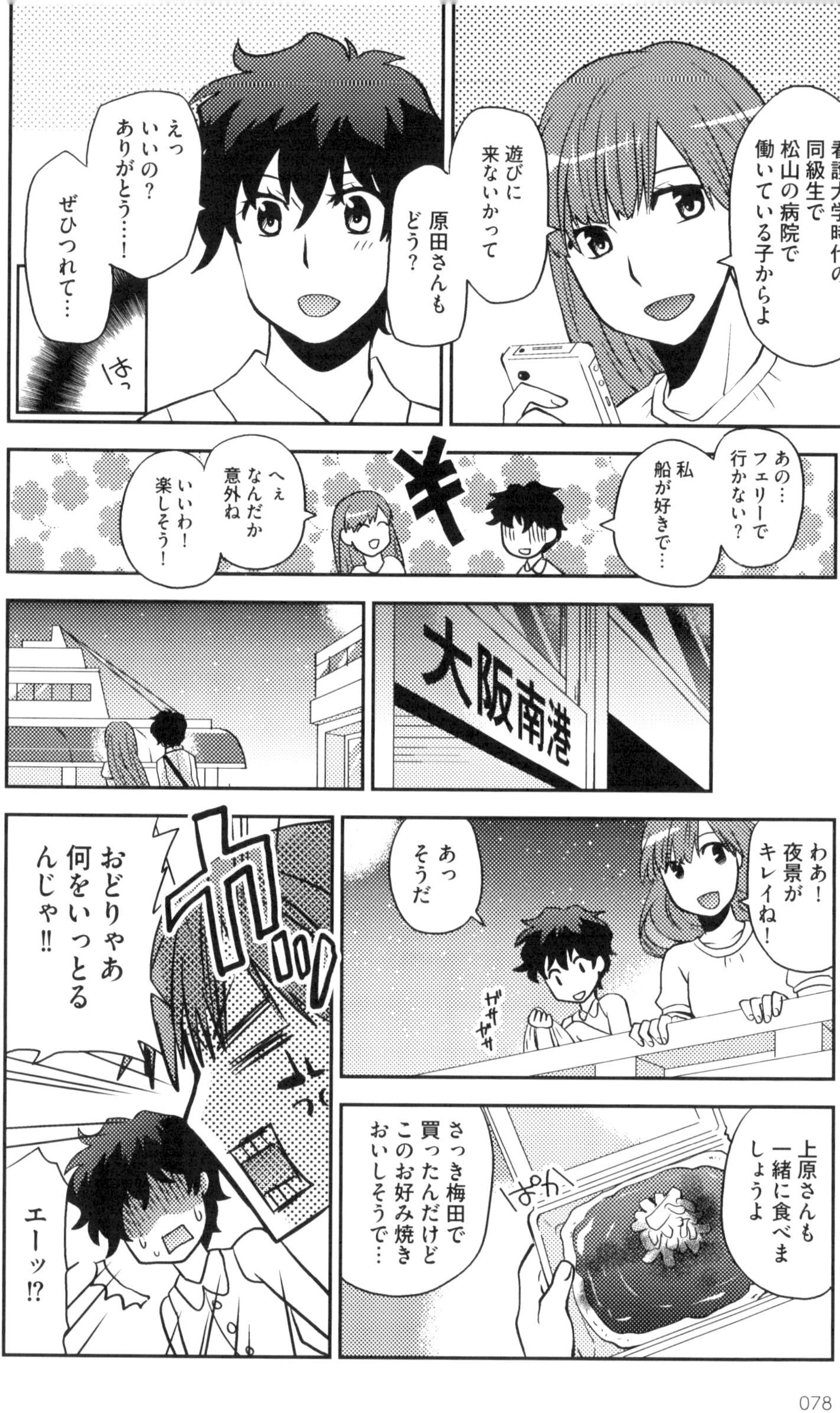
看護大学時代の同級生で松山の病院で働いている子からよ
遊びに来ないかって 原田さんもどう?
えっ いいの? ありがとう…! ぜひつれて…
はっ
あの… フェリーで行かない? 私 船が好きで…
へぇ なんだか意外ね
いいわ! 楽しそう!
大阪南港
わあ! 夜景がキレイね!
あっ そうだ
ガサガサ
上原さんも一緒に食べましょうよ
さっき梅田で買ったんだけど このお好み焼きおいしそうで…
ぱか
おどりゃあ 何をいっとるんじゃや!!
エーッ!?

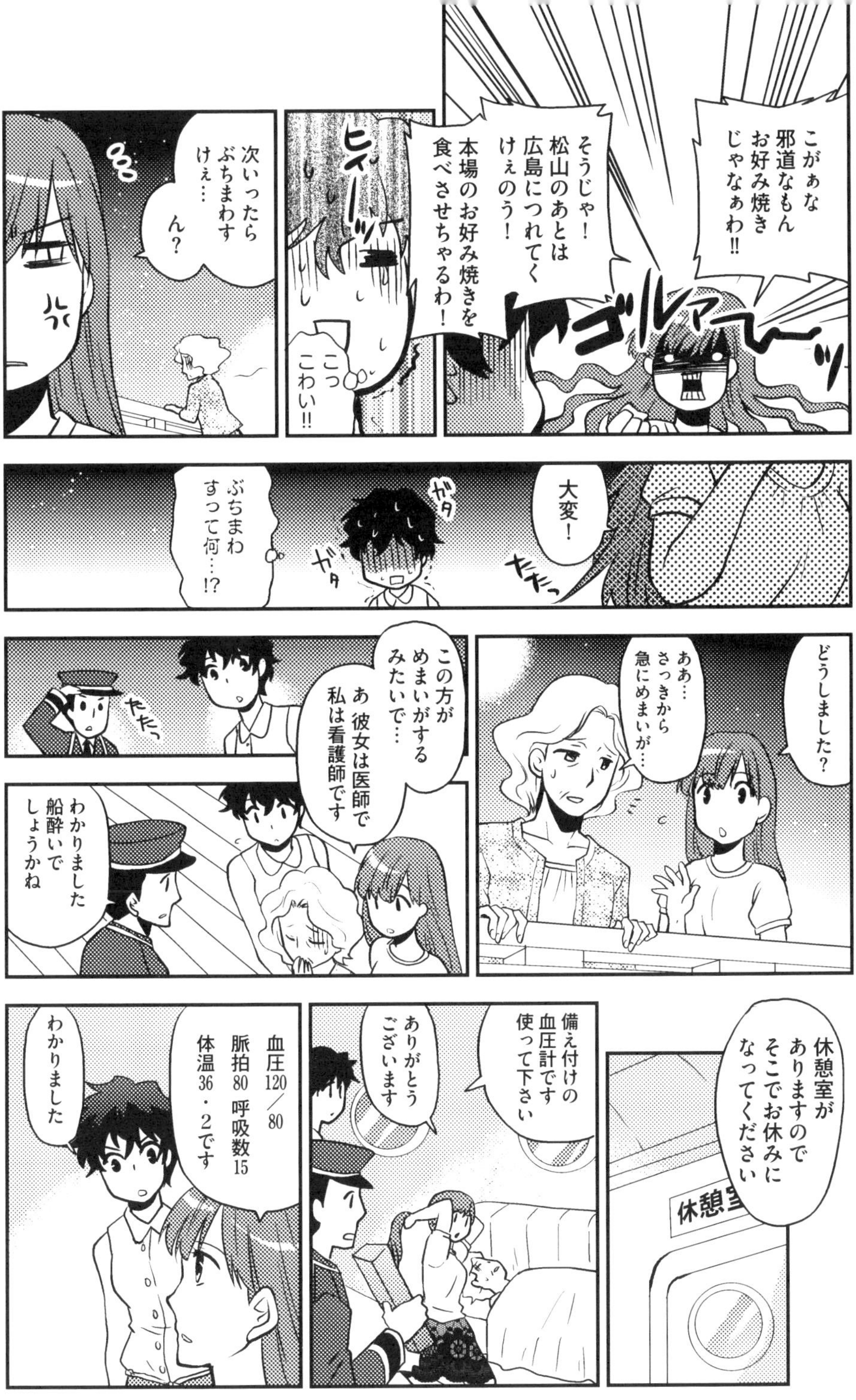
こがぁな邪道なもんお好み焼きじゃなぁわ!!
ゴルァーッ
そうじゃ！松山のあとは広島につれてくけぇのう！
本場のお好み焼きを食べさせちゃるわ！
ヒィーッ
こっこわい!!
次いったらぶちまわすけぇ…
ん？
大変！
たたっ
ガタ
ガタ
ぶちまわすって何…!?
どうしました？
あぁ…さっきから急にめまいが…
この方がめまいがするみたいで…
あ 彼女は医師で私は看護師です
たたっ
わかりました 船酔いでしょうかね
休憩室がありますのでそこでお休みになってください
休憩室
備え付けの血圧計です使って下さい
ありがとうございます
血圧120／80 脈拍80 呼吸数15 体温36・2です
わかりました

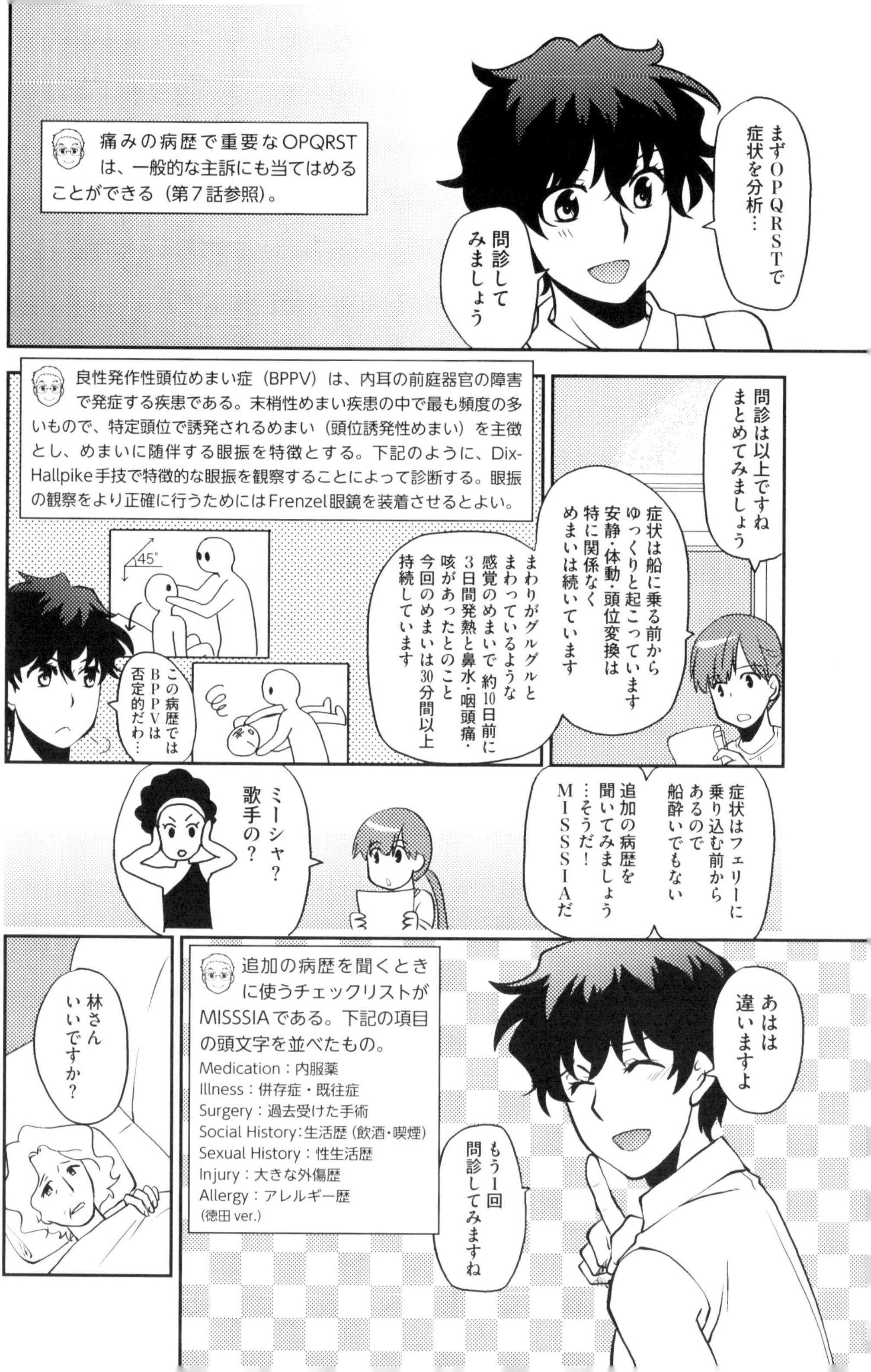

まずOPQRSTで症状を分析…
問診してみましょう
痛みの病歴で重要なOPQRSTは、一般的な主訴にも当てはめることができる（第7話参照）。
問診は以上ですね まとめてみましょう
症状は船に乗る前からゆっくりと起こっています 安静・体動・頭位変換は特に関係なく めまいは続いています
まわりがグルグルとまわっているような感覚のめまいで約10日前に3日間発熱と鼻水・咽頭痛・咳があったとのこと 今回のめまいは30分間以上持続しています
良性発作性頭位めまい症（BPPV）は、内耳の前庭器官の障害で発症する疾患である。末梢性めまい疾患の中で最も頻度の多いもので、特定頭位で誘発されるめまい（頭位誘発性めまい）を主徴とし、めまいに随伴する眼振を特徴とする。下記のように、Dix-Hallpike手技で特徴的な眼振を観察することによって診断する。眼振の観察をより正確に行うためにはFrenzel眼鏡を装着させるとよい。
45°
この病歴ではBPPVは否定的だわ…
症状はフェリーに乗り込む前からあるので船酔いでもない
追加の病歴を聞いてみましょう …そうだ! MISSSIAだ
ミーシャ? 歌手の?
あはは違いますよ
もう1回問診してみますね
追加の病歴を聞くときに使うチェックリストがMISSSIAである。下記の項目の頭文字を並べたもの。
Medication：内服薬
Illness：併存症・既往症
Surgery：過去受けた手術
Social History：生活歴（飲酒・喫煙）
Sexual History：性生活歴
Injury：大きな外傷歴
Allergy：アレルギー歴
（徳田 ver.）
林さんいいですか?

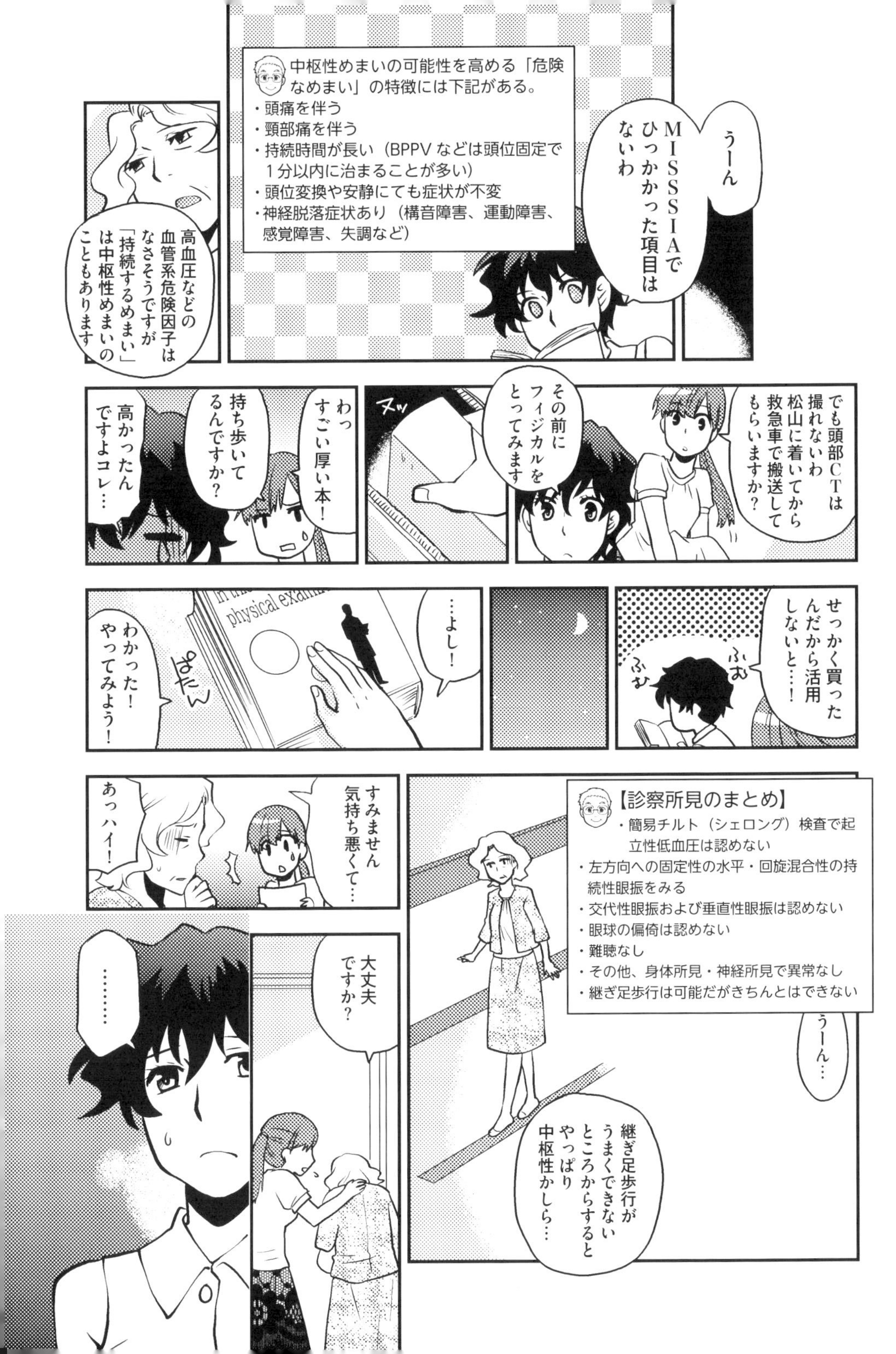
うーん
MISSIAでひっかかった項目はないわ
中枢性めまいの可能性を高める「危険なめまい」の特徴には下記がある。
・頭痛を伴う
・頸部痛を伴う
・持続時間が長い（BPPV などは頭位固定で1分以内に治まることが多い）
・頭位変換や安静にても症状が不変
・神経脱落症状あり（構音障害、運動障害、感覚障害、失調など）
高血圧などの血管系危険因子はなさそうですが「持続するめまい」は中枢性めまいのこともあります
でも頭部CTは撮れないわ 松山に着いてから救急車で搬送してもらいますか？
その前にフィジカルをとってみます
ヌッ
わっ すごい厚い本！
持ち歩いてるんですか？
高かったんですよコレ…
せっかく買ったんだから活用しないと…！
ふむ ふむ
…よし！
ぱたん
わかった！やってみよう！
【診察所見のまとめ】
・簡易チルト（シェロング）検査で起立性低血圧は認めない
・左方向への固定性の水平・回旋混合性の持続性眼振をみる
・交代性眼振および垂直性眼振は認めない
・眼球の偏倚は認めない
・難聴なし
・その他、身体所見・神経所見で異常なし
・継ぎ足歩行は可能だがきちんとはできない
うーん…
継ぎ足歩行がうまくできないところからするとやっぱり中枢性かしら…
すみません気持ち悪くて…
あっハイ！
大丈夫ですか？
………

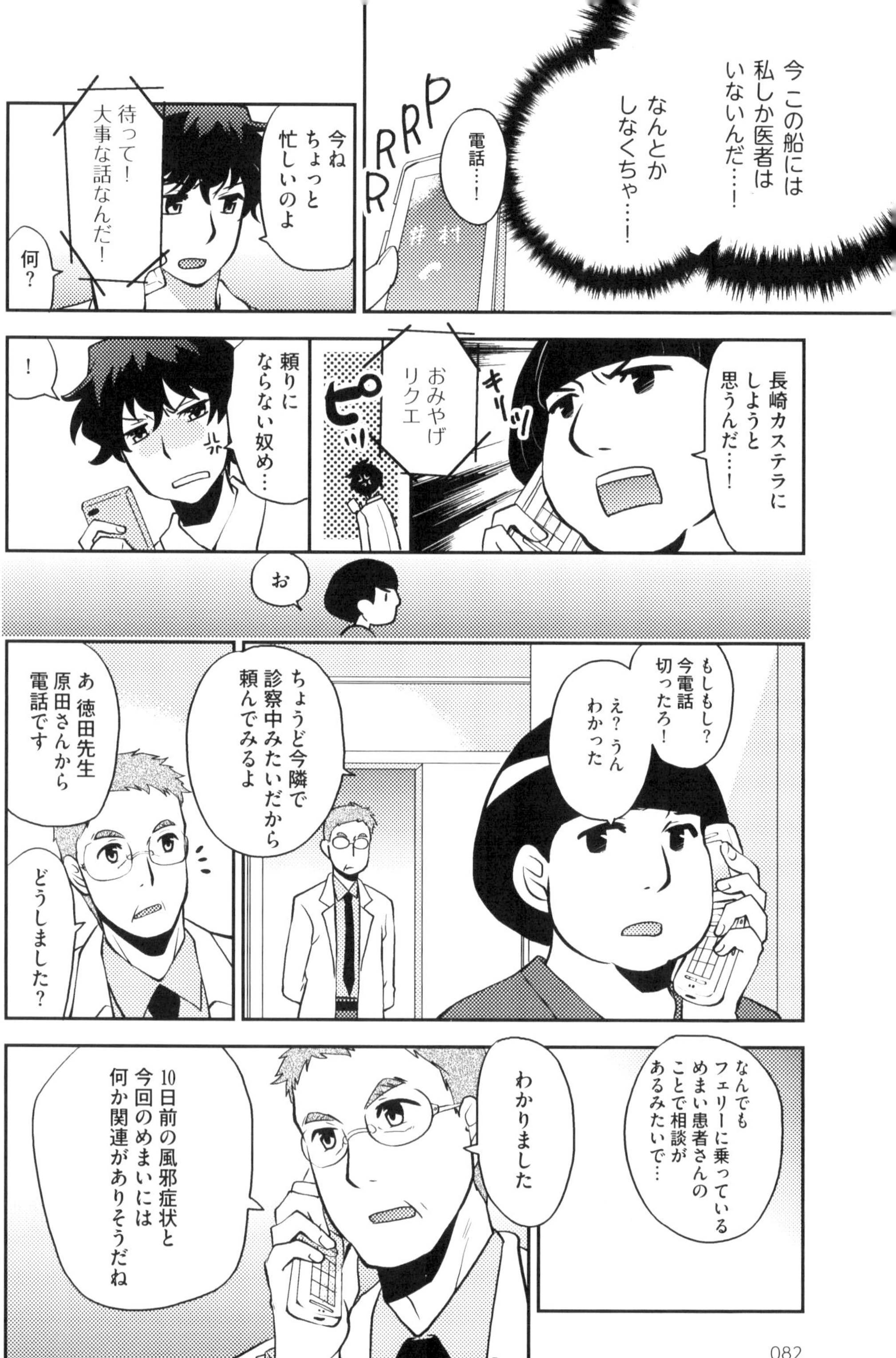
今この船には私しか医者はいないんだ…！
なんとかしなくちゃ…！
RRRP
電話…！
今ねちょっと忙しいのよ
待って！大事な話なんだ！
何？
長崎カステラにしようと思うんだ…！
キリッ
おみやげリクエ
ピッ
頼りにならない奴め…
！
お
もしもし？今電話切ったろ！
え？うんわかった
ちょうど今隣で診察中みたいだから頼んでみるよ
あ徳田先生原田さんから電話です
どうしました？
なんでもフェリーに乗っているめまい患者さんのことで相談があるみたいで…
わかりました
10日前の風邪症状と今回のめまいには何か関連がありそうだね

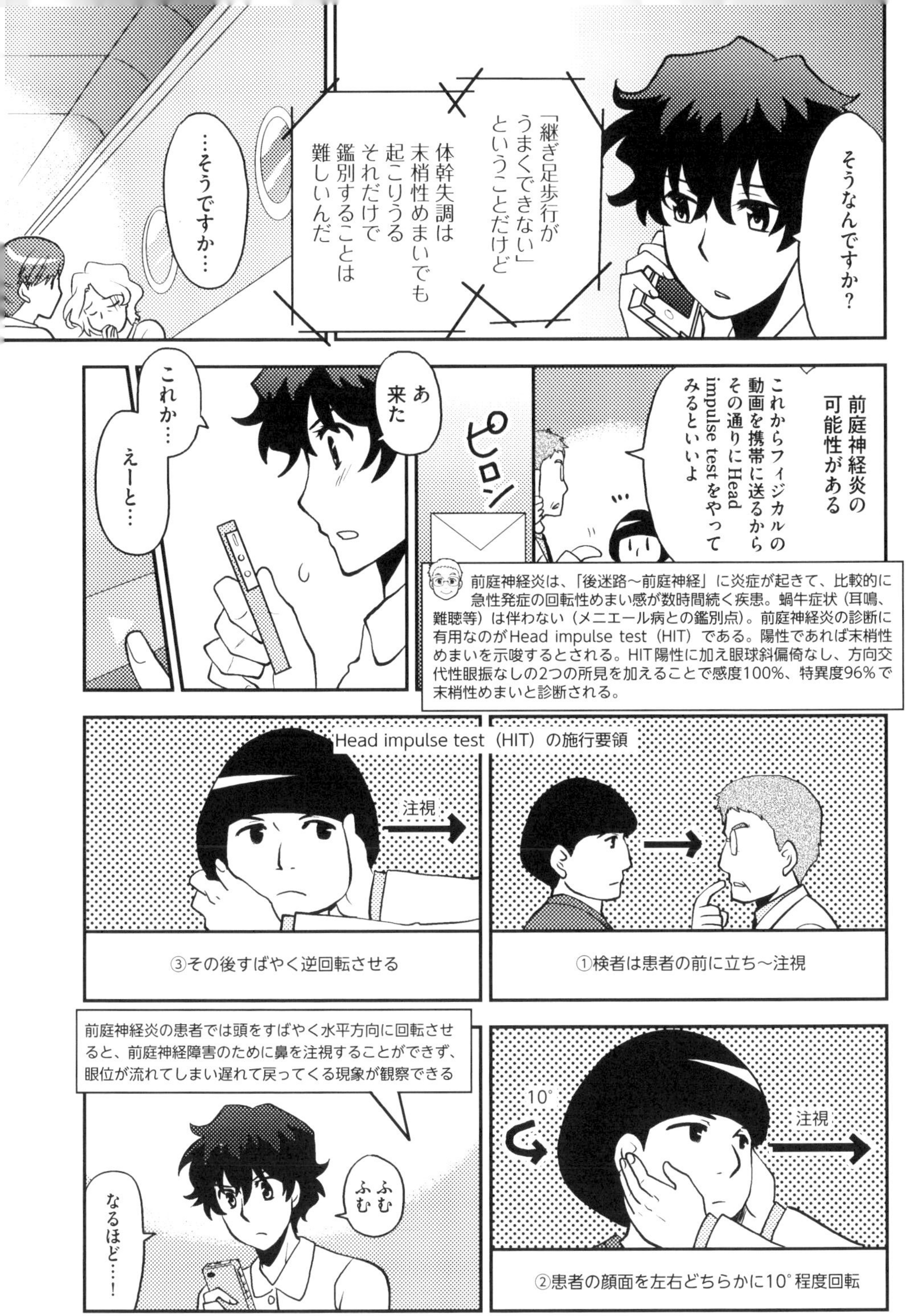

そうなんですか?
「継ぎ足歩行がうまくできない」ということだけど
体幹失調は末梢性めまいでも起こりうる それだけで鑑別することは難しいんだ
…そうですか…
前庭神経炎の可能性がある
これからフィジカルの動画を携帯に送るからその通りにHead impulse testをやってみるといいよ
…
前庭神経炎は、「後迷路～前庭神経」に炎症が起きて、比較的に急性発症の回転性めまい感が数時間続く疾患。蝸牛症状（耳鳴、難聴等）は伴わない（メニエール病との鑑別点）。前庭神経炎の診断に有用なのがHead impulse test（HIT）である。陽性であれば末梢性めまいを示唆するとされる。HIT陽性に加え眼球斜偏倚なし、方向交代性眼振なしの2つの所見を加えることで感度100%、特異度96%で末梢性めまいと診断される。
ピロン
あ 来た
これか…
えーと…
Head impulse test（HIT）の施行要領
①検者は患者の前に立ち～注視
10°
注視
②患者の顔面を左右どちらかに10°程度回転
注視
③その後すばやく逆回転させる
前庭神経炎の患者では頭をすばやく水平方向に回転させると、前庭神経障害のために鼻を注視することができず、眼位が流れてしまい遅れて戻ってくる現象が観察できる
ふむふむ
なるほど…!

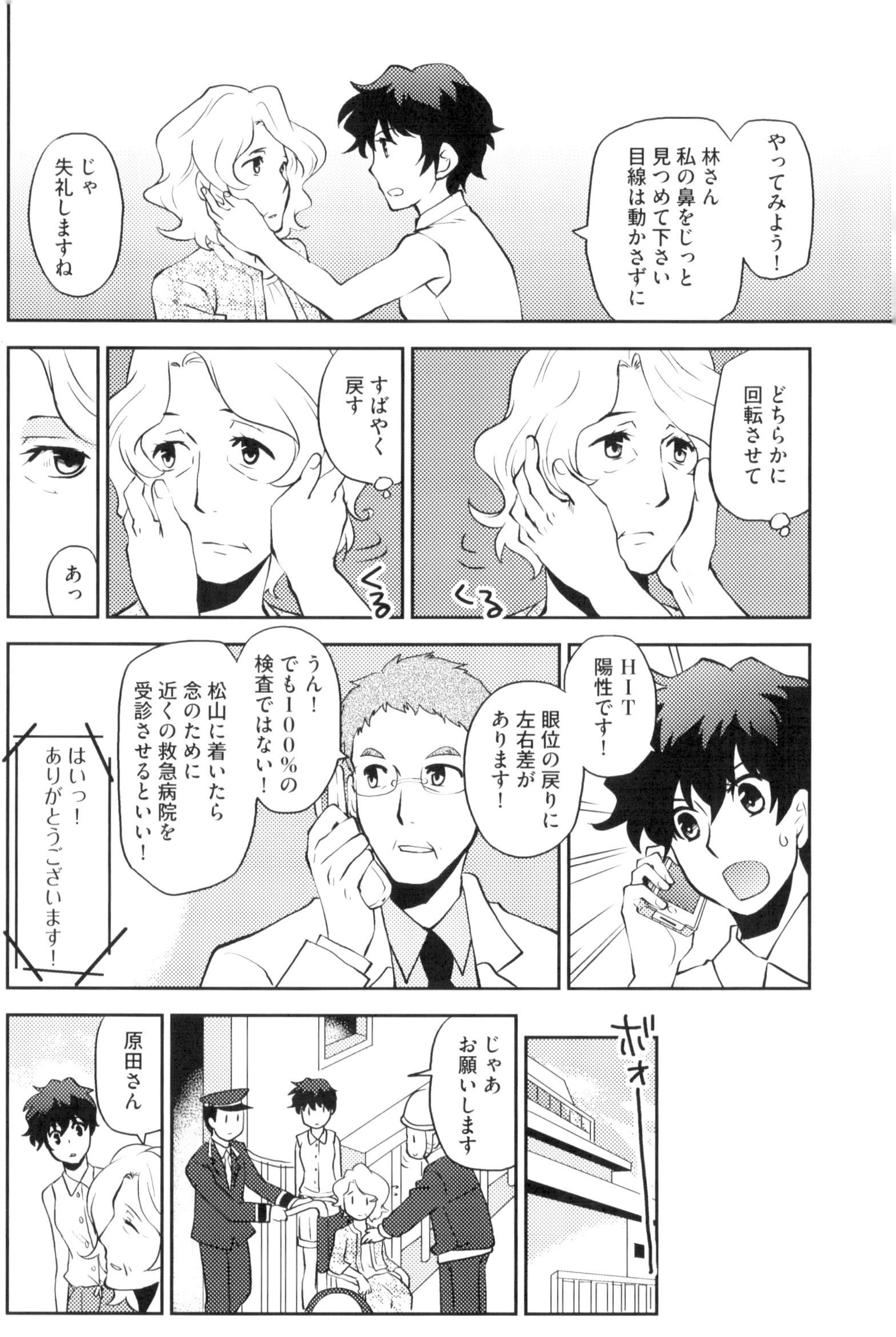
やってみよう！
林さん
私の鼻をじっと
見つめて下さい
目線は動かさずに
じゃ
失礼しますね
どちらかに
回転させて
くる
すばやく
戻す
くる
あっ
HIT
陽性です！
眼位の戻りに
左右差が
あります！
うん！
でも100%の
検査ではない！
松山に着いたら
念のために
近くの救急病院を
受診させるといい！
はいっ！
ありがとうございます！
ボォー
じゃあ
お願いします
原田さん

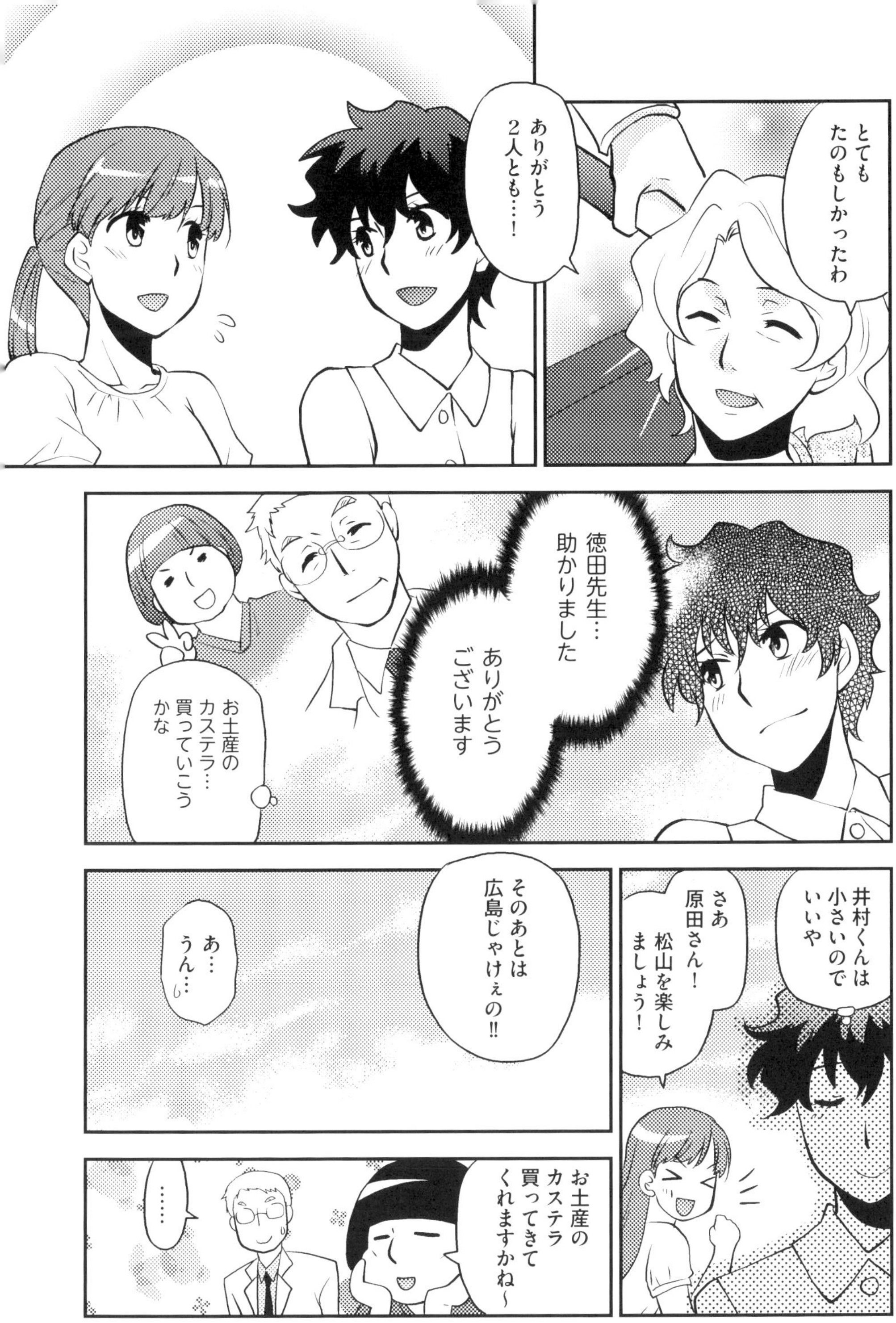

とても
たのもしかったわ
ありがとう
2人とも…！
徳田先生…
助かりました
ありがとう
ございます
お土産の
カステラ…
買っていこう
かな
井村くんは
小さいので
いいや
さぁ
原田さん！
松山を楽しみ
ましょう！
そのあとは
広島じゃけぇの!!
あ…
うん…
お土産の
カステラ
買ってきて
くれますかね〜
……

第9話

「失神」のとき、フィジカル

心血管性の失神か
～労作性失神へのアプローチ～

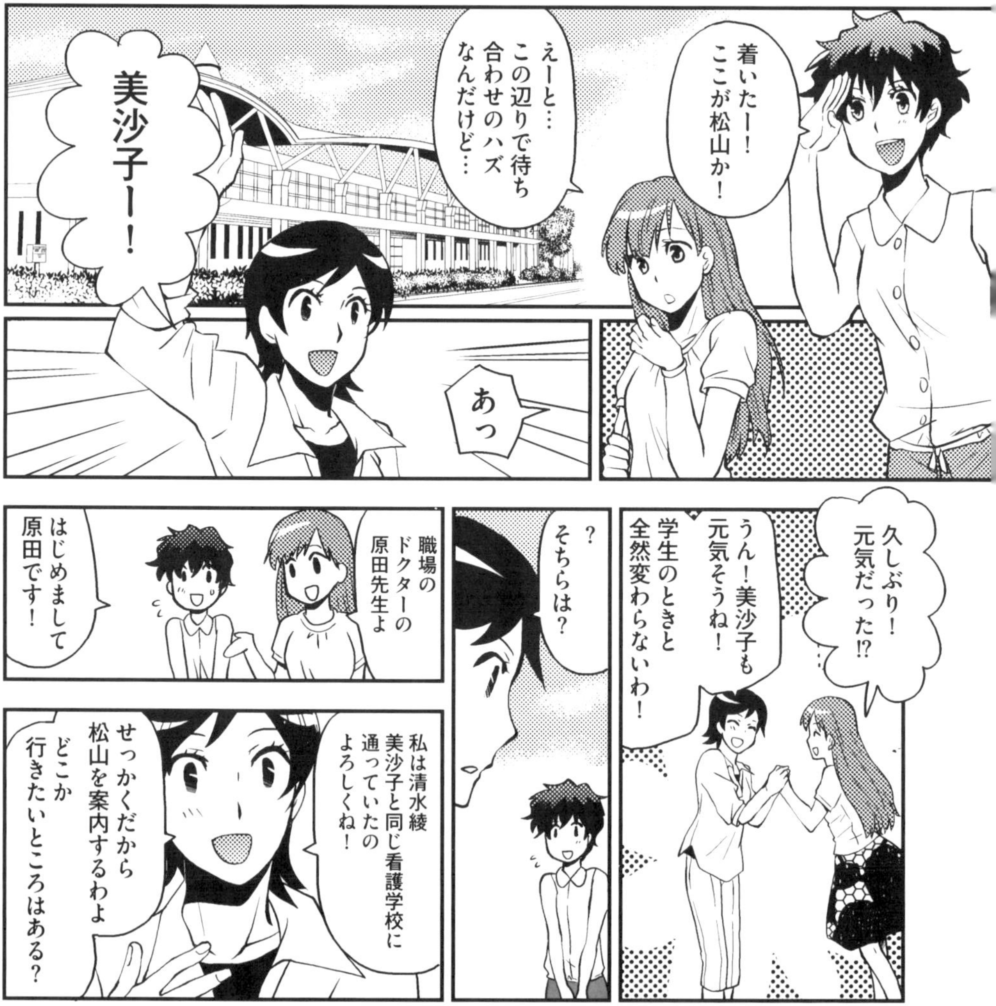
着いたー！ ここが松山か！
えーと… この辺りで待ち 合わせのハズ なんだけど…
美沙子ー！
あっ
久しぶり！ 元気だった!?
うん！美沙子も 元気そうね！ 学生のときと 全然変わらないわ！
？ そちらは？
職場の ドクターの 原田先生よ
はじめまして 原田です！
私は清水綾 美沙子と同じ看護学校に 通っていたの よろしくね！
せっかくだから 松山を案内するわよ どこか 行きたいところはある？

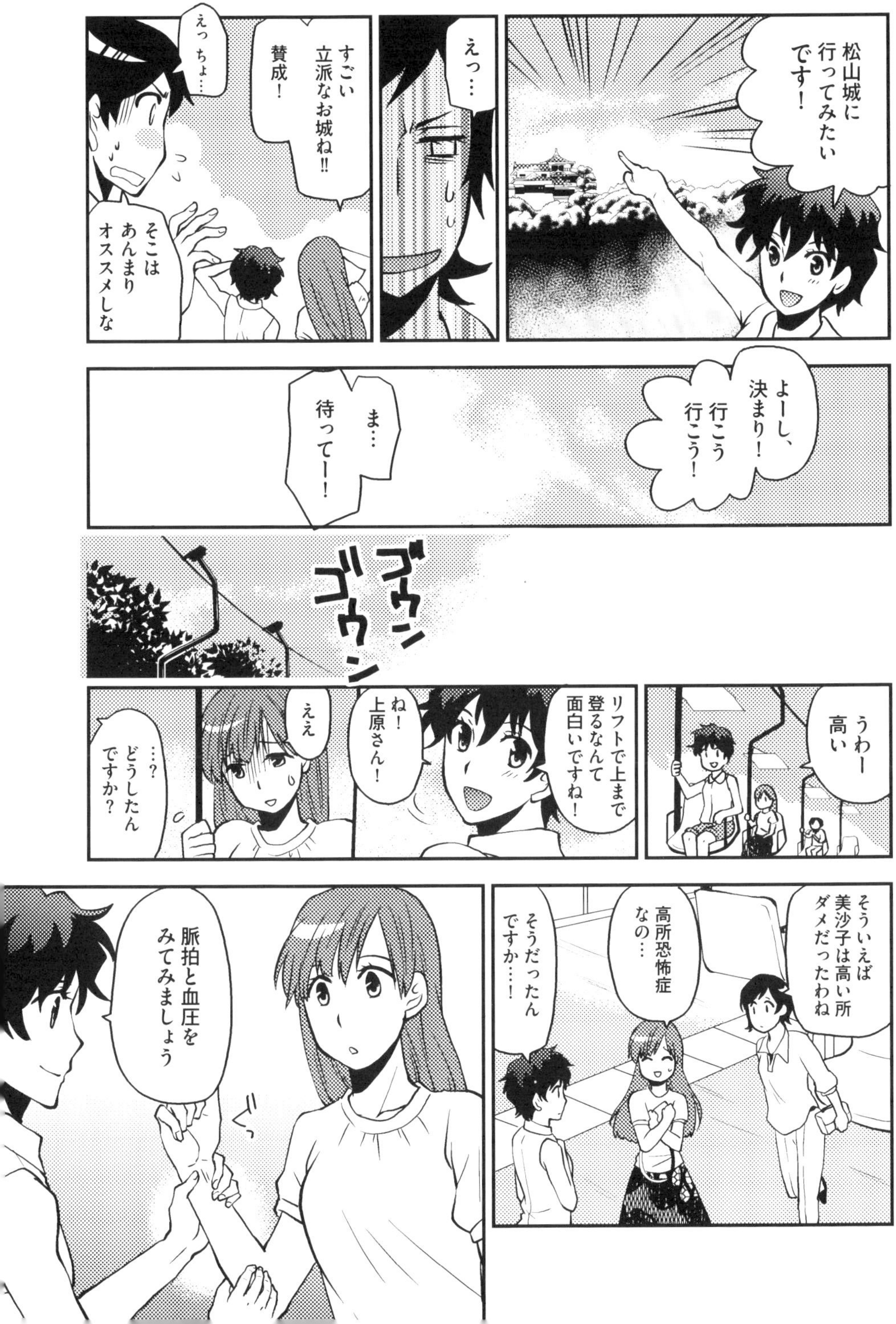
松山城に行ってみたいです！
えっ…
すごい立派なお城ね!! 賛成！
えっ ちょ…
そこはあんまりオススメしな
よーし、決まり！行こう行こう！
ま…待ってー！
ゴウン ゴウン
うわー高い
リフトで上まで登るなんて面白いですね！
ね！上原さん！
ええ
…？どうしたんですか？
そういえば美沙子は高い所ダメだったわね
高所恐怖症なの…
そうだったんですか…！
脈拍と血圧をみてみましょう

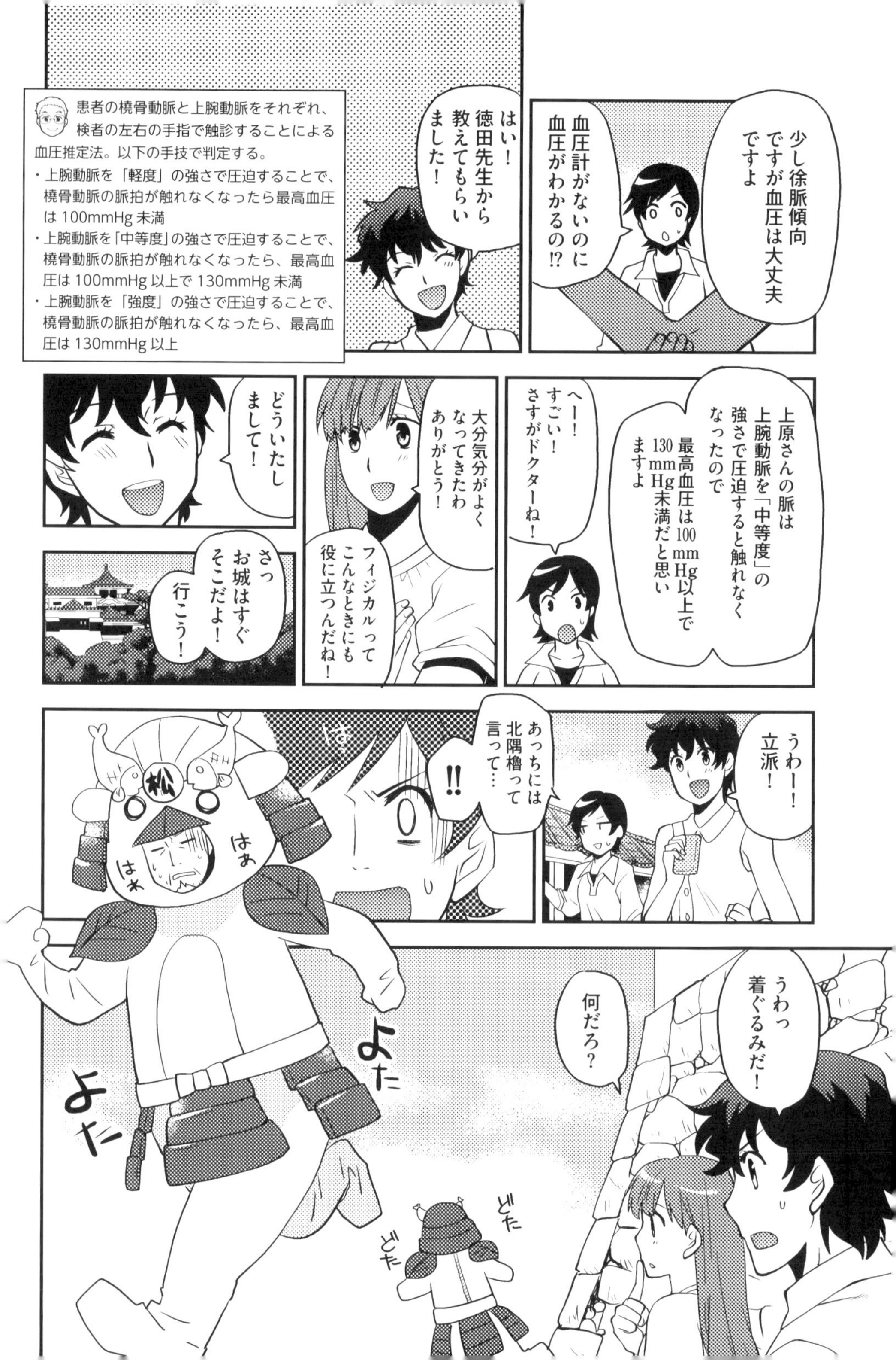
少し徐脈傾向ですが血圧は大丈夫ですよ
血圧計がないのに血圧がわかるの!?
はい！徳田先生から教えてもらいました！
患者の橈骨動脈と上腕動脈をそれぞれ、検者の左右の手指で触診することによる血圧推定法。以下の手技で判定する。
・上腕動脈を「軽度」の強さで圧迫することで、橈骨動脈の脈拍が触れなくなったら最高血圧は 100mmHg 未満
・上腕動脈を「中等度」の強さで圧迫することで、橈骨動脈の脈拍が触れなくなったら、最高血圧は 100mmHg 以上で 130mmHg 未満
・上腕動脈を「強度」の強さで圧迫することで、橈骨動脈の脈拍が触れなくなったら、最高血圧は 130mmHg 以上
上原さんの脈は上腕動脈を「中等度」の強さで圧迫すると触れなくなったので最高血圧は100mmHg以上で130mmHg未満だと思いますよ
へー！すごい！さすがドクターね！
大分気分がよくなってきたわありがとう！
フィジカルってこんなときにも役に立つんだね！
どういたしまして！
さっお城はすぐそこだよ！行こう！
うわー！立派！
あっちには北隅櫓って言って…
!!
は
松
はぁ
はぁ
うわっ着ぐるみだ！
何だろ？
よた
よた
どた
どた

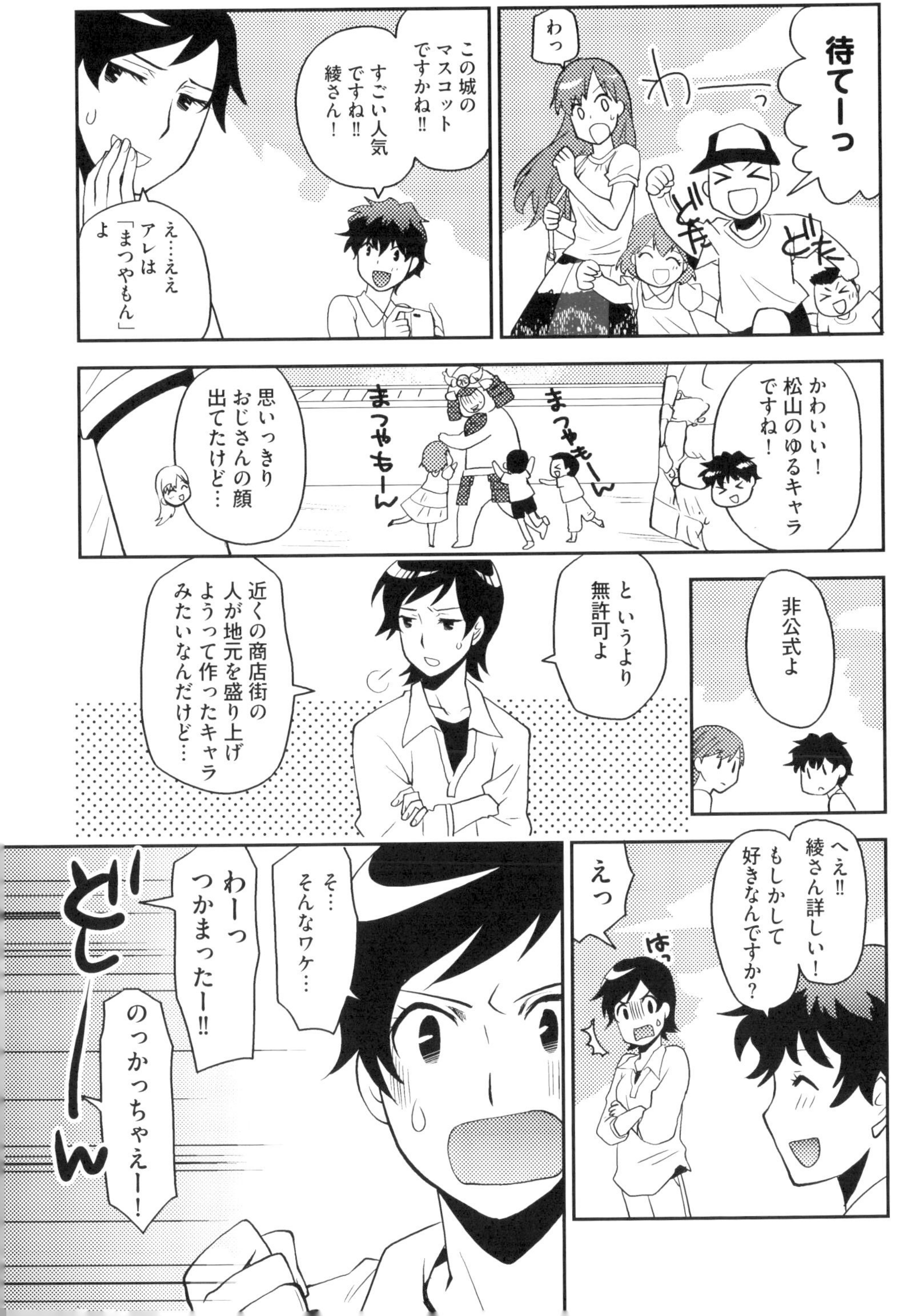

待てーっ
わーーっ
わっ
この城のマスコットですかね!! すごい人気ですね!! 綾さん!
え…ええ アレは「まつやもん」よ
かわいい! 松山のゆるキャラですね!
まつやもーん
まつやもーん
思いっきりおじさんの顔出てたけど…
非公式よ
というより無許可よ
近くの商店街の人が地元を盛り上げようって作ったキャラみたいなんだけど…
へぇ!! 綾さん詳しい! もしかして好きなんですか?
えっ
はっ
そ…そんなワケ…
わーっ つかまったー!!
のっかっちゃえー!
どしーーん

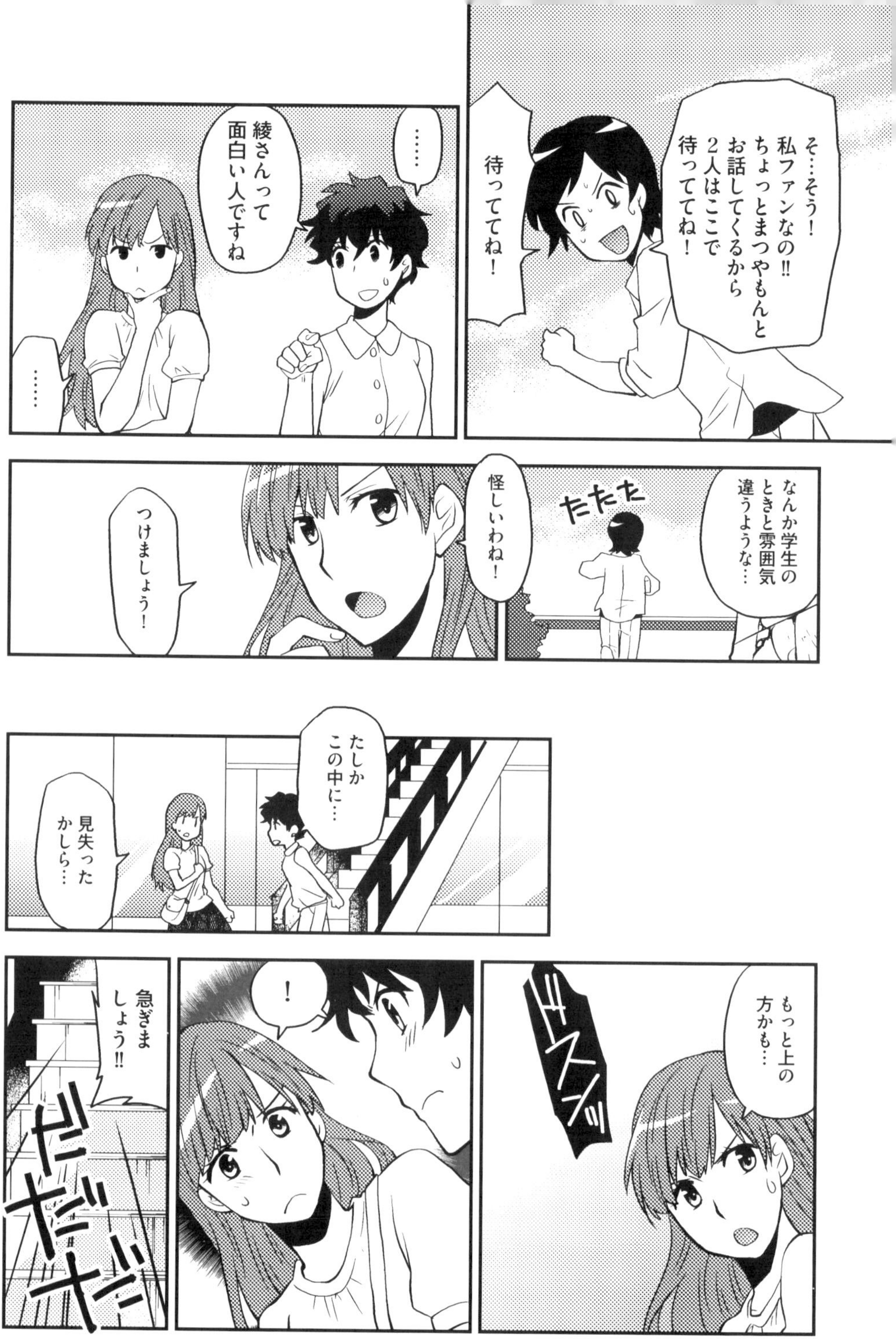
そ…そう！
私ファンなの!!
ちょっとまつやもんと
お話ししてくるから
2人はここで
待っててね！
待っててね！
……
綾さんって
面白い人ですね
……
なんか学生の
ときと雰囲気
違うような…
たたた
怪しいわね！
つけましょう！
たしか
この中に…
見失った
かしら…
もっと上の
方かも…
！
急ぎま
しょう!!

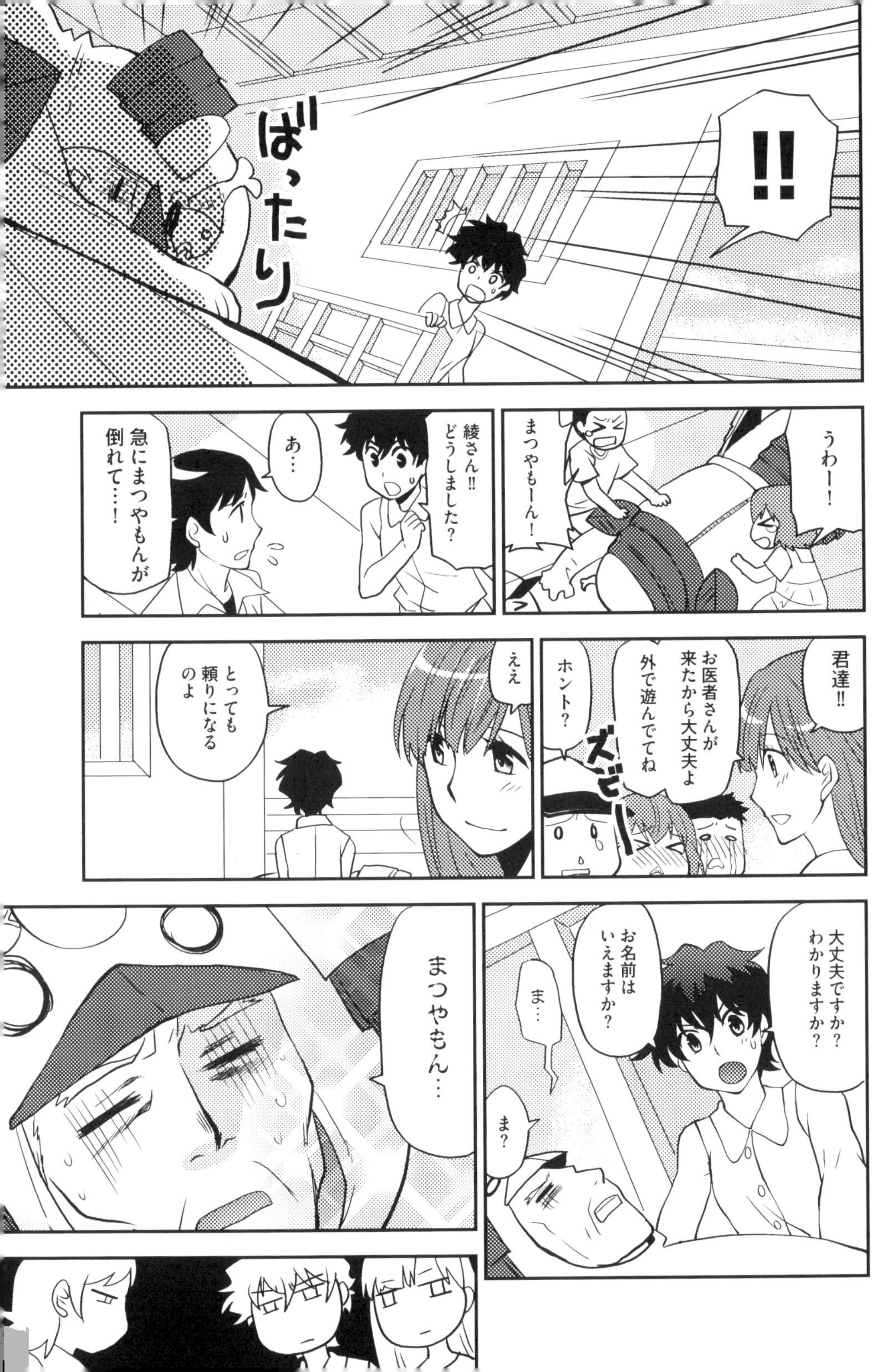

!!
ばったり
うわー！
まつやもーん！
綾さん!!
どうしました？
あ…
急にまつやもんが
倒れて…！
君達!!
お医者さんが
来たから大丈夫よ
外で遊んでてね
ホント？
ズビー
ええ
とっても
頼りになる
のよ
大丈夫ですか？
わかりますか？
お名前は
いえますか？
ま…
ま？
まつやもん…

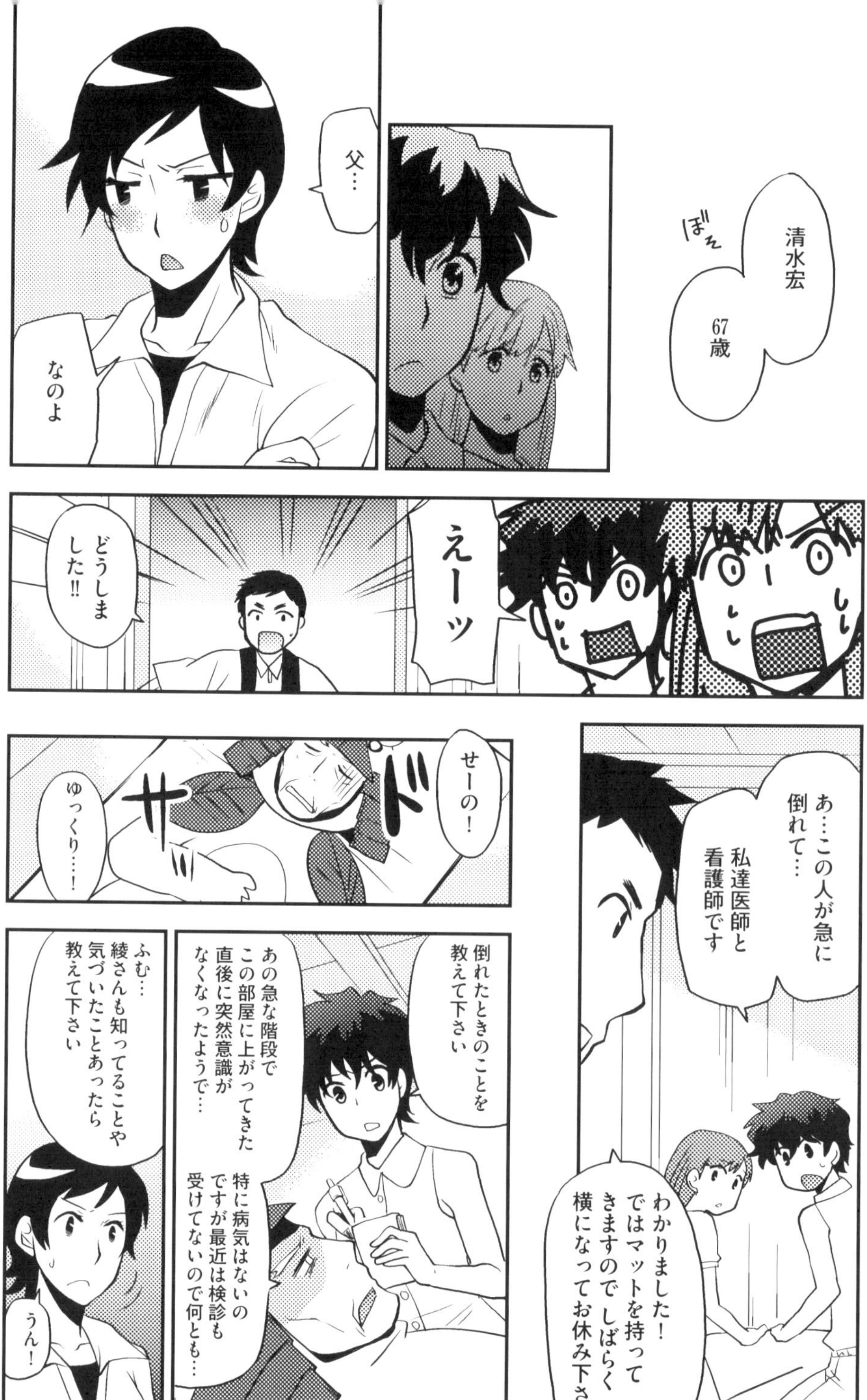
ぼそ
清水宏
67歳
父…
なのよ
えーッ
どうしました!!
あ…この人が急に倒れて…
私達医師と看護師です
わかりました! ではマットを持ってきますので しばらく横になってお休み下さい
せーの!
ドサ
ゆっくり…!
倒れたときのことを教えて下さい
あの急な階段でこの部屋に上がってきた直後に突然意識がなくなったようで…
特に病気はないのですが最近は検診も受けてないので何とも…
ふむ… 綾さんも知ってることや気づいたことあったら教えて下さい
うん!

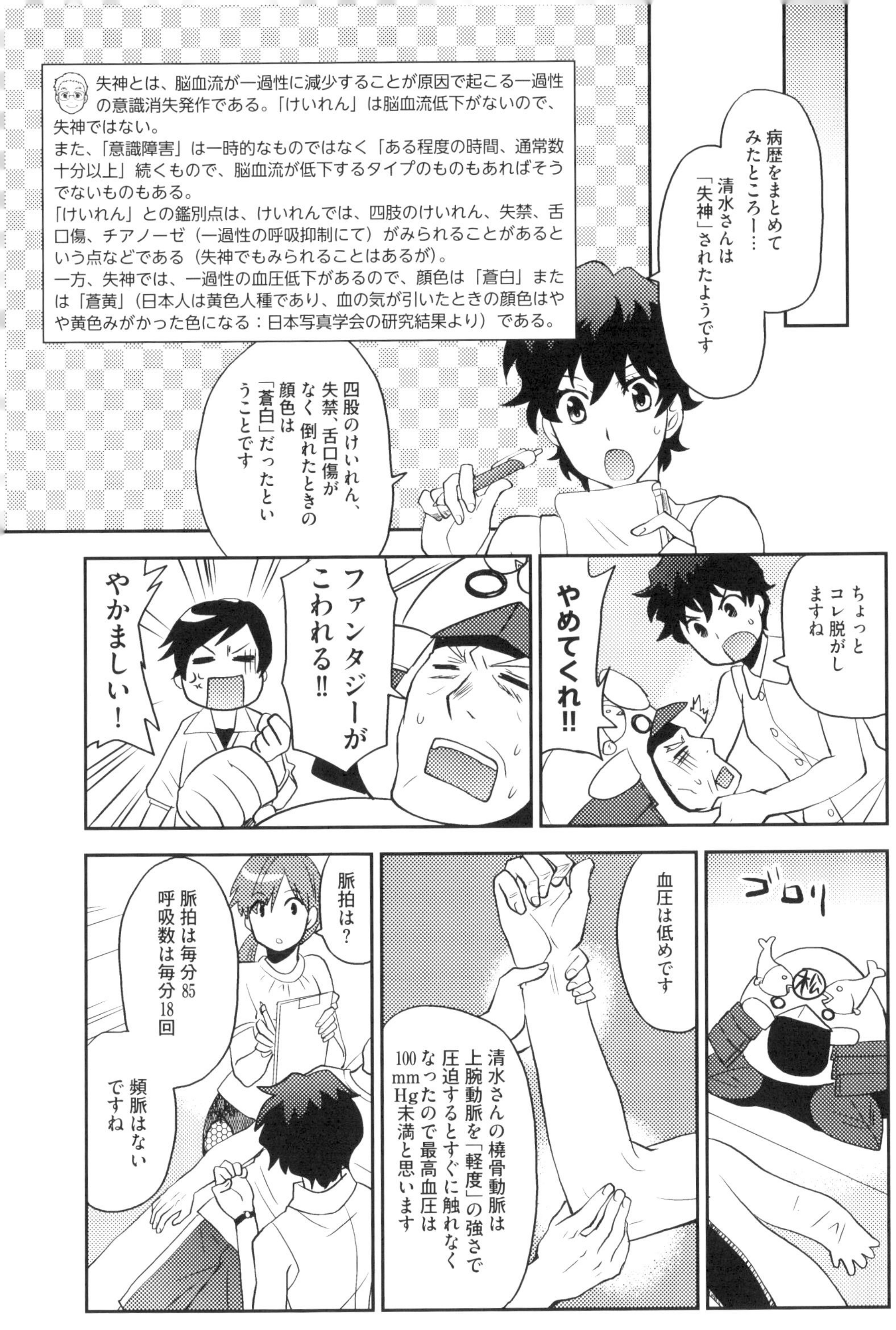

病歴をまとめてみたところー…清水さんは「失神」されたようです
失神とは、脳血流が一過性に減少することが原因で起こる一過性の意識消失発作である。「けいれん」は脳血流低下がないので、失神ではない。
また、「意識障害」は一時的なものではなく「ある程度の時間、通常数十分以上」続くもので、脳血流が低下するタイプのものもあればそうでないものもある。
「けいれん」との鑑別点は、けいれんでは、四肢のけいれん、失禁、舌口傷、チアノーゼ（一過性の呼吸抑制にて）がみられることがあるという点などである（失神でもみられることはあるが）。
一方、失神では、一過性の血圧低下があるので、顔色は「蒼白」または「蒼黄」（日本人は黄色人種であり、血の気が引いたときの顔色はやや黄色みがかった色になる：日本写真学会の研究結果より）である。
四股のけいれん、失禁、舌口傷がなく倒れたときの顔色は「蒼白」だったということです
ちょっとコレ脱がしますね
やめてくれ!!
ファンタジーがこわれる!!
やかましい!
ゴロリ
松
血圧は低めです
清水さんの橈骨動脈は上腕動脈を「軽度」の強さで圧迫するとすぐに触れなくなったので最高血圧は100mmHg未満と思います
脈拍は？
脈拍は毎分85 呼吸数は毎分18回
頻脈はないですね

失神の鑑別ではSYNCOPEという英語の語呂合わせが役立つ。

S：Situational：状況性（排尿時、排便時、激しい咳）
Y＝V：Vasovagal（YはVに似ているのでVとする）：迷走神経性（恐怖時など）
N：Neuropathy：末梢神経障害（糖尿病性自律神経障害、アミロイドーシスなど）
C：Cardiovascular：心血管性（不整脈、弁膜症、肺塞栓、大動脈解離）
O：Orthostatic：起立性（脱水、出血）
P：Psychogenic：心因性（パニック症候群）
E：Everything else：その他（薬剤性：降圧薬、利尿薬、血管拡張薬など）

このうち、労作性失神をきたすものとしては、「1回心拍出量 stroke volumeの上限が固定されている病態」が典型的である。そのような病態には、弁膜症（大動脈弁狭窄や僧房弁狭窄）や特発性肥大型大動脈弁下狭窄（肥大型心筋症の1種類）などがある

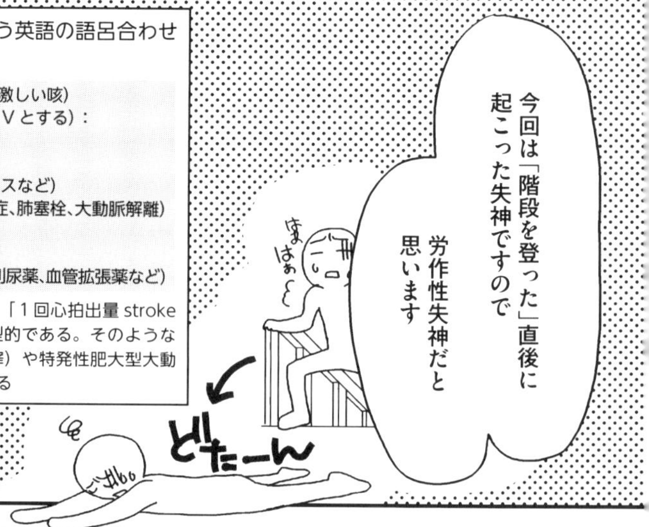
今回は「階段を登った」直後に起こった失神ですので
労作性失神だと思います
どたーん

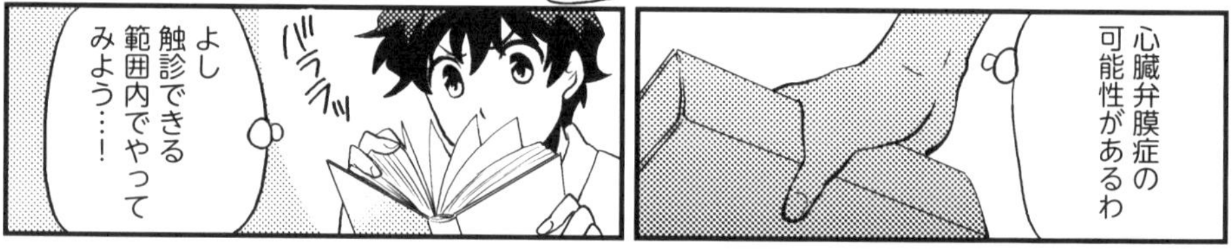
心臓弁膜症の可能性があるわ
バララッ
よし 触診できる範囲内でやってみよう…！

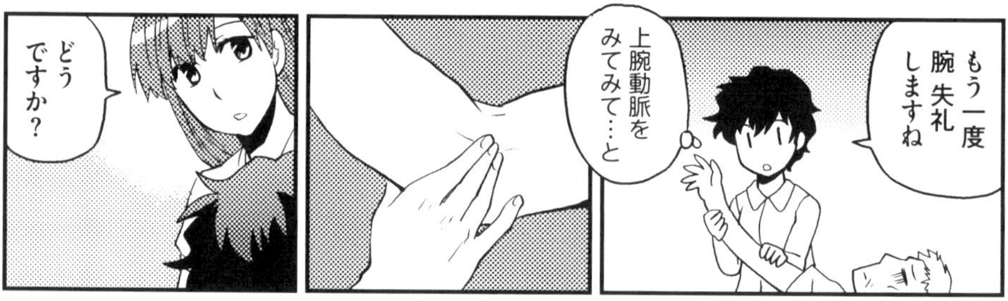
もう一度 腕 失礼 しますね
上腕動脈をみてみて…と
どう ですか？

小脈かつ遅脈は大動脈弁狭窄症を考える。以下の脈波形を参照。

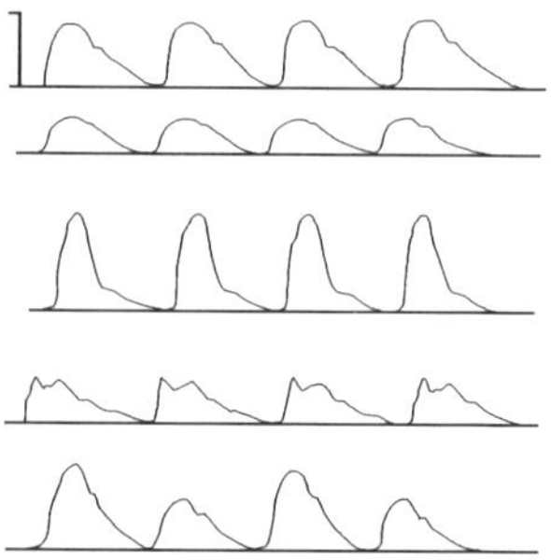

正常の脈波

小脈かつ遅脈：大動脈弁狭窄症など

大脈かつ速脈：大動脈弁閉鎖不全症など

二峰性脈：大動脈弁狭窄兼閉鎖不全症、大動脈弁下狭窄症など

交代脈：左心機能低下など

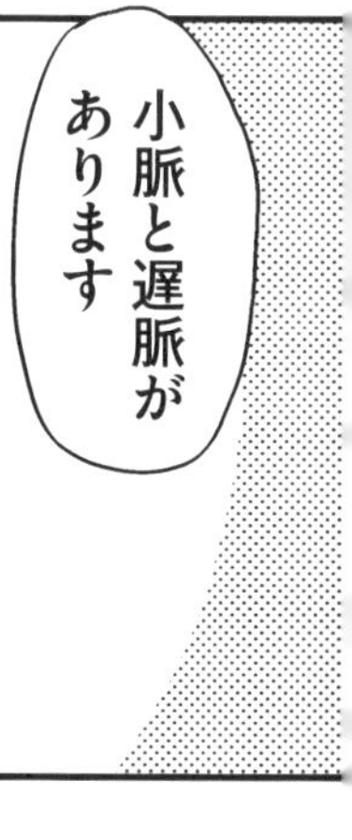
小脈と遅脈があります

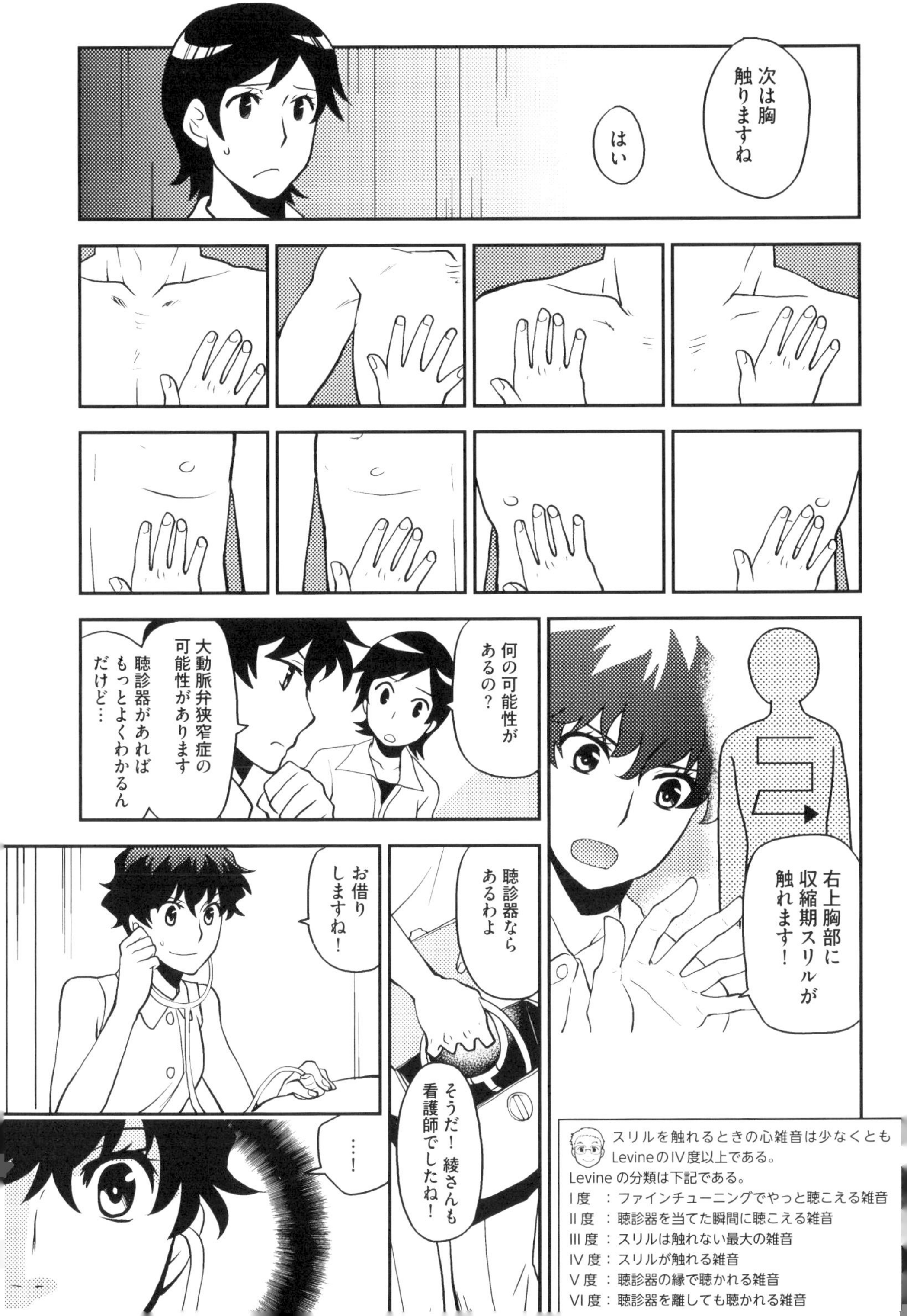
次は胸触りますね
はい
右上胸部に収縮期スリルが触れます！
何の可能性があるの？
大動脈弁狭窄症の可能性があります
聴診器があればもっとよくわかるんだけど…
聴診器ならあるわよ
そうだ！綾さんも看護師でしたね！
お借りしますね！
…！

スリルを触れるときの心雑音は少なくともLevineのⅣ度以上である。

Levine の分類は下記である。

Ⅰ度　：ファインチューニングでやっと聴こえる雑音

Ⅱ度　：聴診器を当てた瞬間に聴こえる雑音

Ⅲ度：スリルは触れない最大の雑音

Ⅳ度：スリルが触れる雑音

Ⅴ度　：聴診器の縁で聴かれる雑音

Ⅵ度：聴診器を離しても聴かれる雑音

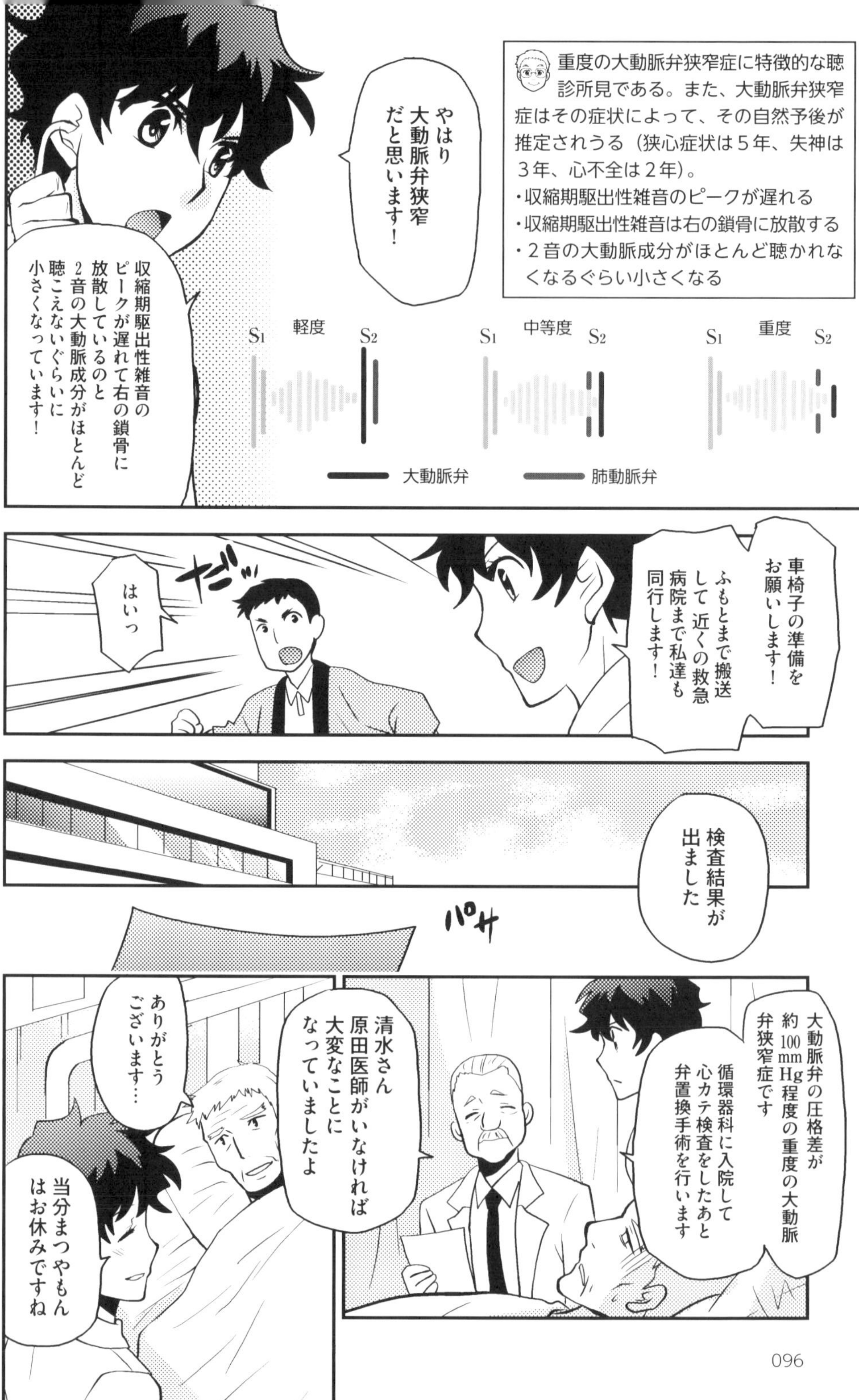
重度の大動脈弁狭窄症に特徴的な聴診所見である。また、大動脈弁狭窄症はその症状によって、その自然予後が推定されうる（狭心症状は５年、失神は３年、心不全は２年）。
・収縮期駆出性雑音のピークが遅れる
・収縮期駆出性雑音は右の鎖骨に放散する
・２音の大動脈成分がほとんど聴かれなくなるぐらい小さくなる
やはり大動脈弁狭窄だと思います！
収縮期駆出性雑音のピークが遅れて右の鎖骨に放散しているのと2音の大動脈成分がほとんど聴こえないぐらいに小さくなっています！
軽度
中等度
重度
S1
S2
大動脈弁
肺動脈弁
車椅子の準備をお願いします！
ふもとまで搬送して近くの救急病院まで私達も同行します！
ダッ
はいっ
検査結果が出ました
パサ
大動脈弁の圧格差が約100 mmHg程度の重度の大動脈弁狭窄症です
循環器科に入院して心カテ検査をしたあと弁置換手術を行います
清水さん原田医師がいなければ大変なことになっていましたよ
ありがとうございます…
当分まつやもんはお休みですね

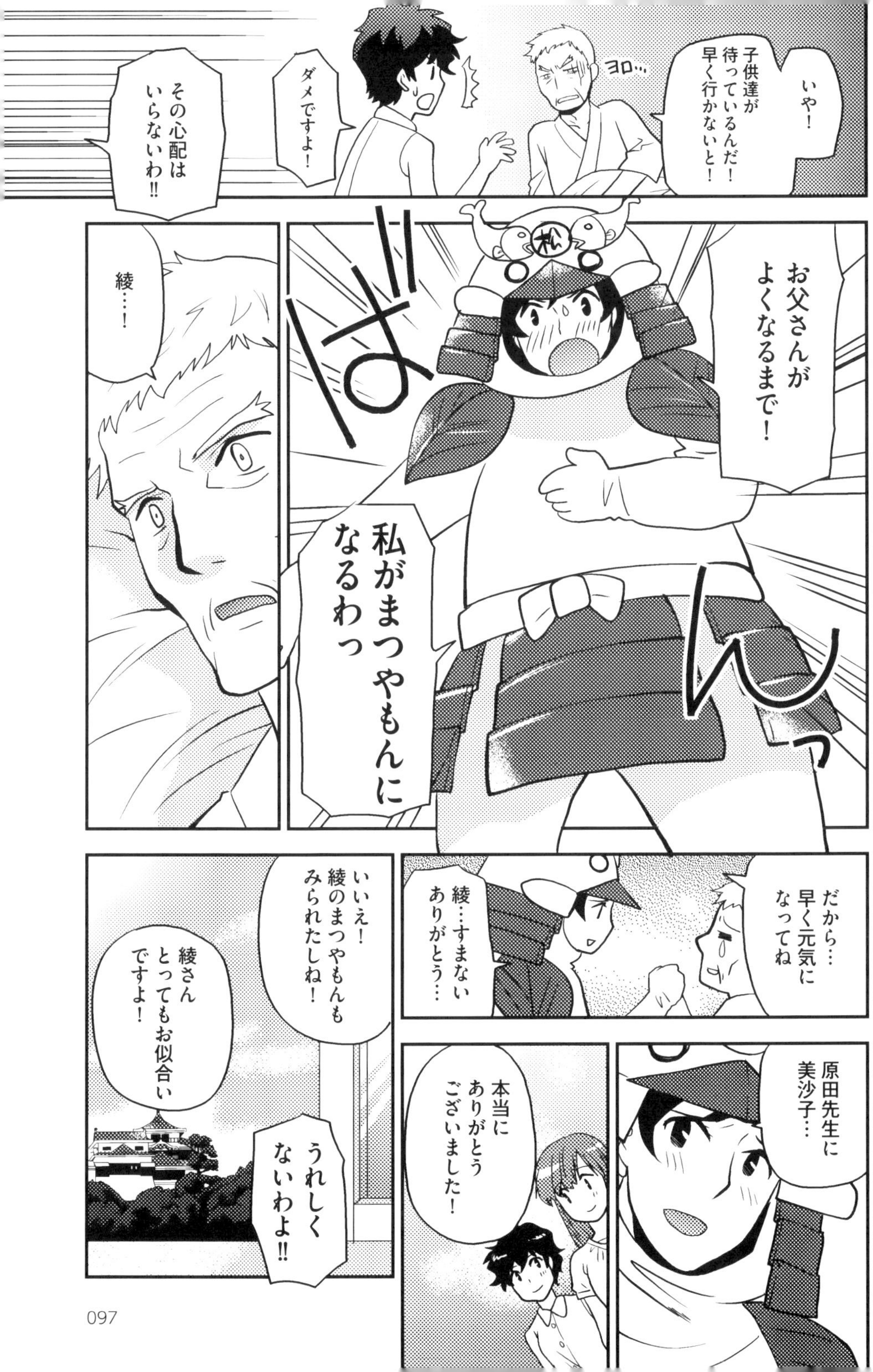
いや！
子供達が待っているんだ！早く行かないと！
ヨロ…
ダメですよ！
その心配はいらないわ!!
お父さんがよくなるまで！
私
ばんっ
私がまつやもんになるわっ
綾…！
だから…早く元気になってね
綾…すまないありがとう…
いいえ！綾のまつやもんもみられたしね！
綾さんとってもお似合いですよ！
原田先生に美沙子…
本当にありがとうございました！
うれしくないわよ!!

第10話

「難聴・耳鳴」のとき、フィジカル

問題リストの作成

～難聴・耳鳴へのアプローチ～

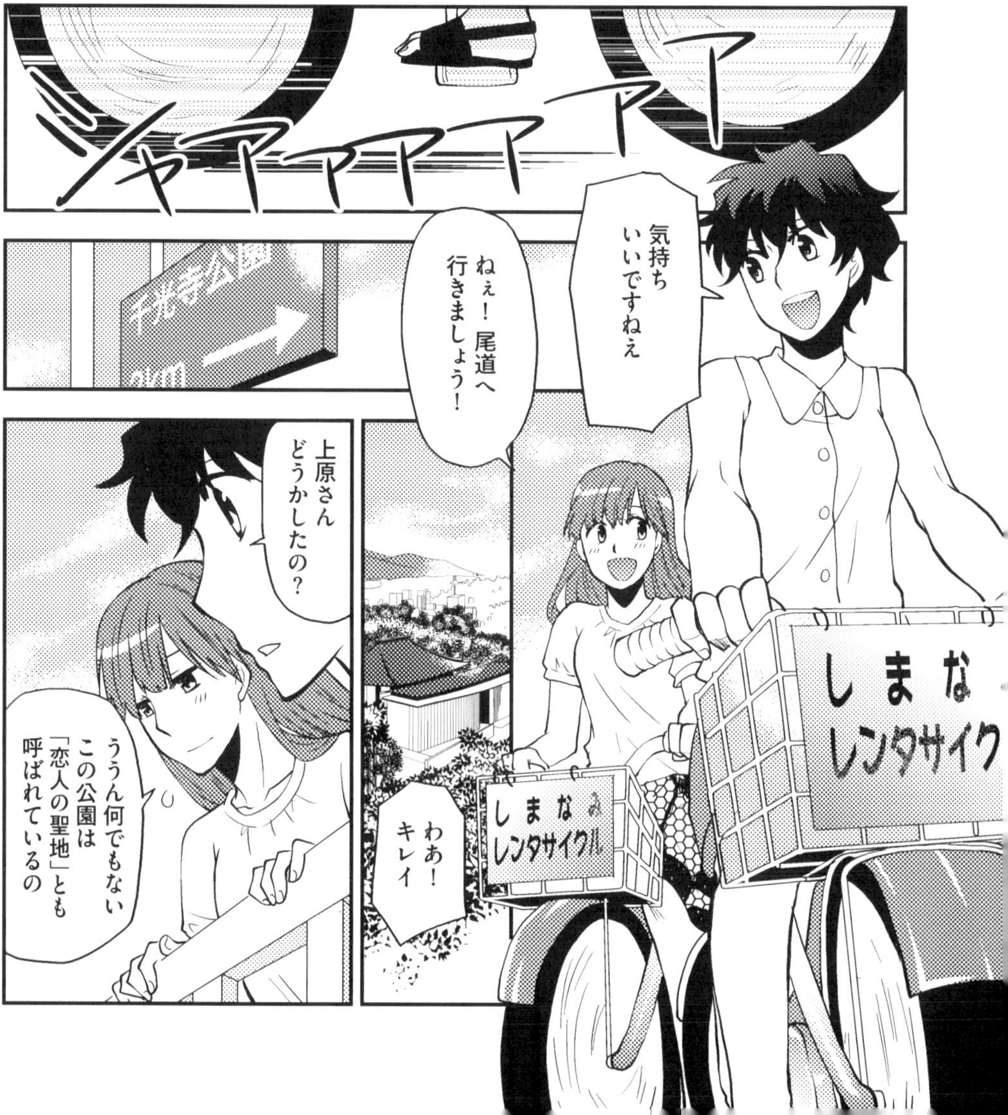
シャアアアアア
千光寺公園
気持ちいいですねぇ
ねぇ！尾道へ行きましょう！
上原さんどうかしたの？
わぁ！キレイ
しまなみレンタサイクル
しまな
レンタサイク
ううん何でもない
この公園は「恋人の聖地」とも呼ばれているの

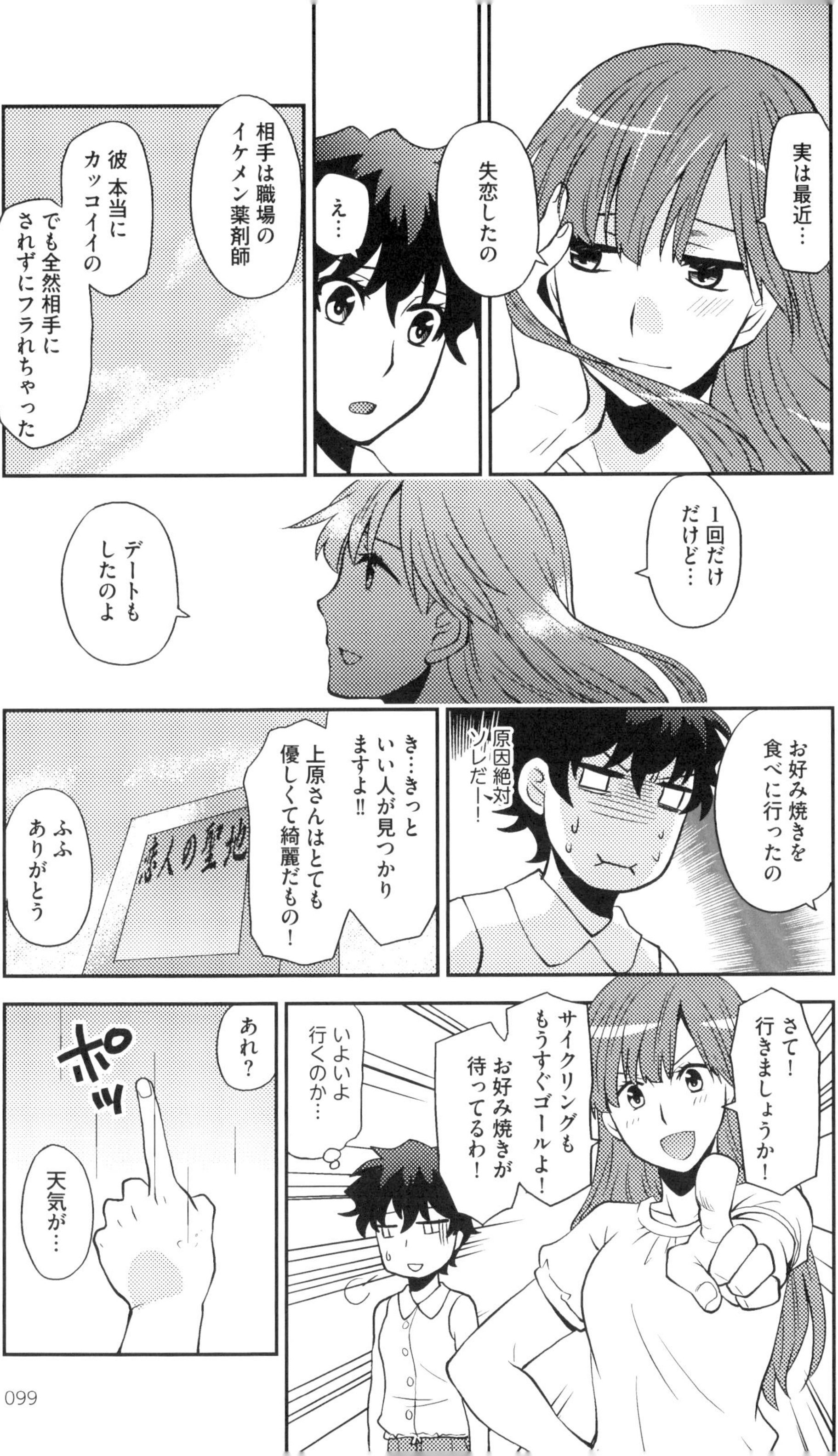
実は最近…
失恋したの
え…
相手は職場のイケメン薬剤師
彼 本当にカッコイイの
でも全然相手にされずにフラれちゃった
1回だけだけど…
デートもしたのよ
お好み焼きを食べに行ったの
原因絶対ソレだー！
き…きっといい人が見つかりますよ!!
上原さんはとても優しくて綺麗だもの！
ふふありがとう
さて！行きましょうか！
サイクリングももうすぐゴールよ！
お好み焼きが待ってるわ！
いよいよ行くのか…
あれ？
ポツ
天気が…

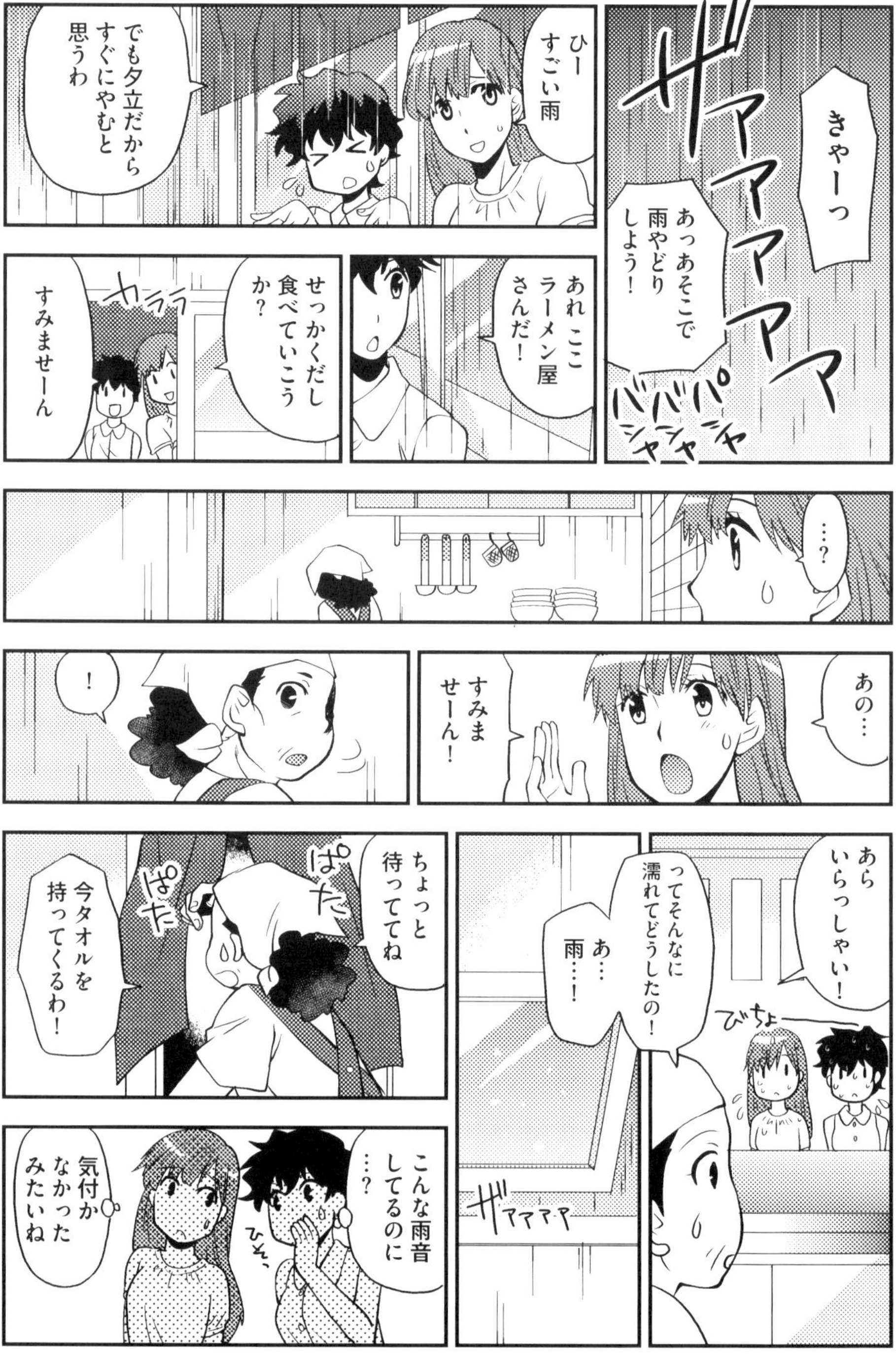
ザァァァァァ
きゃーっ
あっあそこで雨やどりしよう！
バシャバシャパシャ
ひーすごい雨
でも夕立だからすぐにやむと思うわ
あれ ここラーメン屋さんだ！
せっかくだし食べていこうか？
カララ
すみませーん
…？
あの…
すみませーん！
！
あらいらっしゃい！
ってそんなに濡れてどうしたの！
あ…雨…！
びちょー
ザァァァァ
ちょっと待っててね
ぱた ぱた
今タオルを持ってくるわ！
こんな雨音してるのに…？
ひそ、
気付かなかったみたいね

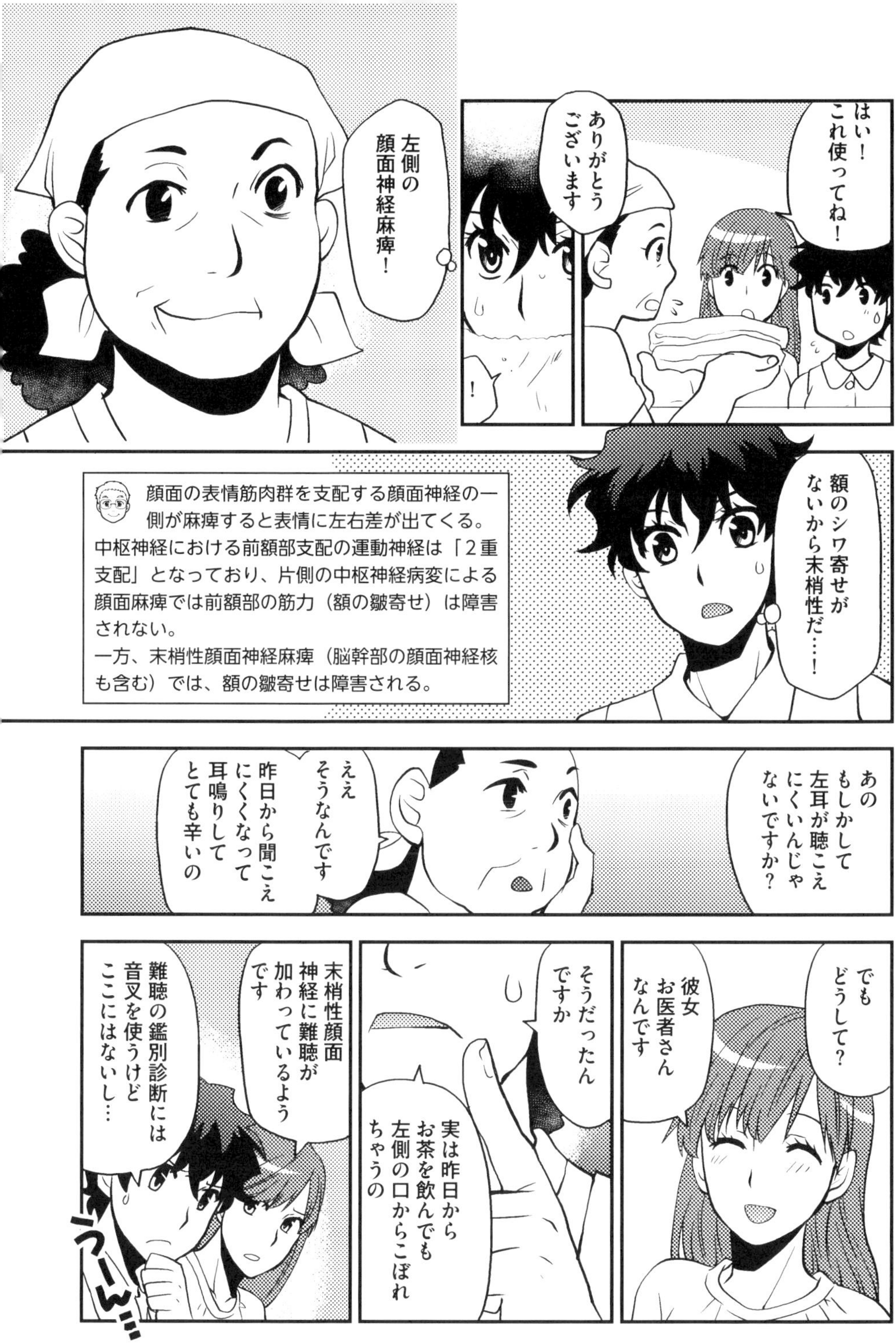
はい！
これ使ってね！
ありがとう
ございます
左側の
顔面神経麻痺！
!
額のシワ寄せが
ないから末梢性だ…！
顔面の表情筋肉群を支配する顔面神経の一側が麻痺すると表情に左右差が出てくる。
中枢神経における前額部支配の運動神経は「２重支配」となっており、片側の中枢神経病変による顔面麻痺では前額部の筋力（額の皺寄せ）は障害されない。
一方、末梢性顔面神経麻痺（脳幹部の顔面神経核も含む）では、額の皺寄せは障害される。
あの
もしかして
左耳が聴こえ
にくいんじゃ
ないですか？
ええ
そうなんです
昨日から聞こえ
にくくなって
耳鳴りして
とても辛いの
でも
どうして？
彼女
お医者さん
なんです
そうだったん
ですか
実は昨日から
お茶を飲んでも
左側の口からこぼれ
ちゃうの
末梢性顔面
神経に難聴が
加わっているよう
です
難聴の鑑別診断には
音叉を使うけど
ここにはないし…
う〜ん!!

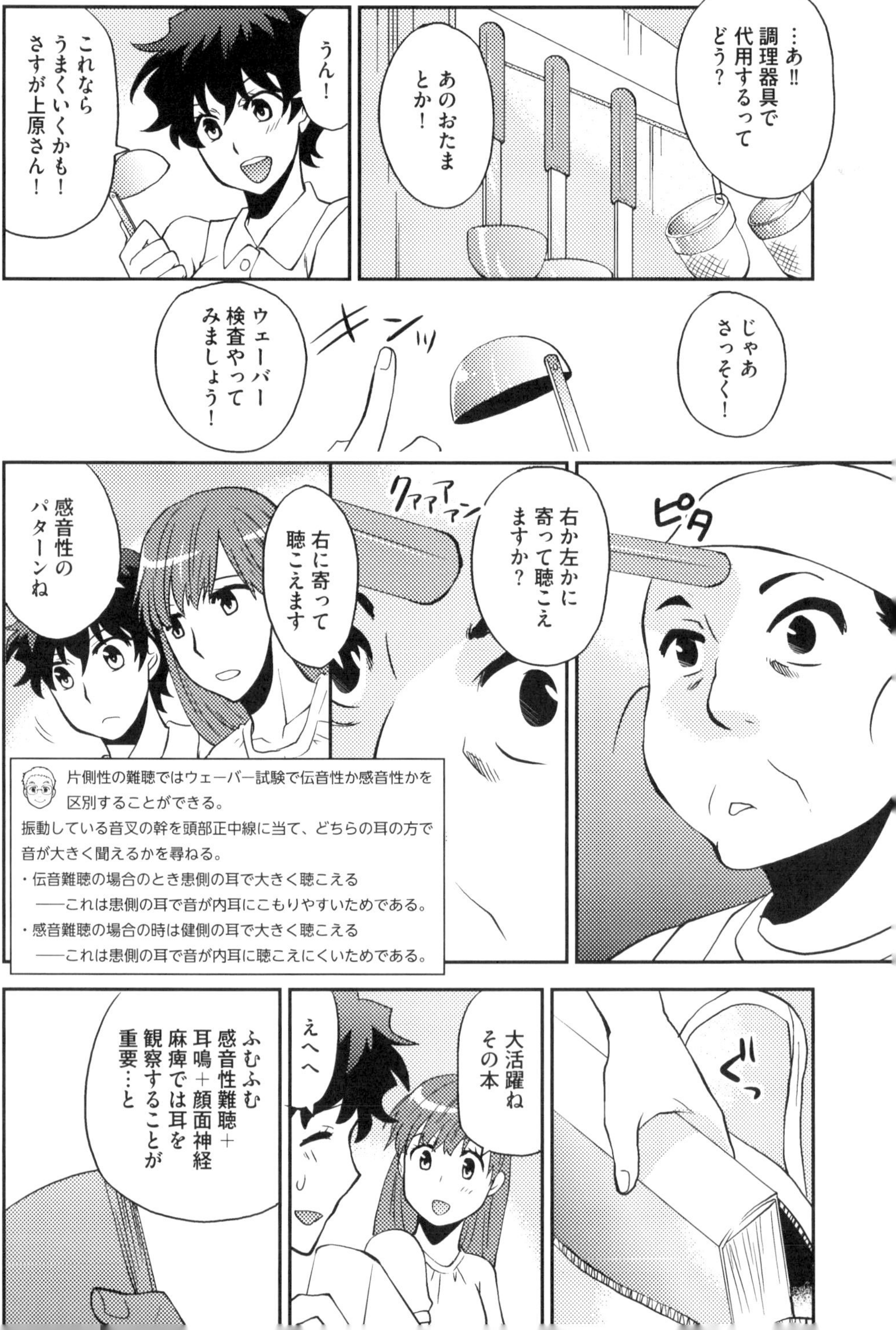
…あ‼ 調理器具で代用するってどう？
あのおたまとか！
うん！
これならうまくいくかも！ さすが上原さん！
じゃあさっそく！
キーンッ
ウェーバー検査やってみましょう！
ピタ
右か左かに寄って聴こえますか？
クァァァァン
右に寄って聴こえます
感音性のパターンね
片側性の難聴ではウェーバー試験で伝音性か感音性かを区別することができる。
振動している音叉の幹を頭部正中線に当て、どちらの耳の方で音が大きく聞えるかを尋ねる。
・伝音難聴の場合のとき患側の耳で大きく聴こえる
――これは患側の耳で音が内耳にこもりやすいためである。
・感音難聴の場合の時は健側の耳で大きく聴こえる
――これは患側の耳で音が内耳に聴こえにくいためである。
ぐっ
大活躍ねその本
えへへ
ふむふむ 感音性難聴＋耳鳴＋顔面神経麻痺では耳を観察することが重要…と

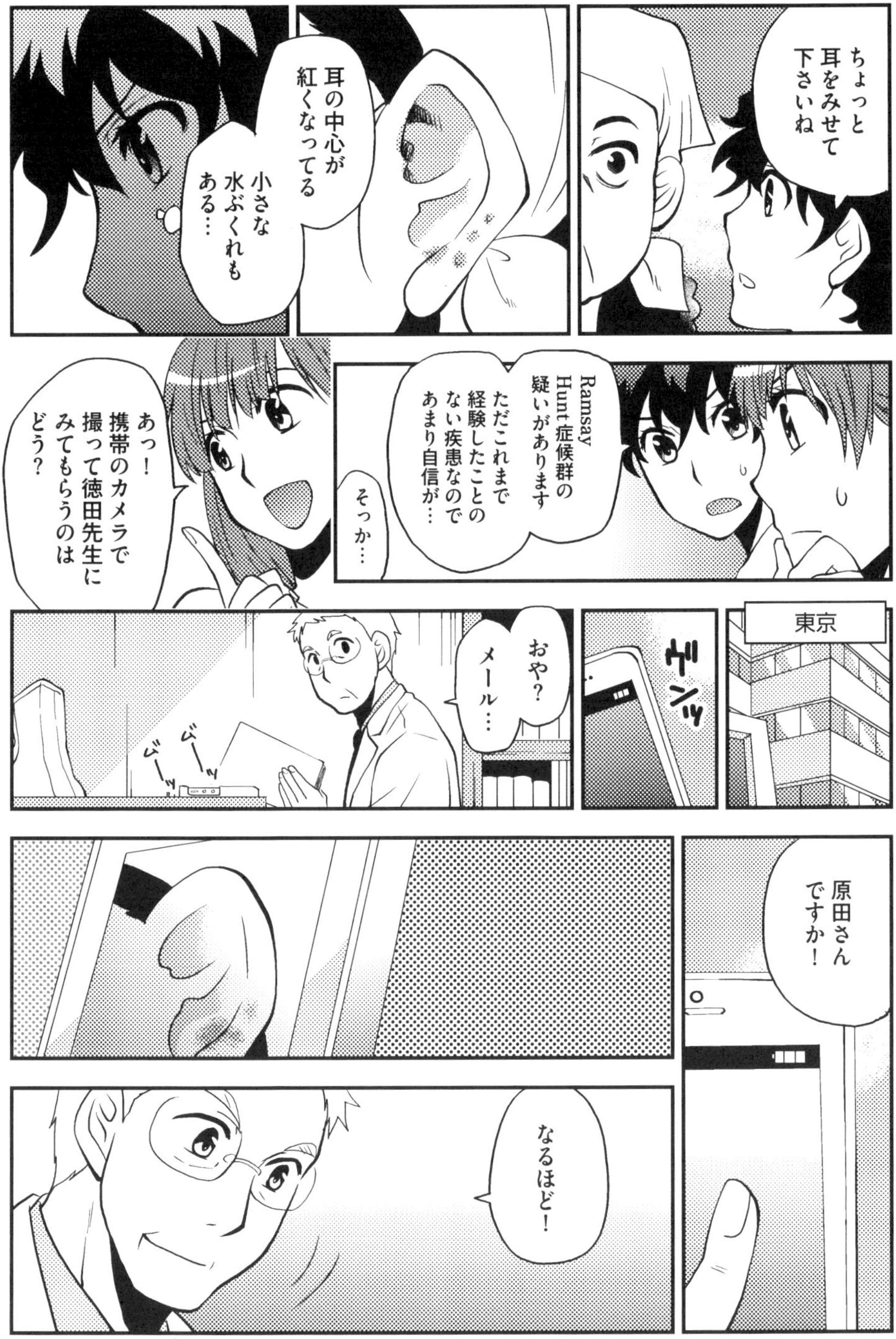
ちょっと
耳をみせて
下さいね
耳の中心が
紅くなってる
小さな
水ぶくれも
ある…
Ramsay
Hunt症候群の
疑いがあります
ただこれまで
経験したことの
ない疾患なので
あまり自信が…
そっか…
あっ！
携帯のカメラで
撮って徳田先生に
みてもらうのは
どう？
東京
ヴンッ
おや？
メール…
ブーーッ
ブーーッ
原田さん
ですか！
なるほど！

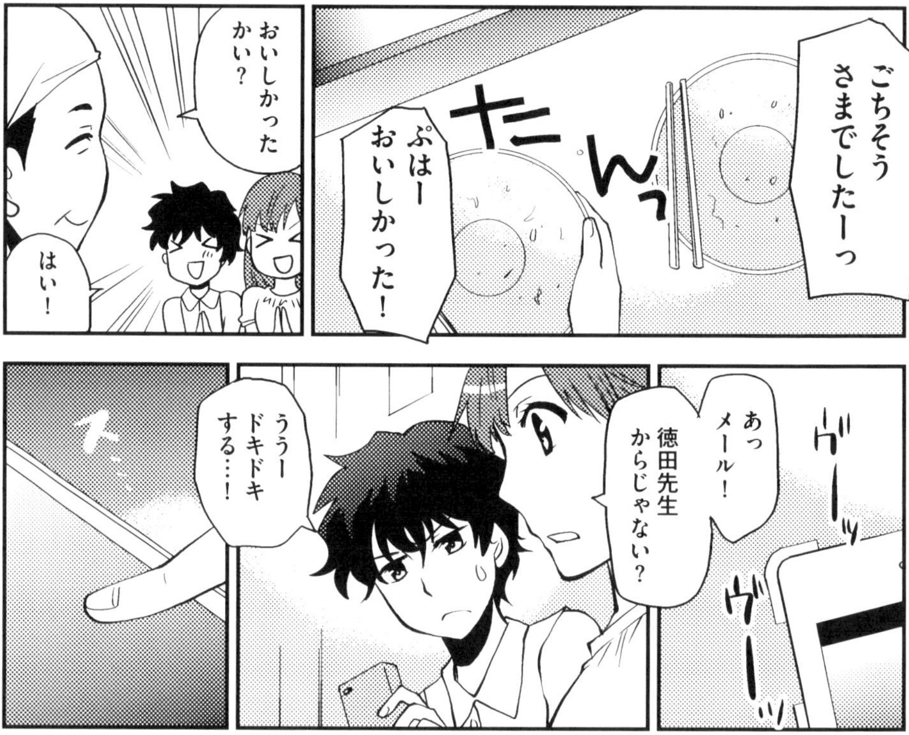
ごちそうさまでしたーっ
たんっ
ぷはー おいしかった！
おいしかったかい？
はい！
ヴーッ ヴーーッ
あっ メール！ 徳田先生からじゃない？
ううー ドキドキする…！

Ramsay Hunt症候群は、水痘帯状疱疹ウイルス（VZV）によって生ずる顔面神経麻痺を主徴とする疾患。
小児期に罹患した水痘のVZVが顔面神経の膝神経節（下図）に到達後潜伏し、後年それが再活性化することで神経炎が生じる。
顔面神経麻痺（顔面半側の表情筋運動障害）が発症することに加えて、周囲の脳神経にも波及し、耳介の発赤・水疱形成や耳痛（三叉神経）、難聴・耳鳴り（内耳神経）、めまいなどを合併する特徴がある。
稀に下位脳神経炎（舌咽神経炎、迷走神経炎）や脳炎をきたし、重篤化することもある。顔面神経麻痺のみの症状のみで、臨床所見ではBell麻痺と鑑別が困難なものをzoster sine herpeteという。
治療はステロイドと抗ウイルス薬の投与。抗ウイルス薬としては通常、アシクロビルあるいはバラシクロビルを帯状疱疹に準じた量で投与する。

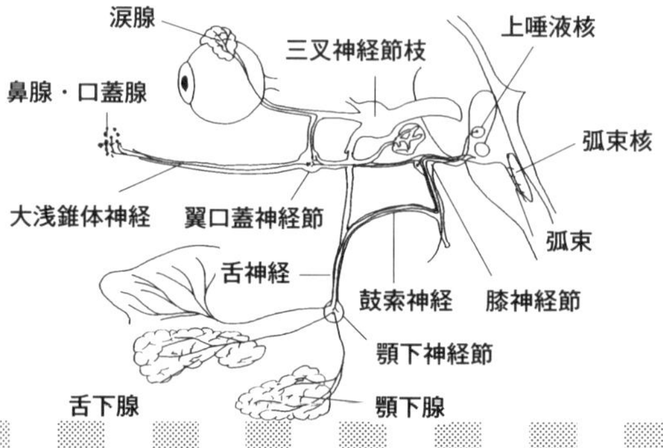

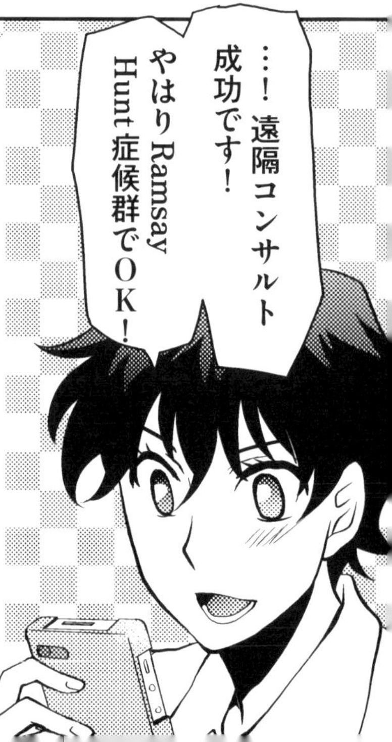
…！遠隔コンサルト成功です！やはりRamsay Hunt症候群でOK！

郵 便 は が き

料金受取人払郵便

本郷局承認

9542

差出有効期間
平成30年3月
31日まで

(切手不要)

1 1 3 - 8 7 9 0

2 1 5

(受取人)
東京都文京区湯島2丁目31番14号

金原出版株式会社　編集部行

フリガナ		男 ・ 女
お名前		(　　　)歳
ご住所	〒　　　－	
E-mail	@	
ご職業など	勤務医(　　　科)・開業医(　　　科) 研修医・薬剤師・看護師・技師(検査/放射線)・PT/OT/ST 企業・学生・患者さん その他(　　　)	

※このハガキにご記入頂く内容は，アンケートの収集や関連書籍のご案内を目的とするものです。ご記入頂いた個人情報は，アンケートの分析やデータベース化する際に，個人情報に関する機密保持契約を締結した業務委託会社に委託する場合がございますが，上記目的以外では使用致しません。以上ご了承のうえご記入をお願い致します。

◆ 弊社の図書目録(郵送)を　□ 希望する　□ 希望しない
◆ 弊社からの書籍案内(メール)を　□ 希望する　□ 希望しない

金原出版　愛読者カード

本書をお買い求め頂きありがとうございます。皆さまのご意見を今後の企画・編集の資料とさせて頂きますので，下記のアンケートにご協力ください。
ご協力頂いた方の中から抽選で**図書カード1,000円分（毎月10名）**を進呈致します。
なお，当選者の発表は発送をもって代えさせて頂きます。

①本のタイトル，購入時期をご記入ください。

（　　　　年　　月購入）

②本書をどのようにしてお知りになりましたか？（複数回答可）

- □ 書店・学会場で見かけて（書店・学会名：　　　　　　　　）
- □ 知人から勧められて　□ 病院で勧められて
- □ 宣伝広告・書評を見て　（紙誌名：　　　　　　　　）
- □ インターネットで　（サイト名：　　　　　　　　）
- □ ダイレクトメールで
- □ その他（　　　　　　　　）

③本書のどのような点に興味を持ち，お買い求め頂きましたか？（複数回答可）

□ タイトル　□ 編著者　□ 内容　□ 価格　□ 表紙　□ 誌面レイアウト
□ サイズ（大きさ・厚さ）　□ その他（　　　　　　　　）

→ お選び頂いた項目について，何が良かったかを具体的にお聞かせください。
（　　　　　　　　）

④本書の感想をお聞かせください。

- ◆内　容　［満足／まあ満足／どちらともいえない／やや不満／不満］
- ◆難易度　［ちょうどよい／難しい／簡単すぎる］
- ◆価　格　［ちょうどよい／高い／安い］
- ◆表　紙　［とてもよい／まあよい／普通／よくない／どちらともいえない］
- ◆誌面レイアウト［とてもよい／まあよい／普通／よくない／どちらともいえない］

⑤本書の中で役に立ったところ，役に立たなかったところをお聞かせください。

- ◆役に立ったところ（　　　　　　　　）
  - → その理由（　　　　　　　　）
- ◆役に立たなかったところ（　　　　　　　　）
  - → その理由（　　　　　　　　）

⑥注目しているテーマ，今後読みたい・買いたいと思う書籍等がございましたらお教えください。また，弊社へのご意見・ご要望など自由にご記入ください。

（　　　　　　　　）

ご協力ありがとうございました。

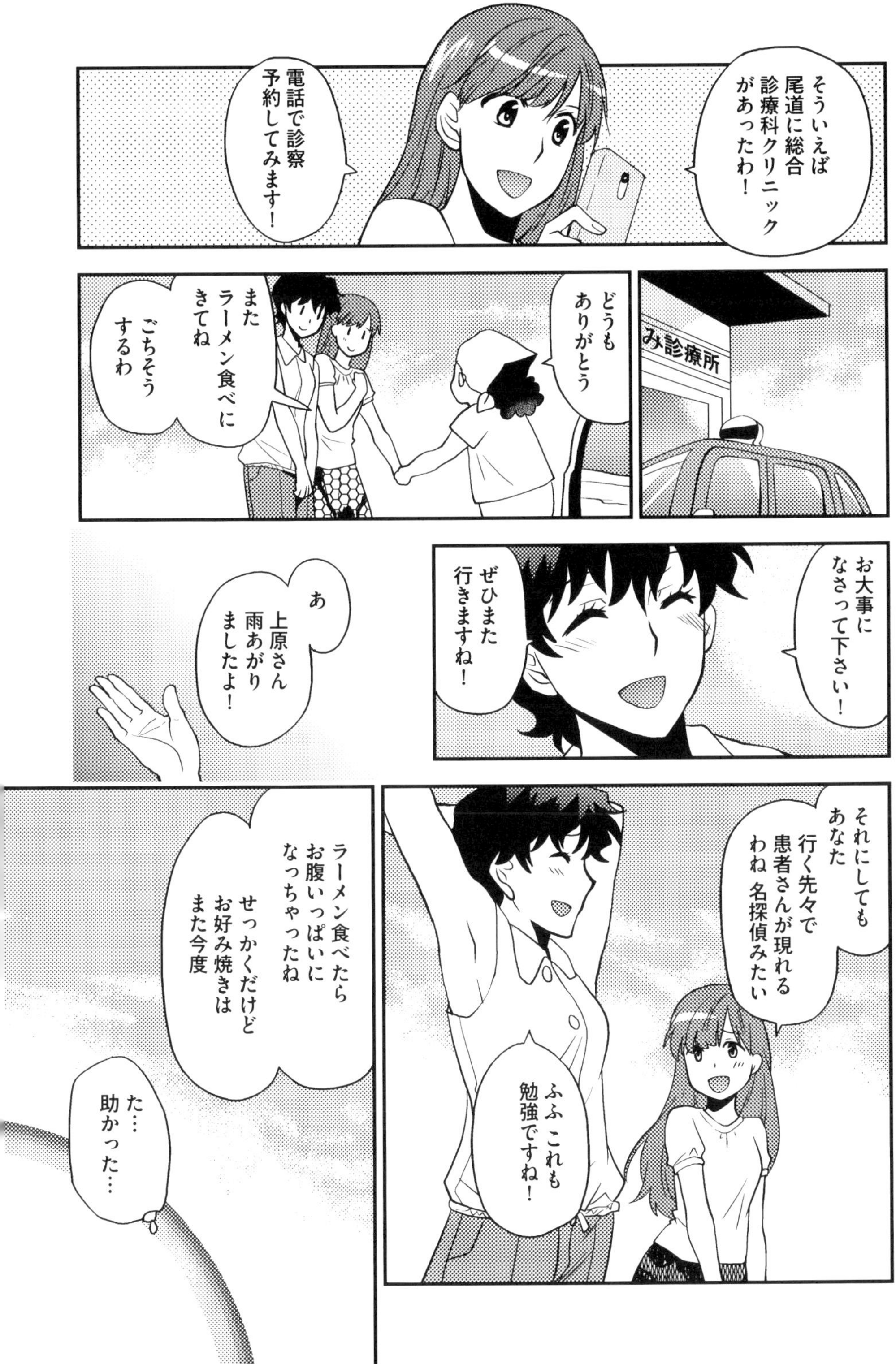
そういえば尾道に総合診療科クリニックがあったわ！
電話で診察予約してみます！
み診療所
どうもありがとう
またラーメン食べにきてね
ごちそうするわ
お大事になさって下さい！
ぜひまた行きますね！
あ 上原さん 雨あがりましたよ！
それにしても あなた 行く先々で患者さんが現れるわね 名探偵みたい
ふふ これも勉強ですね！
ラーメン食べたらお腹いっぱいになっちゃったね
せっかくだけどお好み焼きはまた今度
た… 助かった…

第 11 話

「咽頭痛」のとき、フィジカル

全身外観と体勢が鍵

〜咽頭痛へのアプローチ〜

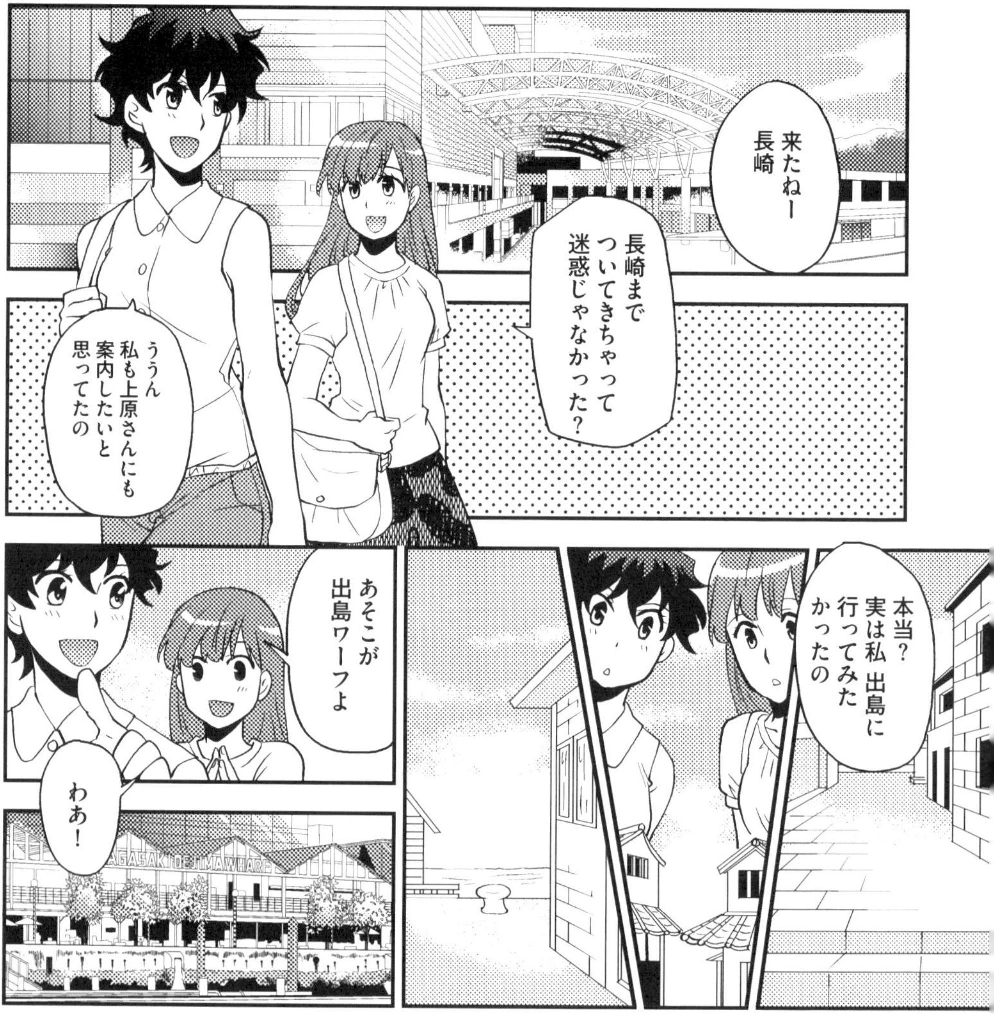
来たねー 長崎
長崎まで ついてきちゃって 迷惑じゃなかった？
ううん 私も上原さんにも 案内したいと 思ってたの
本当？ 実は私 出島に 行ってみた かったの
あそこが 出島ワーフよ
わあ！

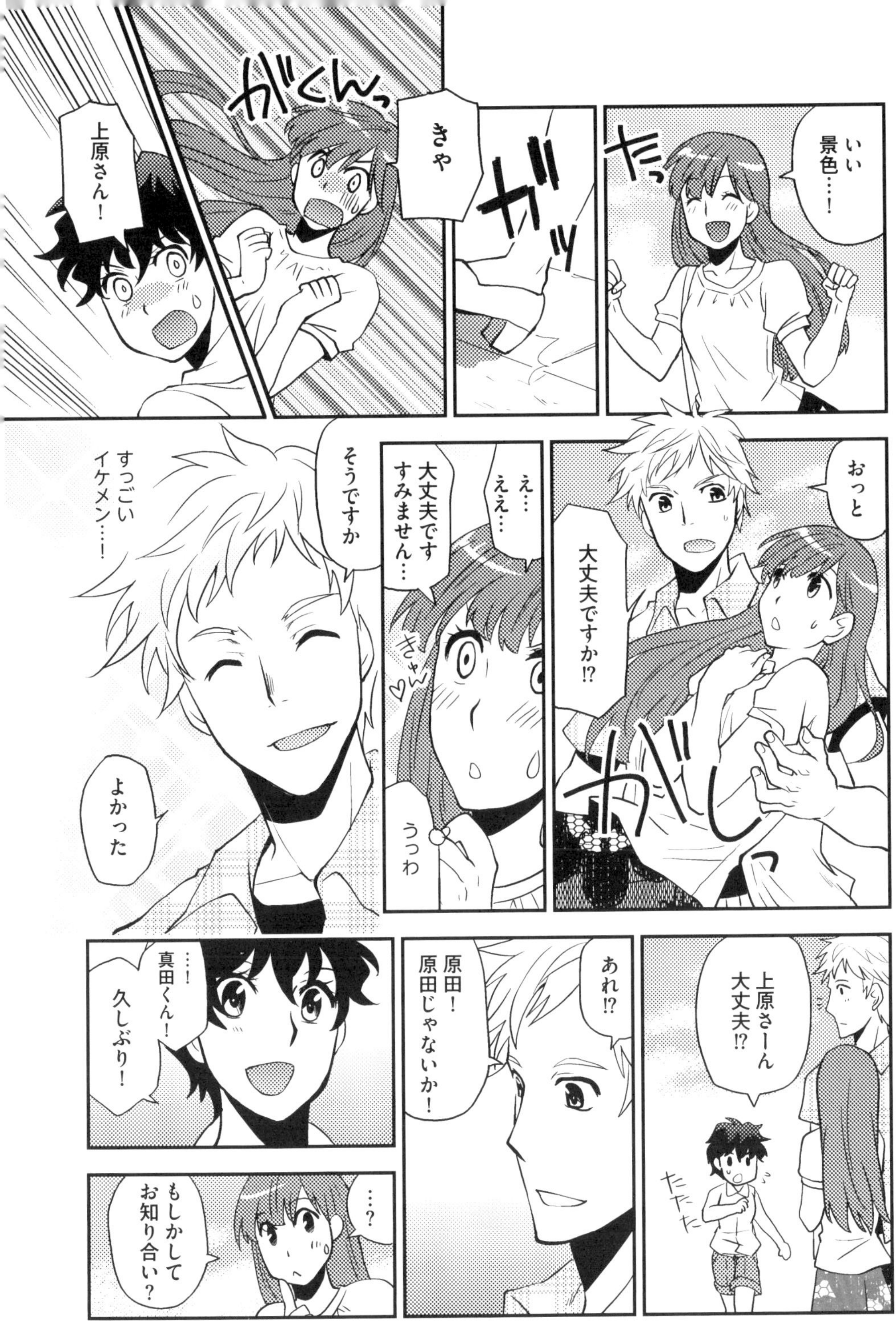
いい景色…！
たっ
ガッ
きゃ
がくんっ
上原さん！
おっと
大丈夫ですか⁉
え…ええ…
大丈夫です すみません…
きゃん♡
うつわ
そうですか
よかった
すっごいイケメン…！
上原さーん大丈夫⁉
たたた
あれ⁉
原田！原田じゃないか！
…！真田くん！久しぶり！
…？
もしかしてお知り合い？

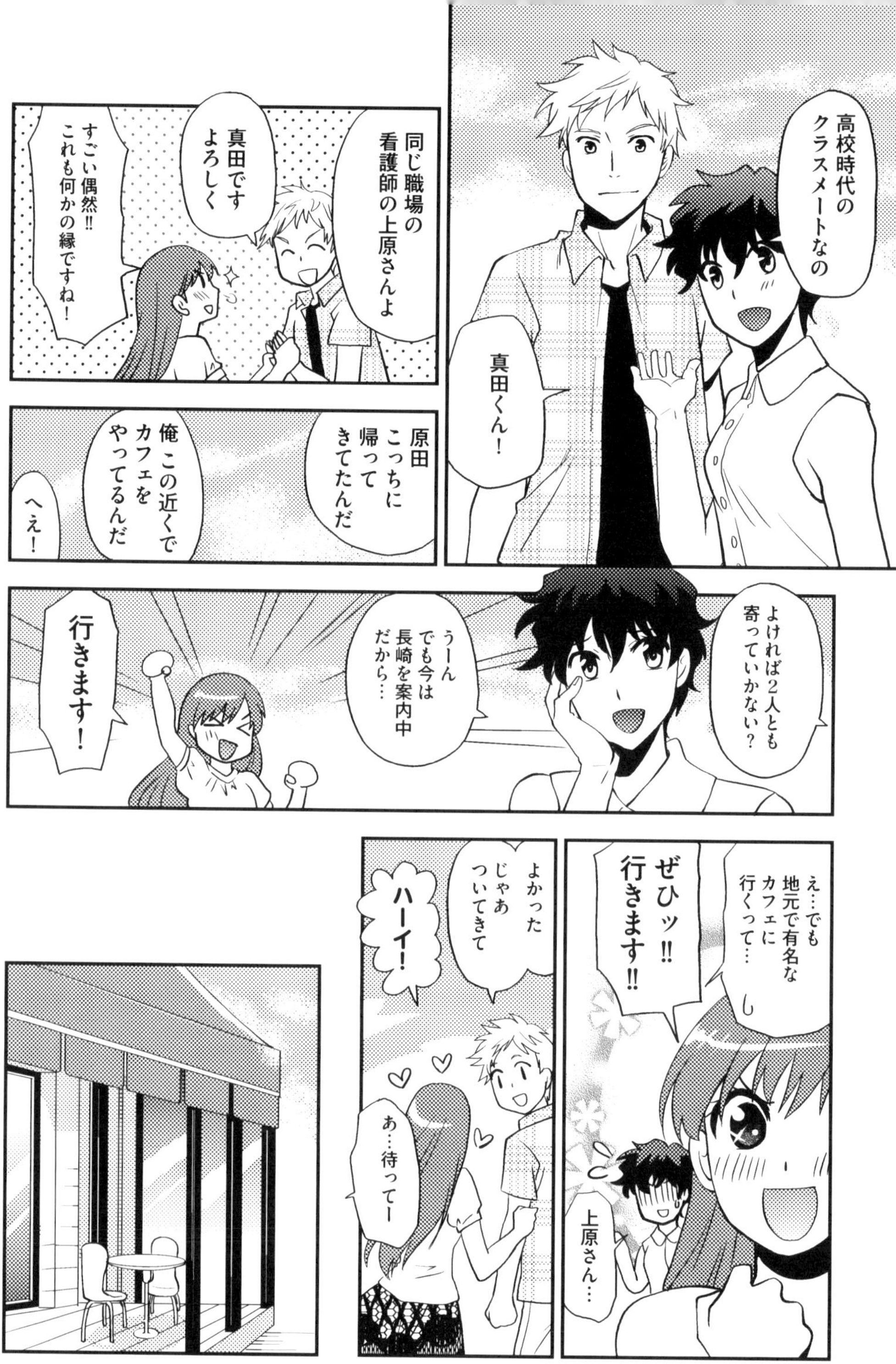
高校時代のクラスメートなの
真田くん！
同じ職場の看護師の上原さんよ
真田ですよろしく
すごい偶然!! これも何かの縁ですね！
原田こっちに帰ってきてたんだ
俺この近くでカフェをやってるんだ
へえ！
よければ2人とも寄っていかない？
うーん でも今は長崎を案内中だから…
行きます！
え…でも地元で有名なカフェに行くって…
ぜひッ!! 行きます!!
上原さん…
よかった じゃあついてきて
ハーイ！
あ…待ってー

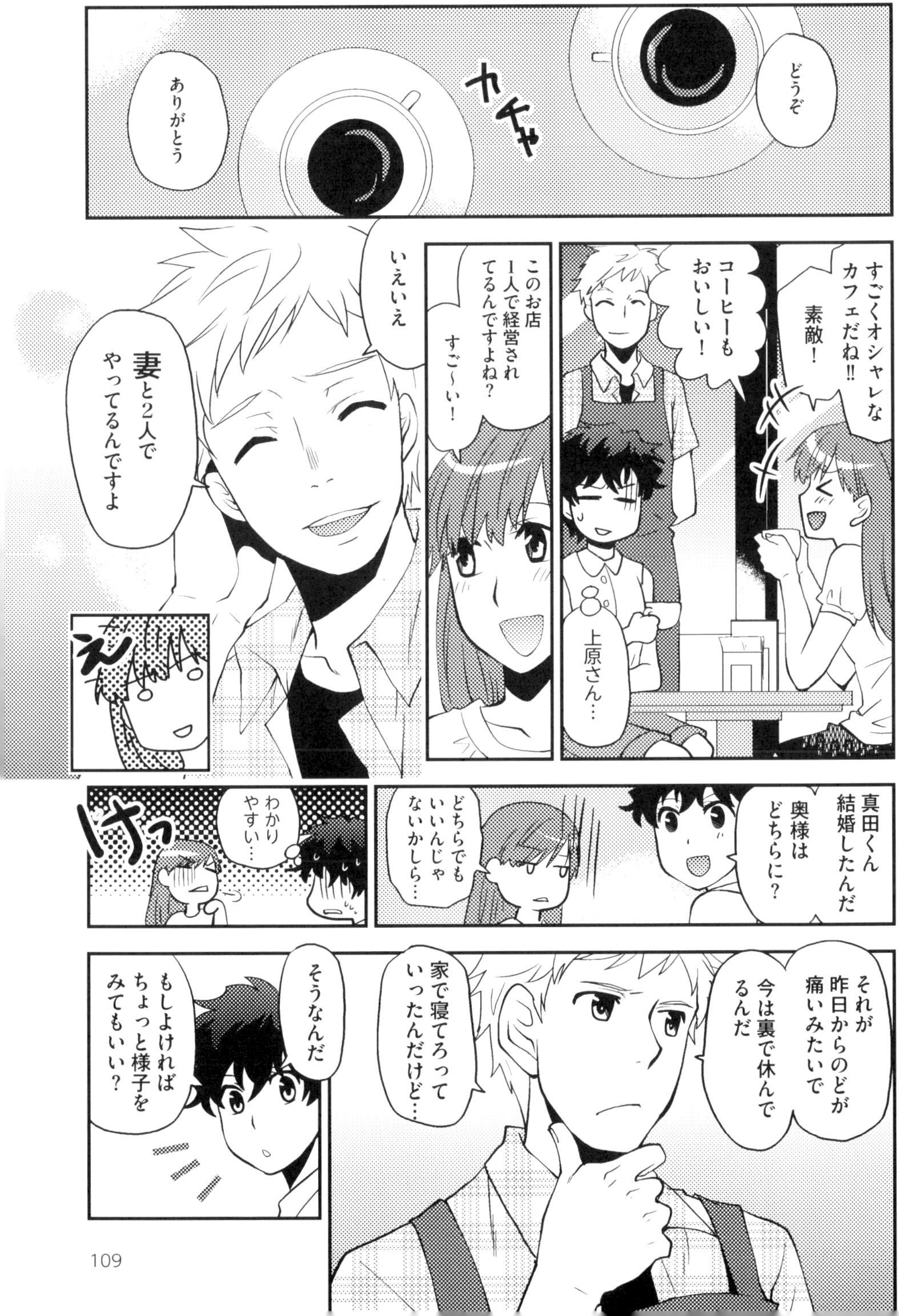
どうぞ
カチャ
ありがとう
すごくオシャレなカフェだね!!
素敵!
コーヒーもおいしい!
上原さん…
このお店1人で経営されてるんですよね?
すご〜い!
いえいえ
妻と2人でやってるんですよ
え
真田くん結婚したんだ
奥様はどちらに?
どちらでもいいんじゃないかしら…
わかりやすい…
けっ
それが昨日からのどが痛いみたいで
今は裏で休んでるんだ
家で寝てろっていったんだけど…
そうなんだ
もしよければちょっと様子をみてもいい?

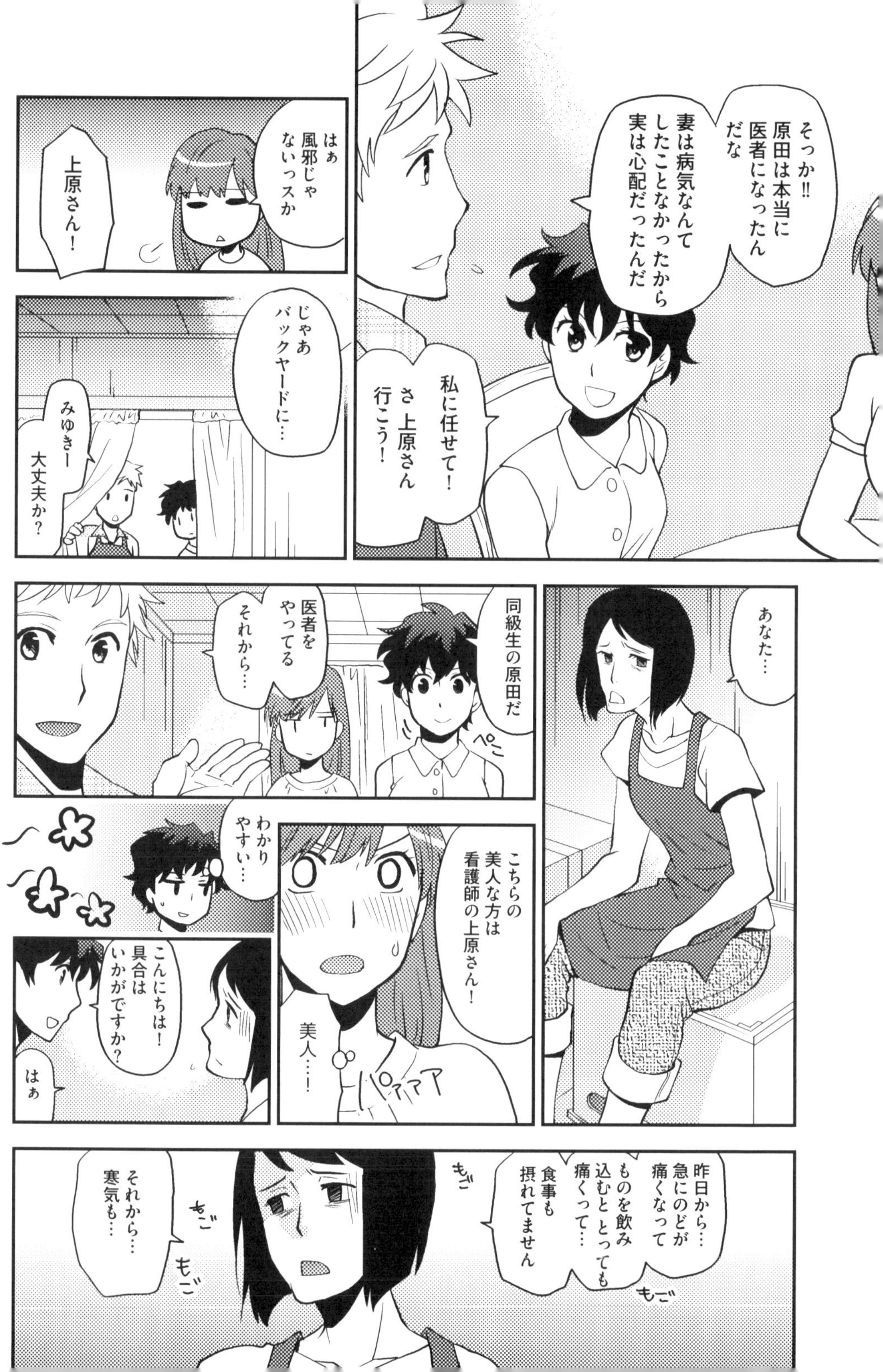
そっか!!
原田は本当に医者になったんだな
妻は病気なんてしたことなかったから実は心配だったんだ
私に任せて!
さ 上原さん 行こう!
はぁ 風邪じゃないっスか
上原さん!
じゃあ バックヤードに…
みゆきー 大丈夫か?
あなた…
同級生の原田だ
医者をやってる
それから…
ぺこ
こちらの美人な方は看護師の上原さん!
美人…!
パァァア
わかりやすい…
こんにちは! 具合はいかがですか?
はぁ
昨日から… 急にのどが痛くなって
ものを飲み込むと とっても痛くって…
食事も摂れてません
もご
それから… 寒気も…
もご
もご
もご

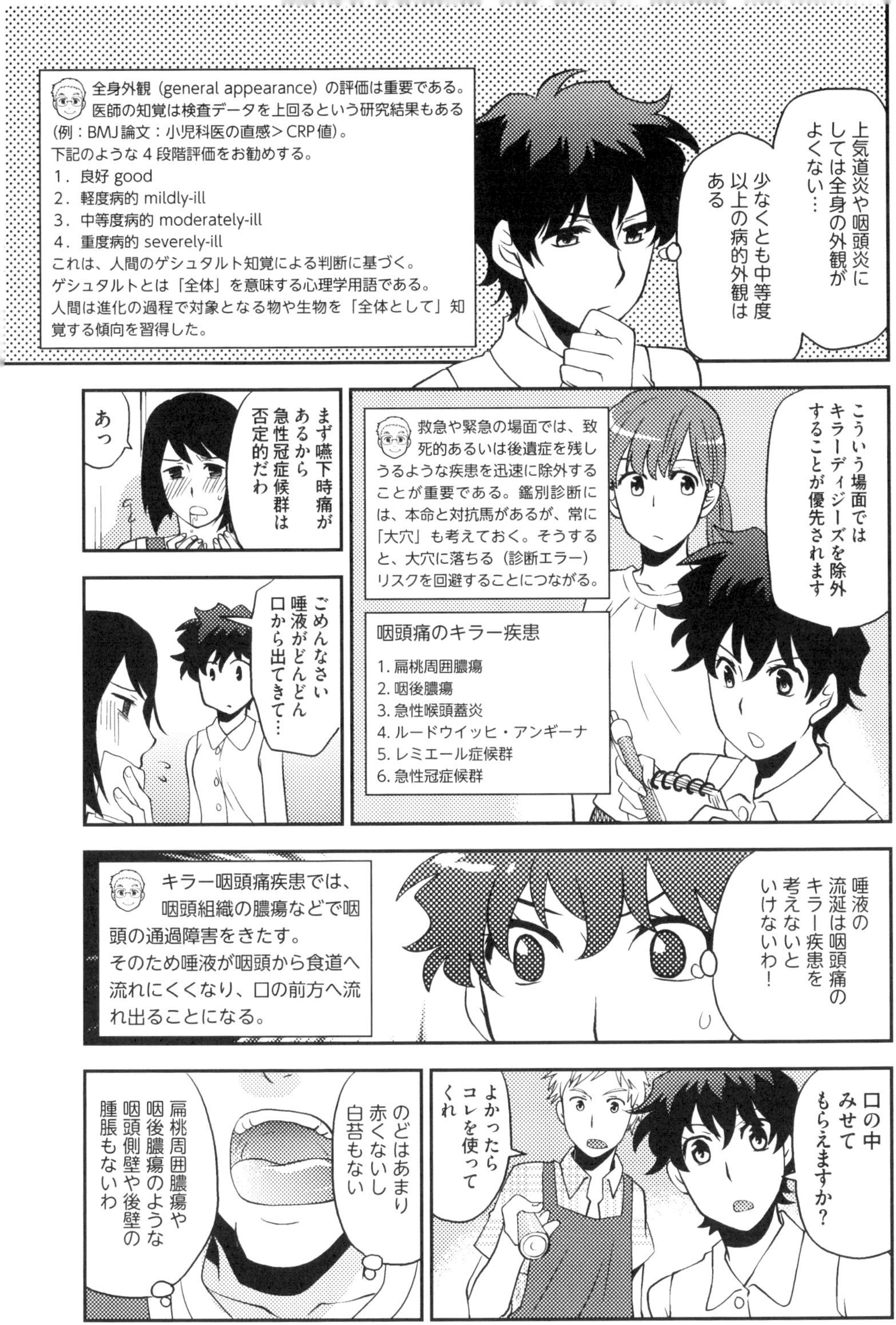
上気道炎や咽頭炎にしては全身の外観がよくない…
少なくとも中等度以上の病的外観はある
全身外観（general appearance）の評価は重要である。医師の知覚は検査データを上回るという研究結果もある（例：BMJ論文：小児科医の直感＞CRP値）。
下記のような4段階評価をお勧めする。
1．良好 good
2．軽度病的 mildly-ill
3．中等度病的 moderately-ill
4．重度病的 severely-ill
これは、人間のゲシュタルト知覚による判断に基づく。ゲシュタルトとは「全体」を意味する心理学用語である。人間は進化の過程で対象となる物や生物を「全体として」知覚する傾向を習得した。
こういう場面ではキラーディジーズを除外することが優先されます
救急や緊急の場面では、致死的あるいは後遺症を残しうるような疾患を迅速に除外することが重要である。鑑別診断には、本命と対抗馬があるが、常に「大穴」も考えておく。そうすると、大穴に落ちる（診断エラー）リスクを回避することにつながる。
咽頭痛のキラー疾患
1. 扁桃周囲膿瘍
2. 咽後膿瘍
3. 急性喉頭蓋炎
4. ルードウイッヒ・アンギーナ
5. レミエール症候群
6. 急性冠症候群
まず嚥下時痛があるから急性冠症候群は否定的だわ
あっ
ごめんなさい唾液がどんどん口から出てきて…
唾液の流涎は咽頭痛のキラー疾患を考えないといけないわ！
キラー咽頭痛疾患では、咽頭組織の膿瘍などで咽頭の通過障害をきたす。そのため唾液が咽頭から食道へ流れにくくなり、口の前方へ流れ出ることになる。
口の中みせてもらえますか？
よかったらコレを使ってくれ
のどはあまり赤くないし白苔もない
扁桃周囲膿瘍や咽後膿瘍のような咽頭側壁や後壁の腫脹もないわ

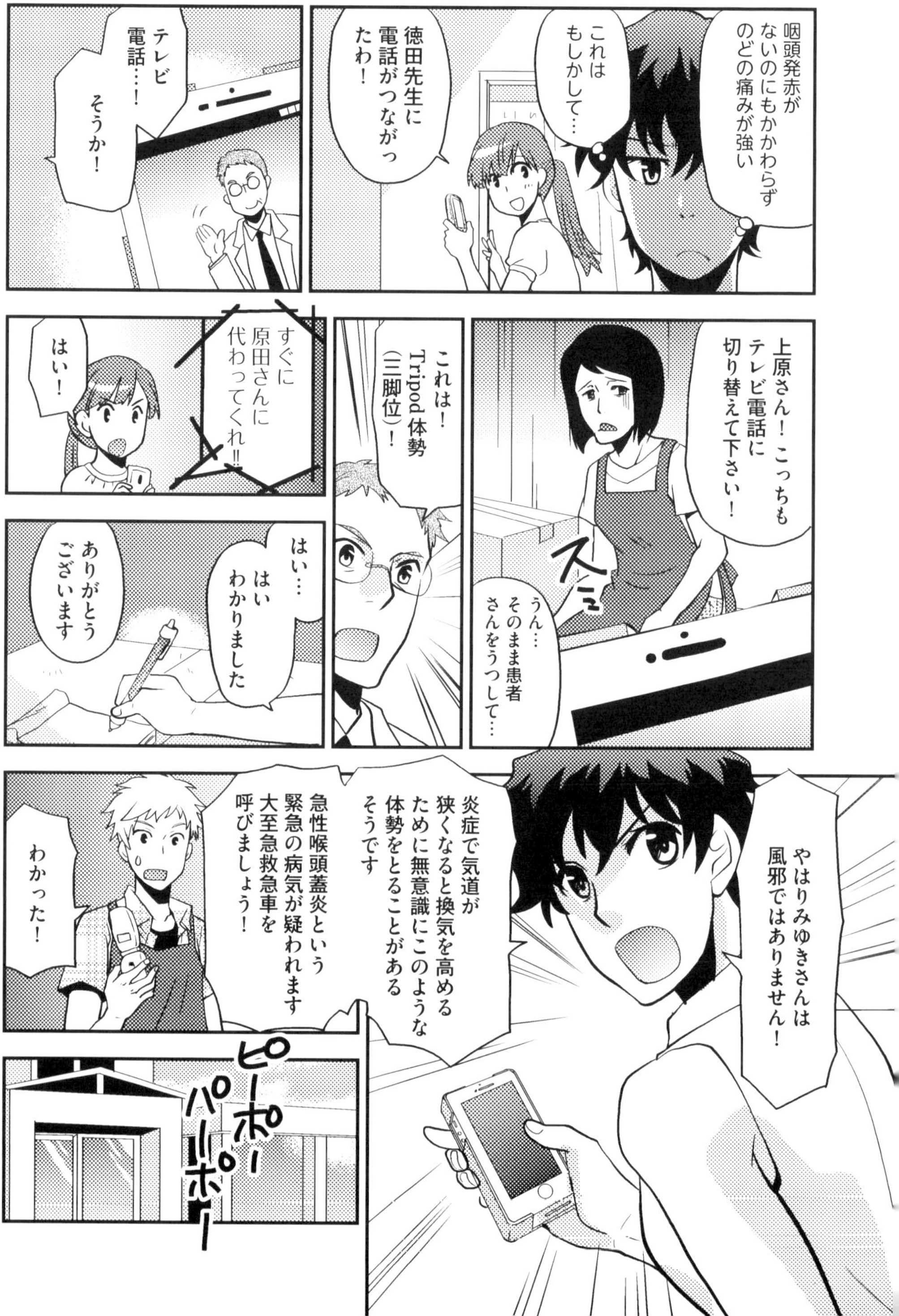
咽頭発赤がないのにもかかわらずのどの痛みが強い
これはもしかして…
徳田先生に電話がつながったわ！
テレビ電話…！
そうか！
上原さん！こっちもテレビ電話に切り替えて下さい！
うん…そのまま患者さんをうつして…
これは！Tripod体勢（三脚位）！
すぐに原田さんに代わってくれ!!
はい！
はい…
はいわかりました
ありがとうございます
やはりみゆきさんは風邪ではありません！
炎症で気道が狭くなると換気を高めるために無意識にこのような体勢をとることがあるそうです
急性喉頭蓋炎という緊急の病気が疑われます大至急救急車を呼びましょう！
わかった！
ピーポーパーポー

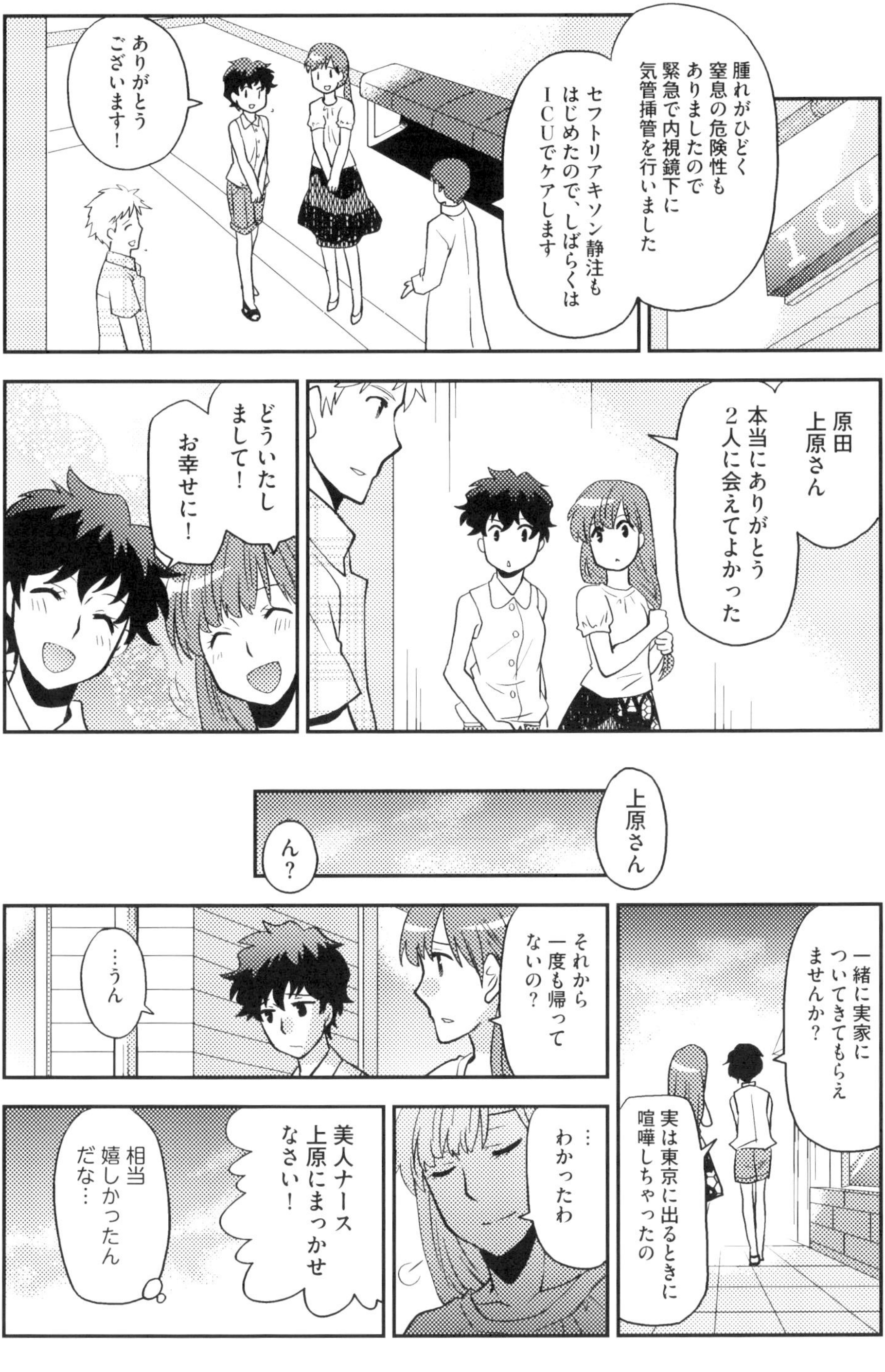
腫れがひどく窒息の危険性もありましたので緊急で内視鏡下に気管挿管を行いました
セフトリアキソン静注もはじめたので、しばらくはＩＣＵでケアします
ありがとうございます！
原田 上原さん
本当にありがとう 2人に会えてよかった
どういたしまして！
お幸せに！
上原さん
ん？
一緒についてきてもらえませんか？
実は東京に出るときに喧嘩しちゃったの
それから一度も帰ってないの？
…うん
…わかったわ
美人ナース上原にまっかせなさい！
相当嬉しかったんだな…

第12話

「胸痛」のとき、フィジカル

父、倒れる

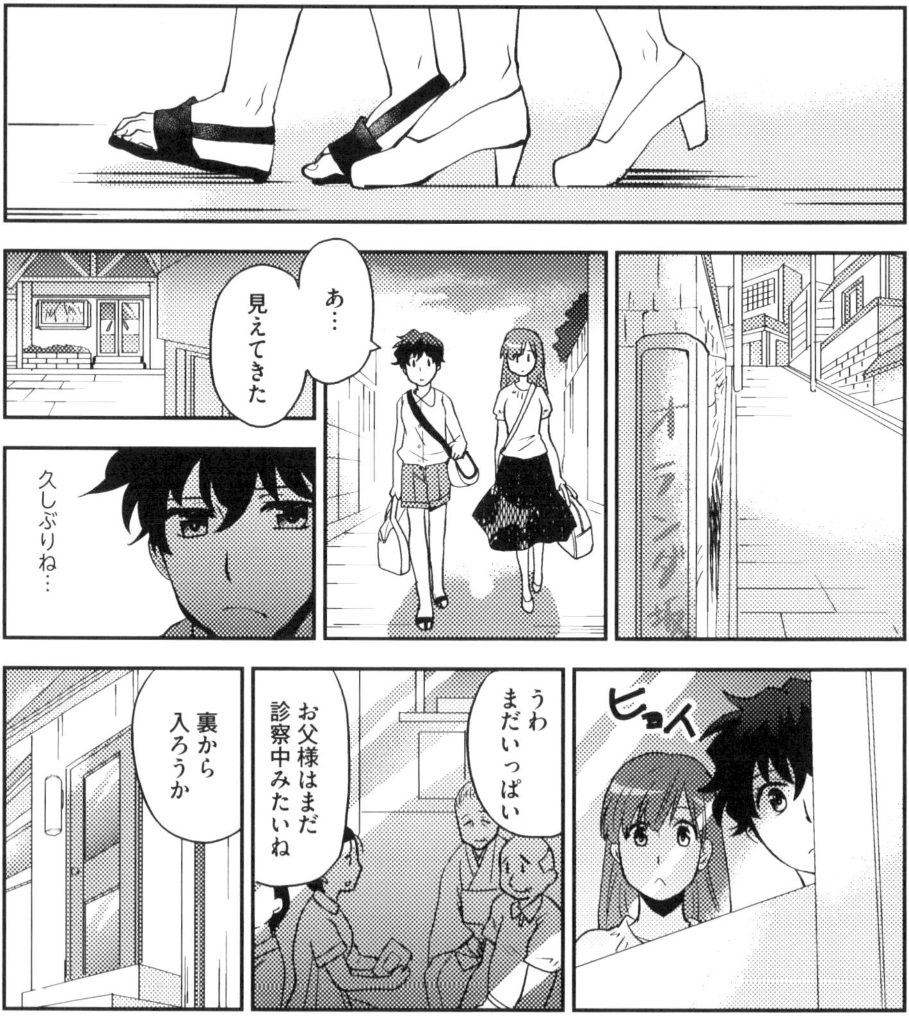

あ…見えてきた
久しぶりね…
ヒョイ
うわ まだいっぱい
お父様はまだ 診察中みたいね
裏から入ろうか

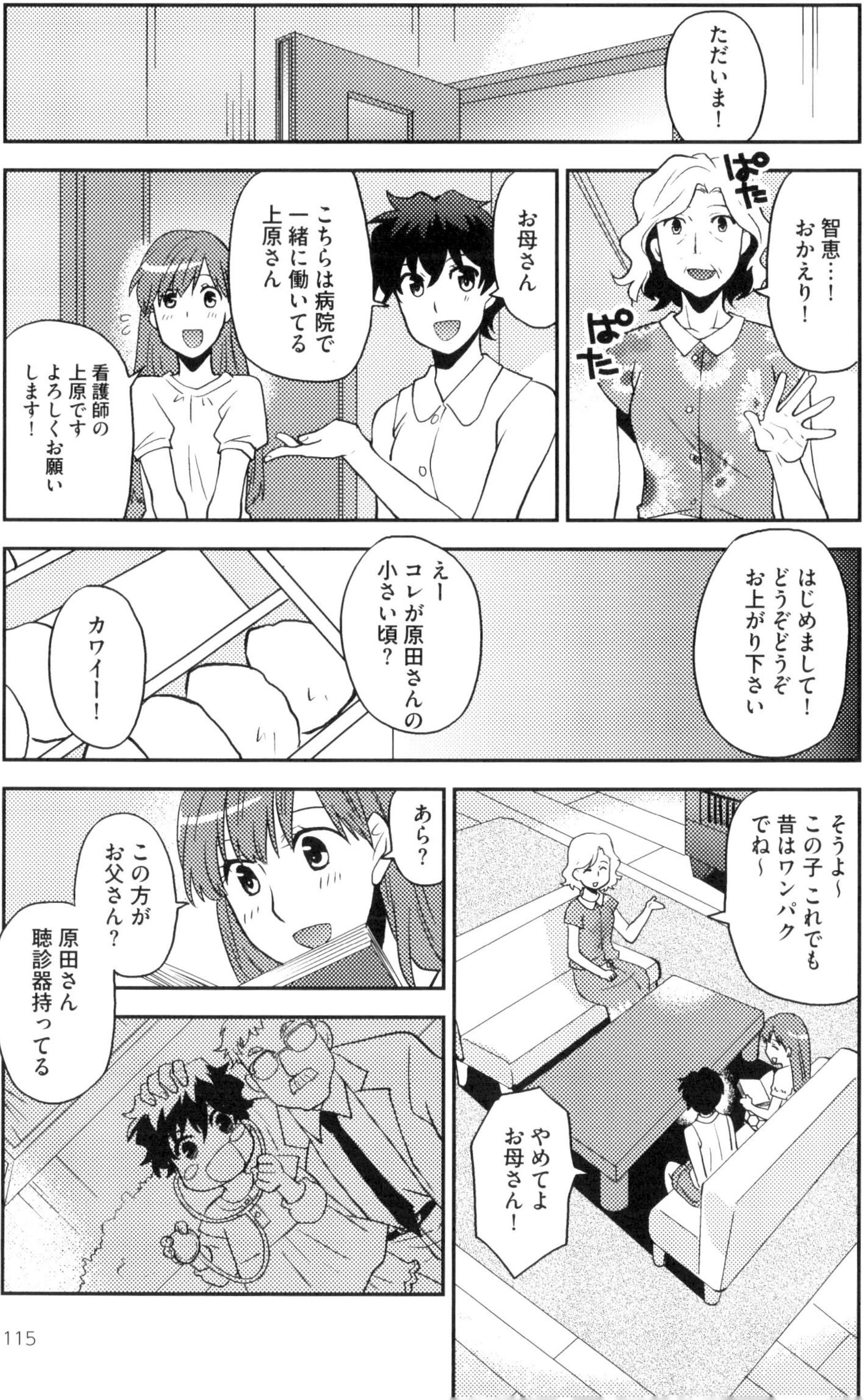
ただいま！
ぱた
ぱた
智恵…！
おかえり！
お母さん
こちらは病院で
一緒に働いてる
上原さん
看護師の
上原です
よろしくお願い
します！
はじめまして！
どうぞどうぞ
お上がり下さい
えー
コレが原田さんの
小さい頃？
カワイー！
そうよ～
この子これでも
昔はワンパク
でね～
やめてよ
お母さん！
あら？
この方が
お父さん？
原田さん
聴診器持ってる

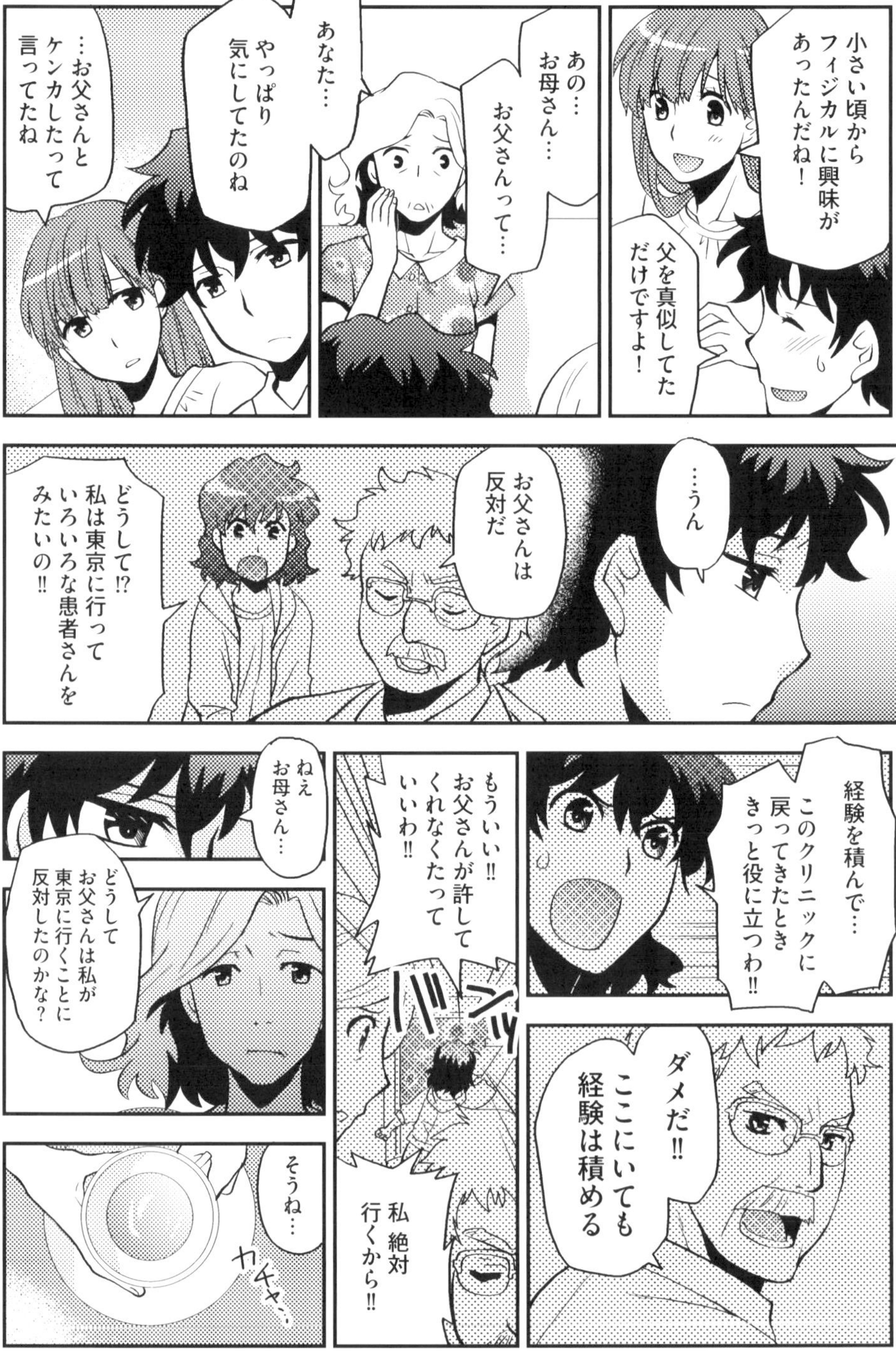
小さい頃からフィジカルに興味があったんだね！
父を真似してただけですよ！
あの…お母さん…
お父さんって…
あなた…やっぱり気にしてたのね
…お父さんとケンカしたって言ってたね
…うん
お父さんは反対だ
どうして!? 私は東京に行っていろいろな患者さんをみたいの!!
経験を積んで…このクリニックに戻ってきたとききっと役に立つわ!!
ダメだ!! ここにいても経験は積める
もういい!! お父さんが許してくれなくたっていいわ!!
ドンッ
私絶対行くから!!
ねえお母さん…
どうしてお父さんは私が東京に行くことに反対したのかな？
そうね…
カチャ…

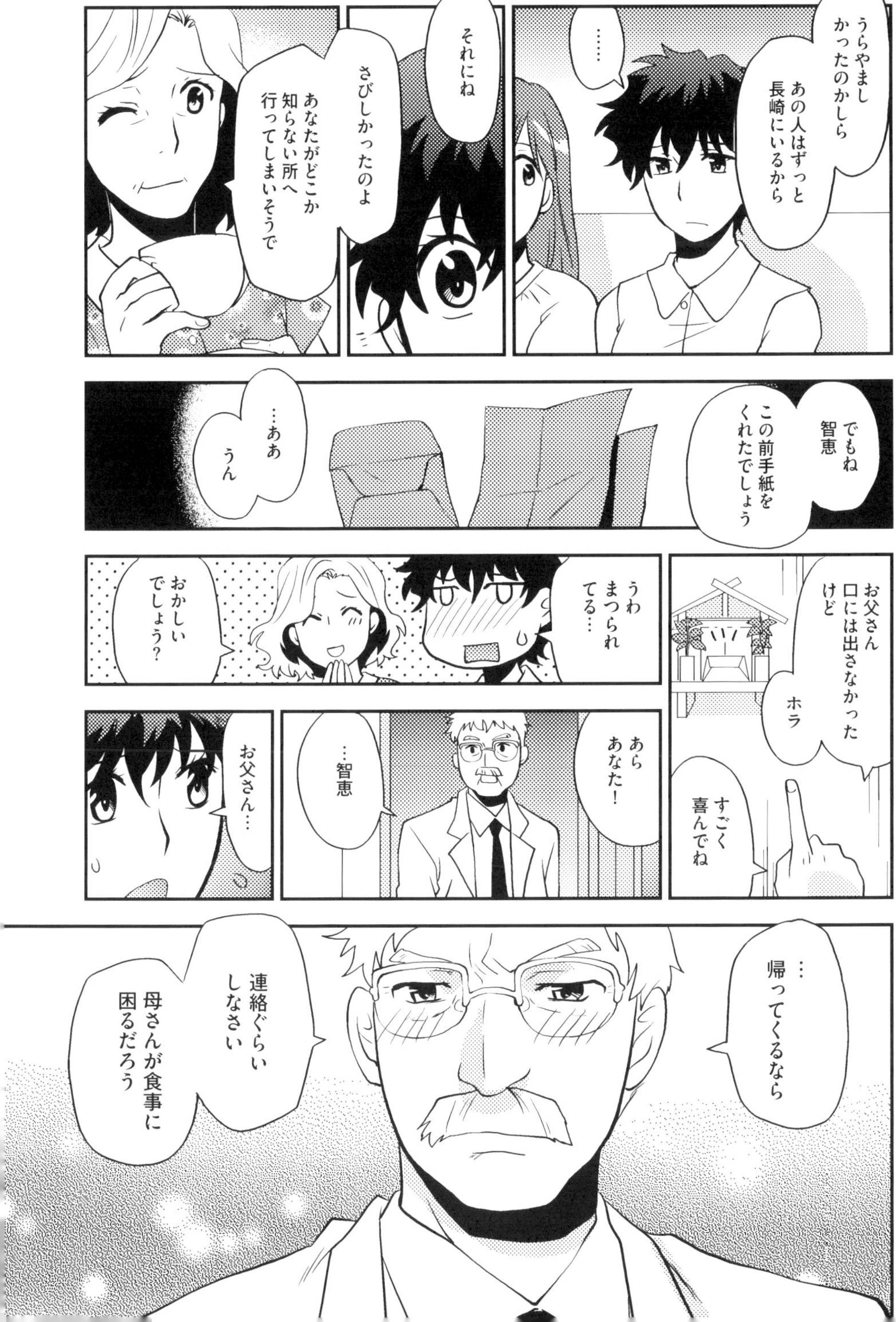
うらやましかったのかしら
あの人はずっと長崎にいるから
……
それにね
さびしかったのよ
あなたがどこか知らない所へ行ってしまいそうで
でもね智恵
この前手紙をくれたでしょう
…ああ
うん
お父さん口には出さなかったけど
ホラ
すごく喜んでね
うわまつられてる…
おかしいでしょう?
あらあなた!
…智恵
お父さん…
…帰ってくるなら
連絡ぐらいしなさい
母さんが食事に困るだろう

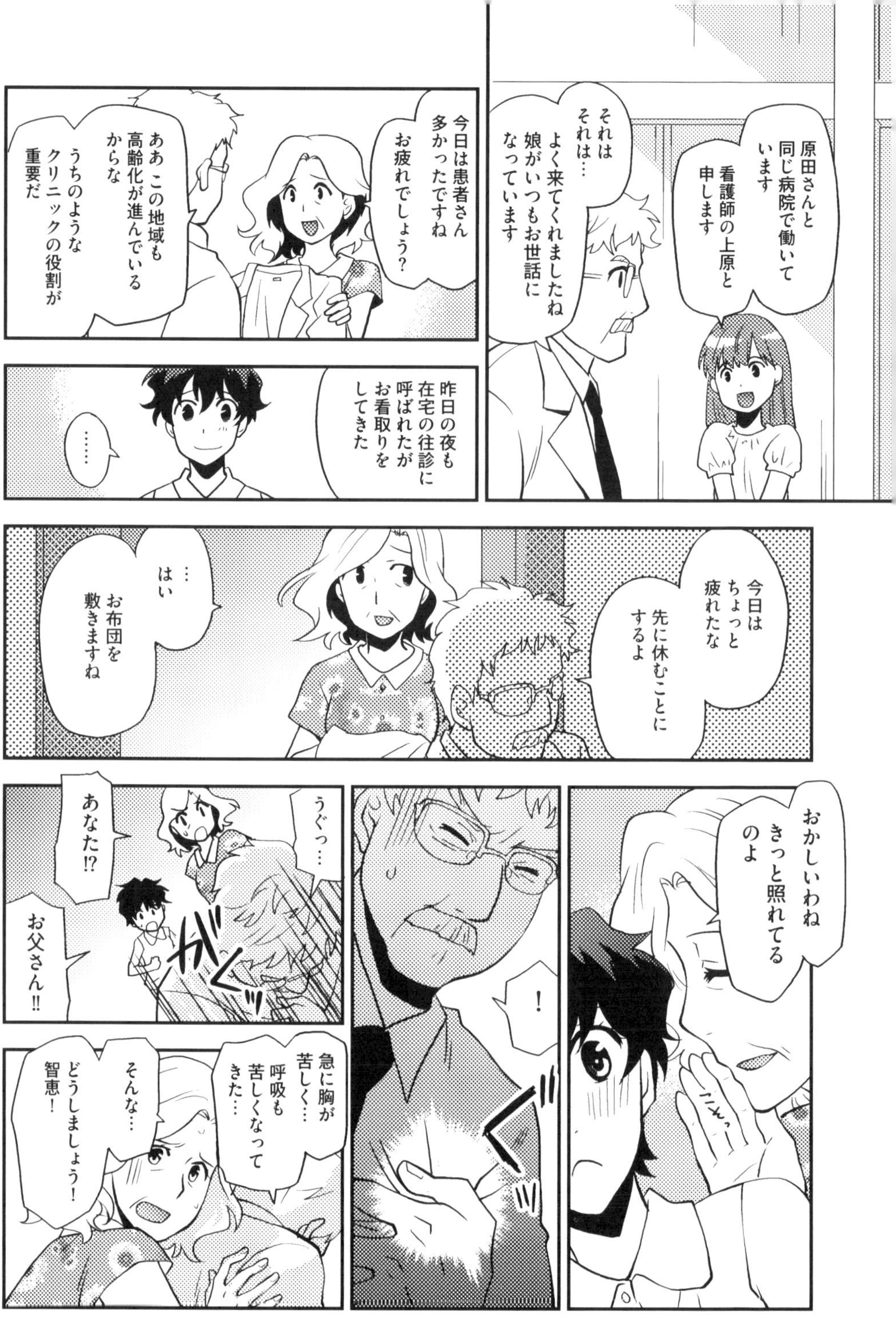
原田さんと同じ病院で働いています
看護師の上原と申します
それはそれは…
よく来てくれましたね娘がいつもお世話になっています
今日は患者さん多かったですね
お疲れでしょう?
ああ この地域も高齢化が進んでいるからな
うちのようなクリニックの役割が重要だ
昨日の夜も在宅の往診に呼ばれたがお看取りをしてきた
……
今日はちょっと疲れたな
先に休むことにするよ
…はい
お布団を敷きますね
おかしいわね
きっと照れてるのよ
こそっ
!
うぐっ…
あなた!?
お父さん!!
がくっ
急に胸が苦しく…呼吸も苦しくなってきた…
そんな…
どうしましょう!智恵!

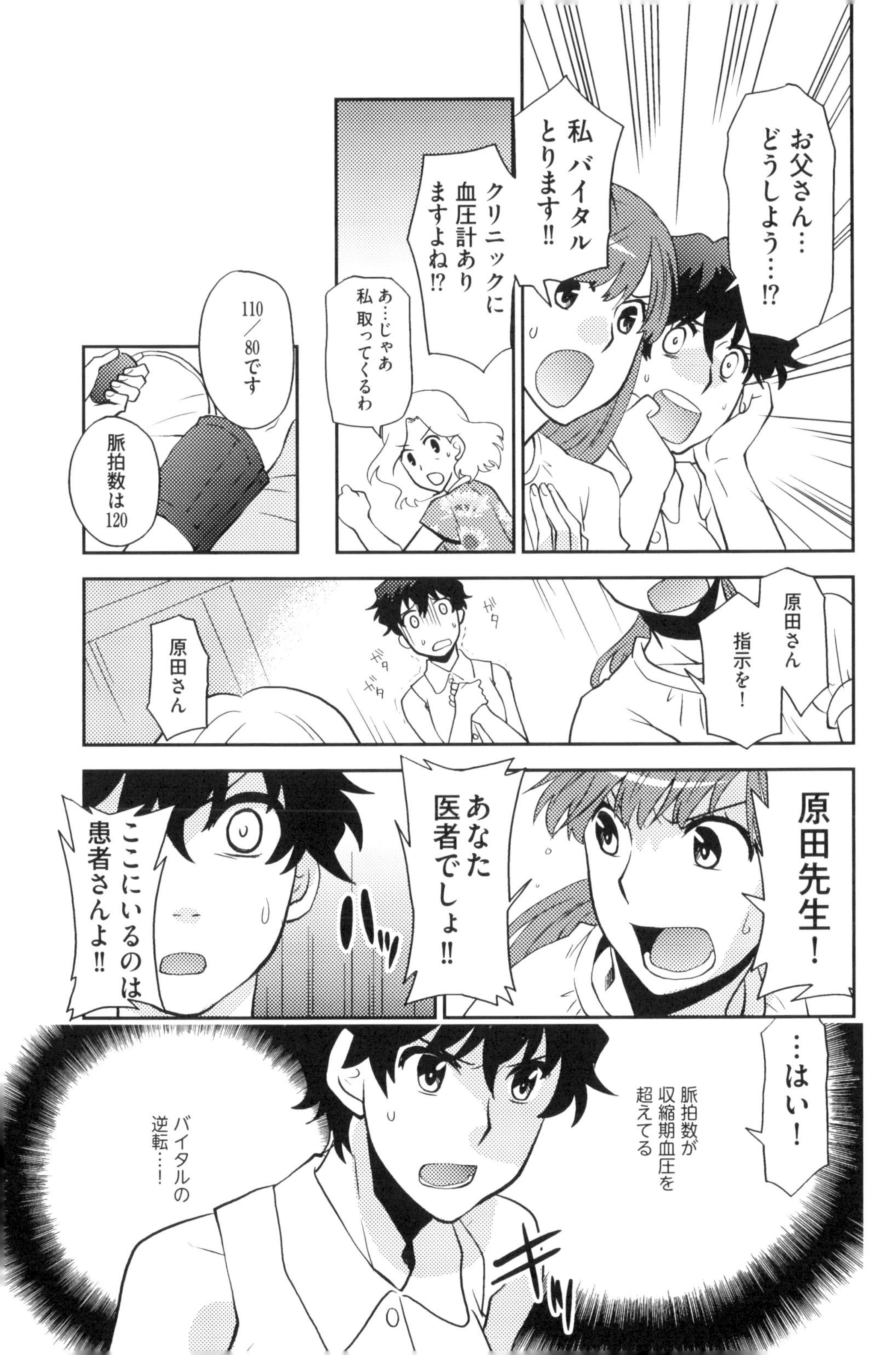
お父さん…どうしよう…!?
私 バイタルとります!!
クリニックに血圧計ありますよね!?
あ…じゃあ私取ってくるわ
110/80です
脈拍数は120
原田さん 指示を!
ガタ
ガタ
ガタ
原田さん
原田先生!
あなた医者でしょ!!
ここにいるのは患者さんよ!!
ハッ
…はい!
脈拍数が収縮期血圧を超えてる
バイタルの逆転…!
キッ

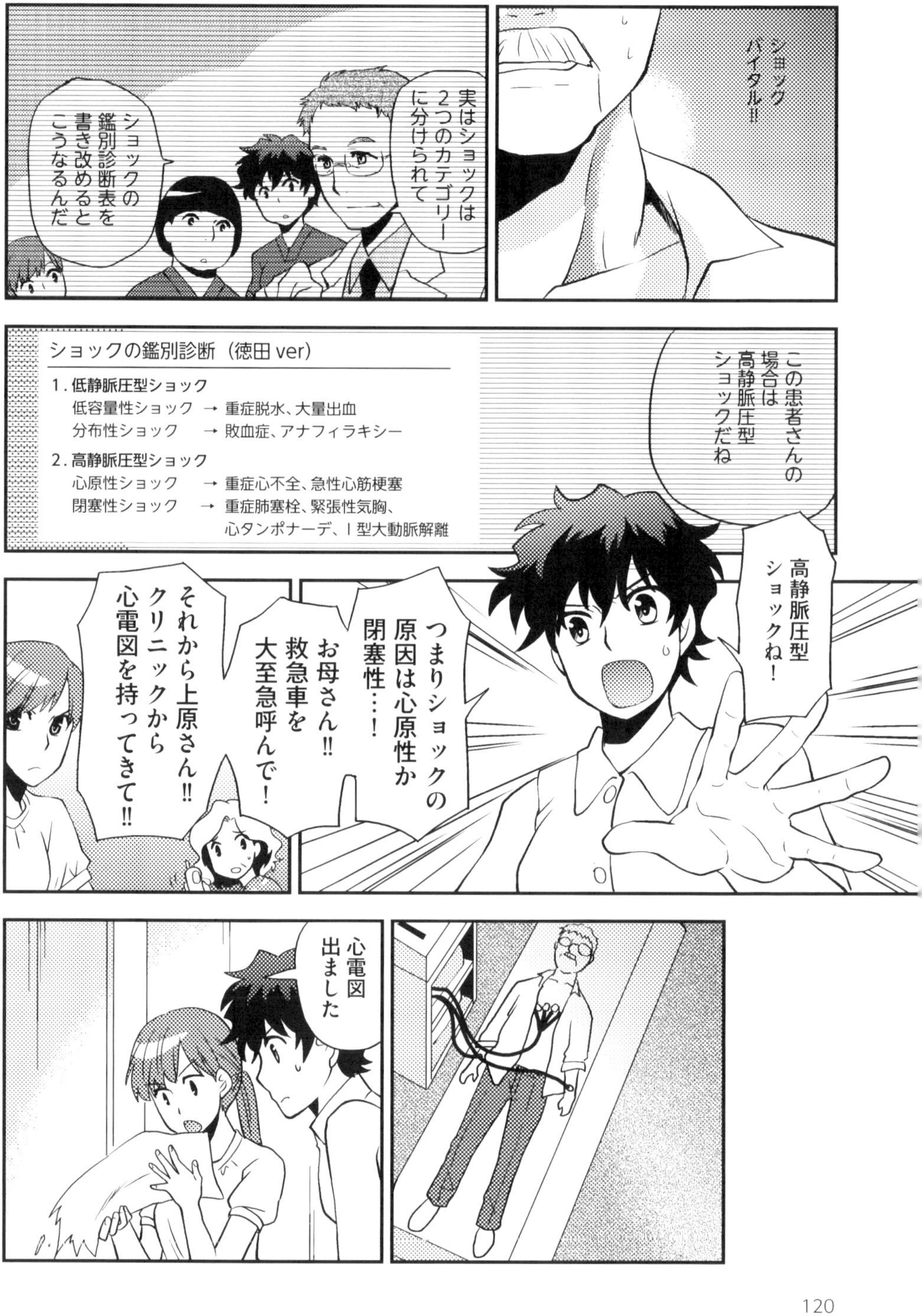
ショック
バイタル!!
実はショックは2つのカテゴリーに分けられて
ショックの鑑別診断表を書き改めるとこうなるんだ
この患者さんの場合は高静脈圧型ショックだね
ショックの鑑別診断（徳田 ver）
1. 低静脈圧型ショック
低容量性ショック → 重症脱水、大量出血
分布性ショック → 敗血症、アナフィラキシー
2. 高静脈圧型ショック
心原性ショック → 重症心不全、急性心筋梗塞
閉塞性ショック → 重症肺塞栓、緊張性気胸、心タンポナーデ、I型大動脈解離
高静脈圧型ショックね!
つまりショックの原因は心原性か閉塞性…!
お母さん!! 救急車を大至急呼んで!
それから上原さん!! クリニックから心電図を持ってきて!!
心電図出ました

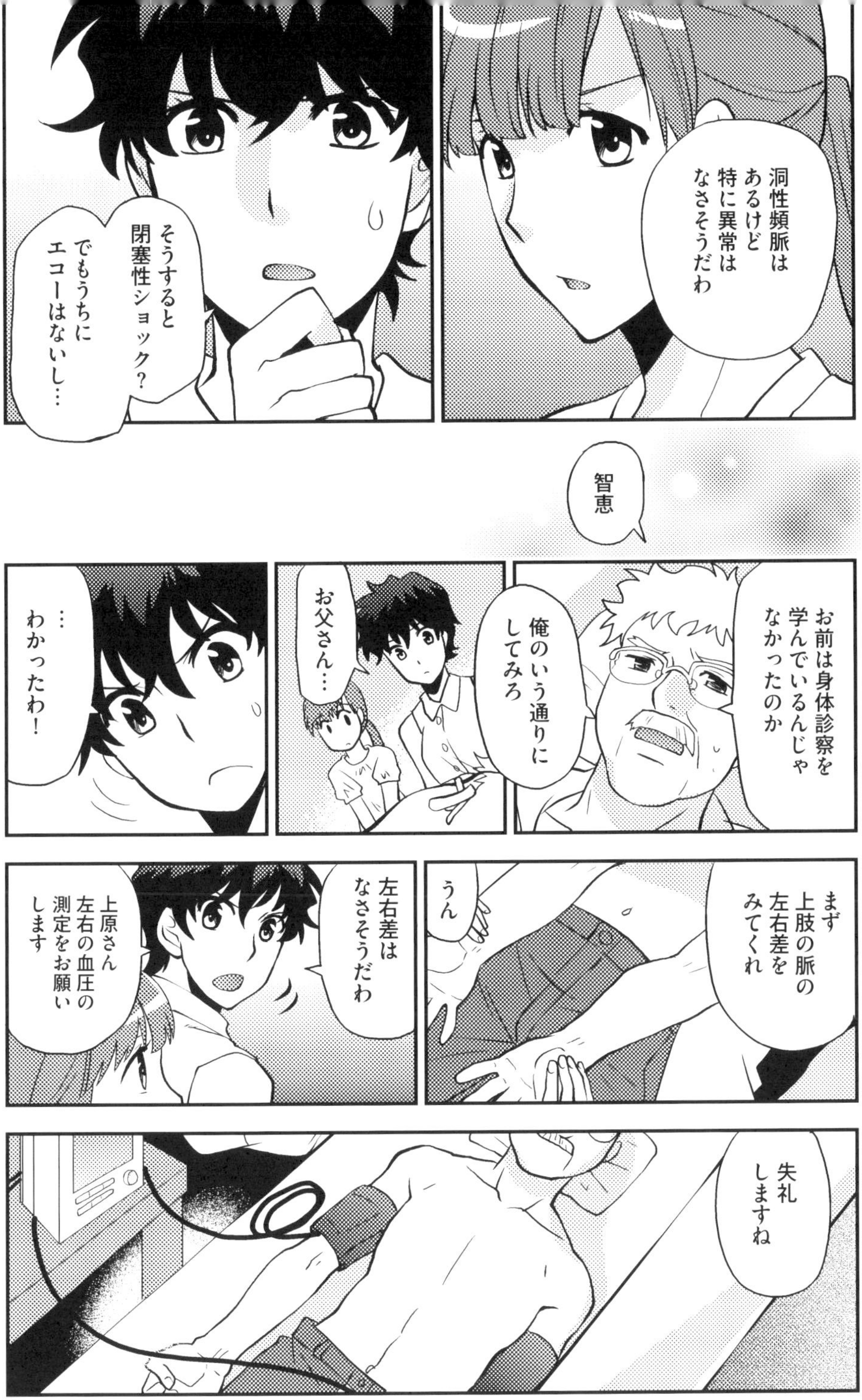
洞性頻脈はあるけど特に異常はなさそうだわ
そうすると閉塞性ショック？
でもうちにエコーはないし…
智恵
お前は身体診察を学んでいるんじゃなかったのか
俺のいう通りにしてみろ
お父さん…
…わかったわ！
まず上肢の脈の左右差をみてくれ
うん
左右差はなさそうだわ
上原さん左右の血圧の測定をお願いします
失礼しますね

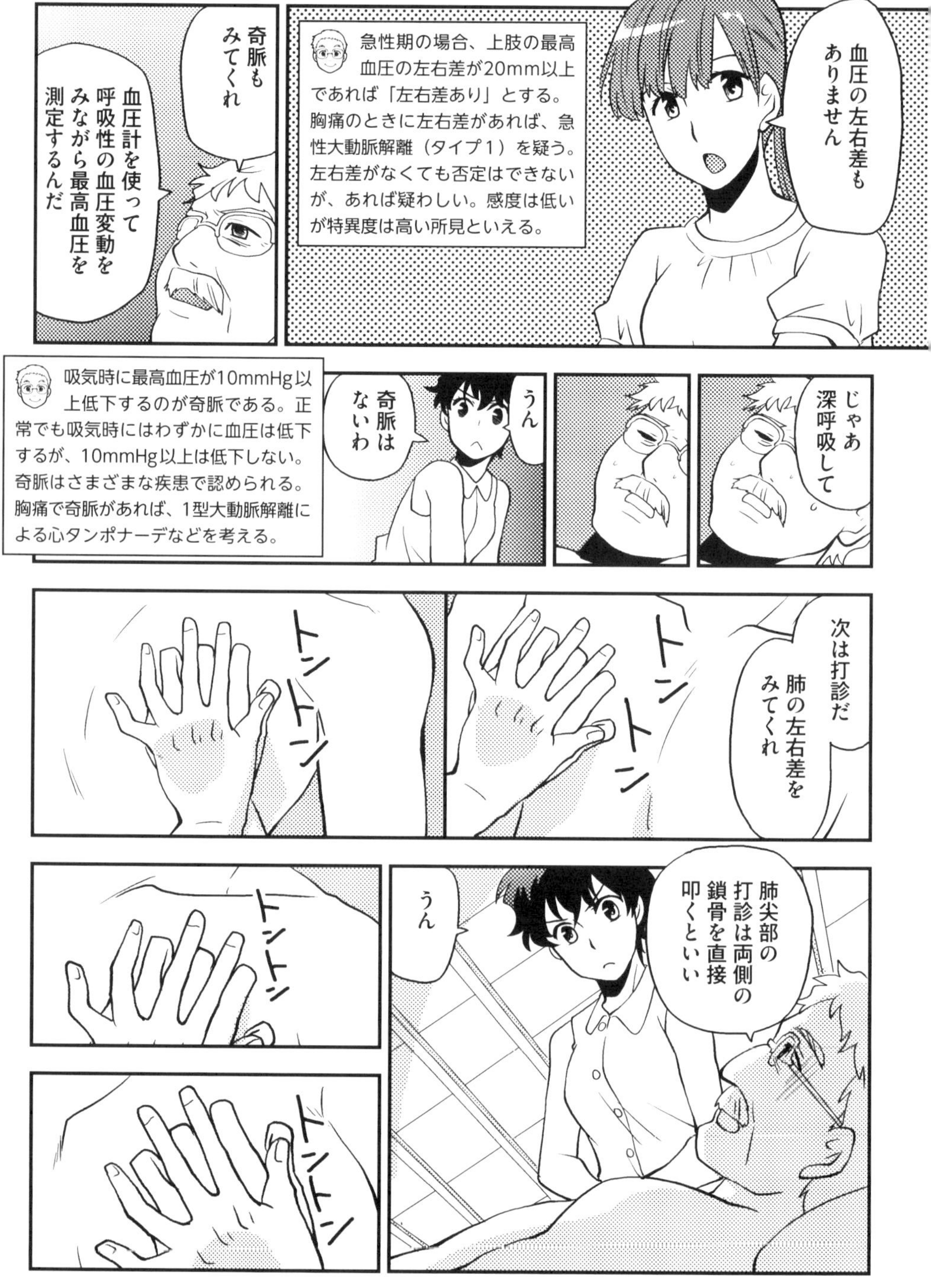
血圧の左右差もありません
急性期の場合、上肢の最高血圧の左右差が20mm以上であれば「左右差あり」とする。胸痛のときに左右差があれば、急性大動脈解離（タイプ1）を疑う。左右差がなくても否定はできないが、あれば疑わしい。感度は低いが特異度は高い所見といえる。
奇脈もみてくれ
血圧計を使って呼吸性の血圧変動をみながら最高血圧を測定するんだ
じゃあ深呼吸して
うん
奇脈はないわ
吸気時に最高血圧が10mmHg以上低下するのが奇脈である。正常でも吸気時にはわずかに血圧は低下するが、10mmHg以上は低下しない。奇脈はさまざまな疾患で認められる。胸痛で奇脈があれば、1型大動脈解離による心タンポナーデなどを考える。
次は打診だ
肺の左右差をみてくれ
トントン
トントン
トントン
肺尖部の打診は両側の鎖骨を直接叩くといい
うん
トントン
トントン

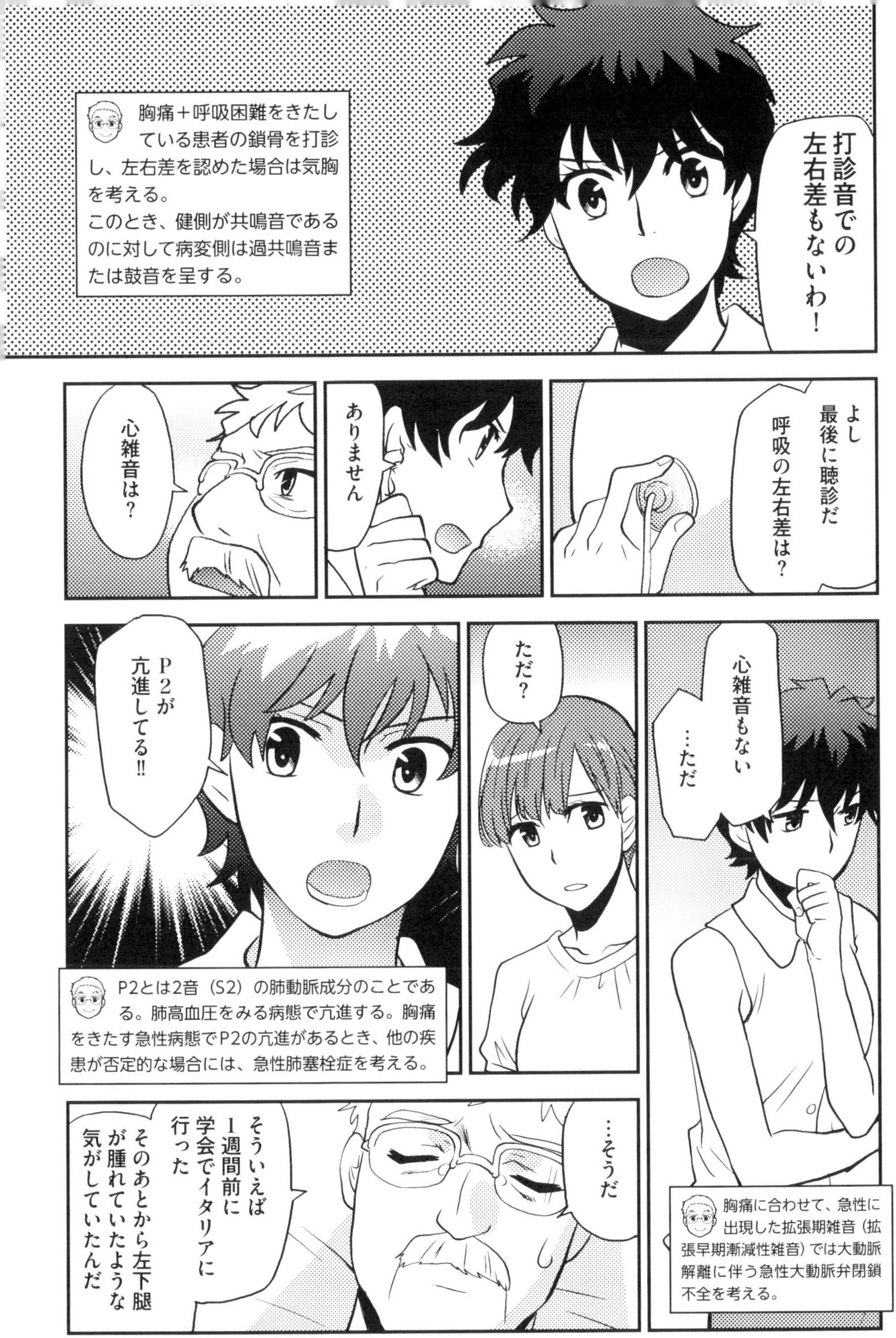
打診音での左右差もないわ!
胸痛＋呼吸困難をきたしている患者の鎖骨を打診し、左右差を認めた場合は気胸を考える。
このとき、健側が共鳴音であるのに対して病変側は過共鳴音または鼓音を呈する。
よし 最後に聴診だ 呼吸の左右差は?
ありません
心雑音は?
心雑音もない …ただ
ただ?
P2が亢進してる!!
P2とは2音（S2）の肺動脈成分のことである。肺高血圧をみる病態で亢進する。胸痛をきたす急性病態でP2の亢進があるとき、他の疾患が否定的な場合には、急性肺塞栓症を考える。
胸痛に合わせて、急性に出現した拡張期雑音（拡張早期漸減性雑音）では大動脈解離に伴う急性大動脈弁閉鎖不全を考える。
…そうだ
そういえば 1週間前に 学会でイタリアに 行った
そのあとから左下腿が腫れていたような気がしていたんだ

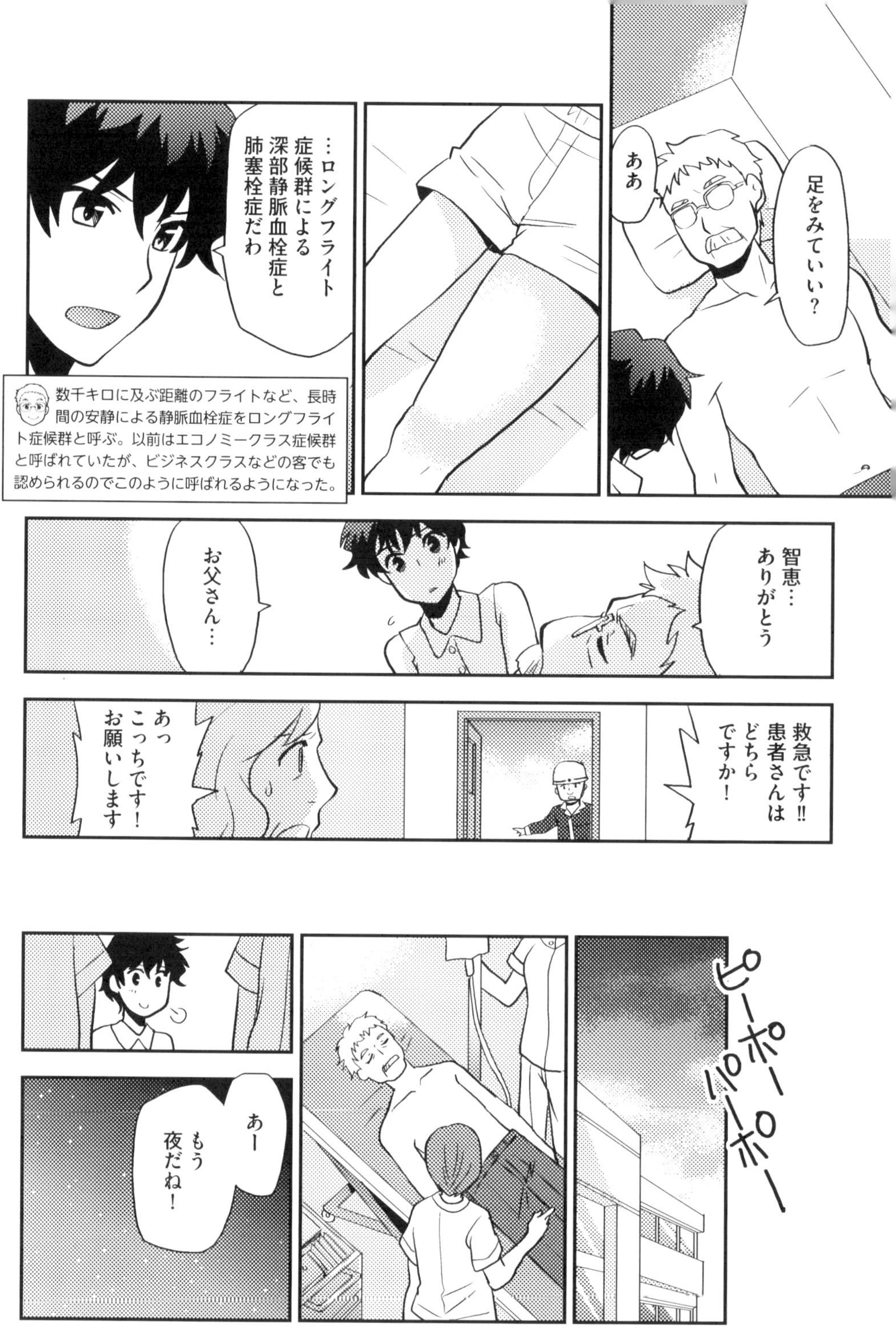
足をみていい？
ああ
…ロングフライト症候群による深部静脈血栓症と肺塞栓症だわ
数千キロに及ぶ距離のフライトなど、長時間の安静による静脈血栓症をロングフライト症候群と呼ぶ。以前はエコノミークラス症候群と呼ばれていたが、ビジネスクラスなどの客でも認められるのでこのように呼ばれるようになった。
智恵…ありがとう
お父さん…
救急です!! 患者さんはどちらですか！
あっ こっちです！お願いします
ピーポーパーポー
あー もう夜だね！

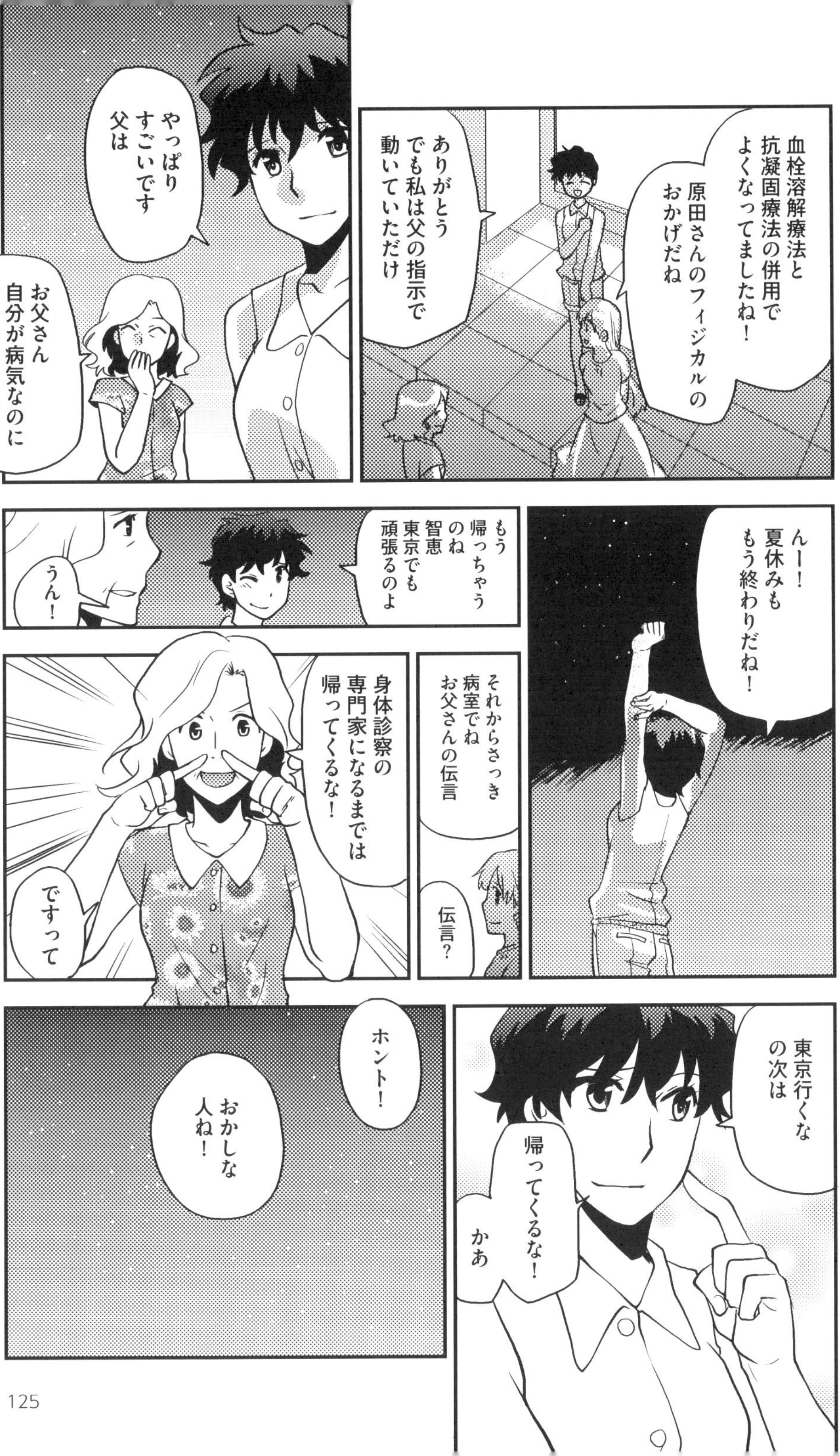
血栓溶解療法と抗凝固療法の併用でよくなってましたね！
原田さんのフィジカルのおかげだね
ありがとう でも私は父の指示で動いていただけ
やっぱりすごいです父は
お父さん自分が病気なのにおかしいったら
んー！夏休みももう終わりだね！
もう帰っちゃうのね 智恵 東京でも頑張るのよ
うん！
それからさっき病室でね お父さんの伝言
伝言？
身体診察の専門家になるまでは帰ってくるな！
ですって
東京行くなの次は
帰ってくるな！
かあ
ホント！
おかしな人ね！

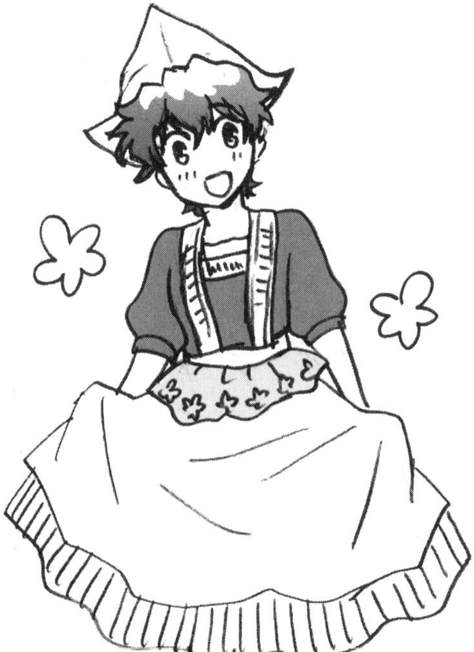

こんなとき、フィジカル

CHAPTER 4

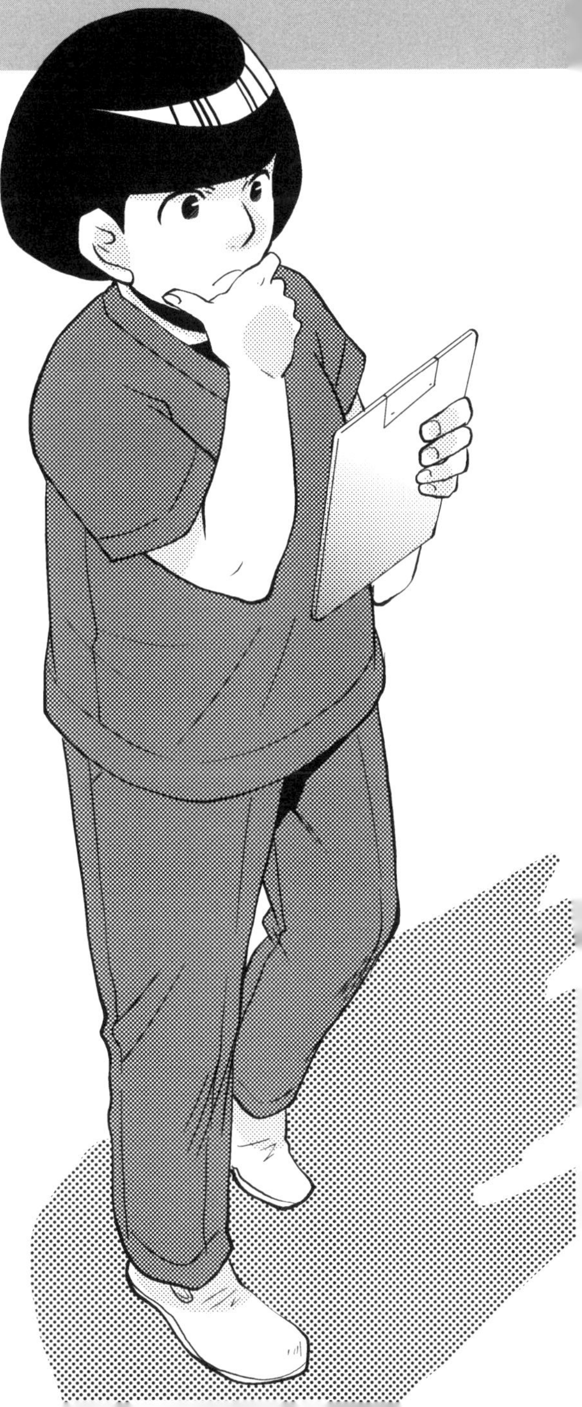

第 13 話

「呼吸困難」のとき、フィジカル

あるアフリカ人の受診

〜呼吸困難と吐血？〜

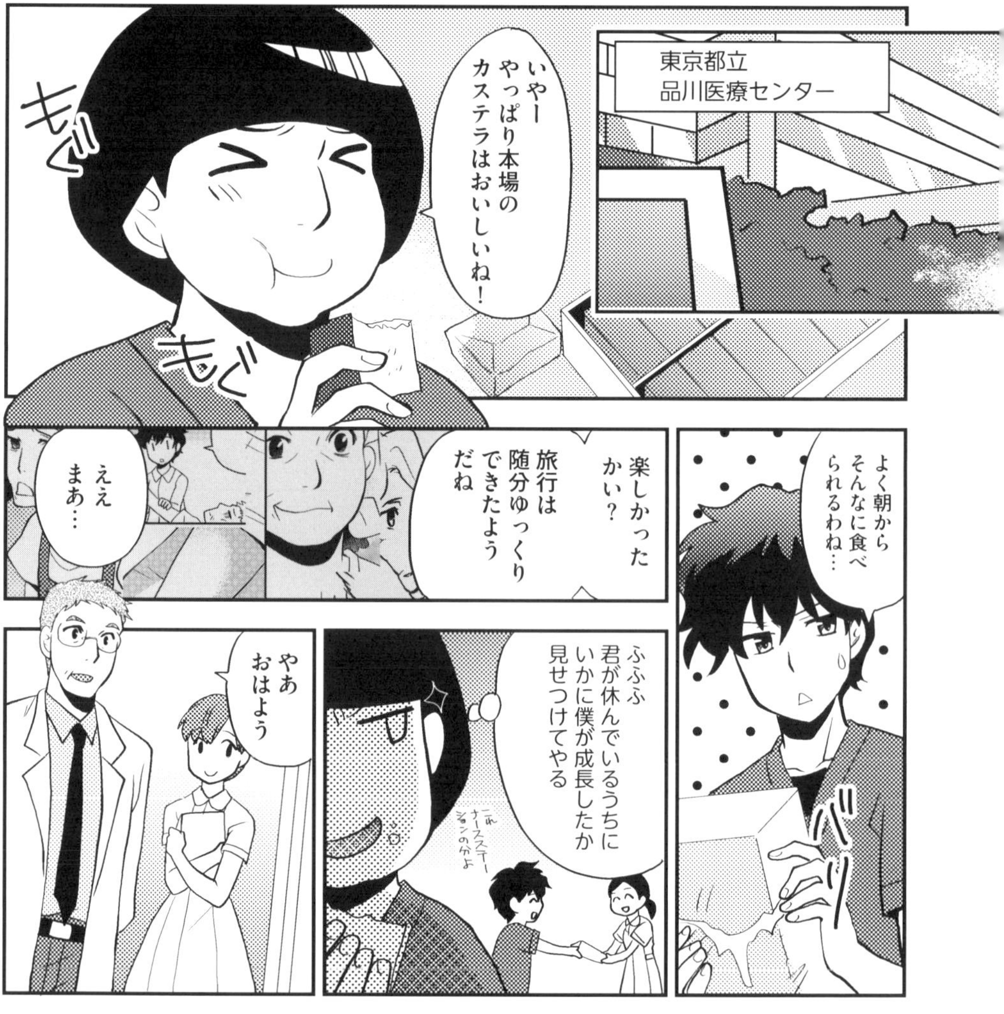

東京都立
品川医療センター
いやー やっぱり本場のカステラはおいしいね！
もぐ
もぐ
よく朝から そんなに食べられるわね…
楽しかったかい？
旅行は随分ゆっくりできたようだね
ええ まあ…
バリ
ふふふ 君が休んでいるうちに いかに僕が成長したか見せつけてやる
これナースステーションの分よ
やあ おはよう

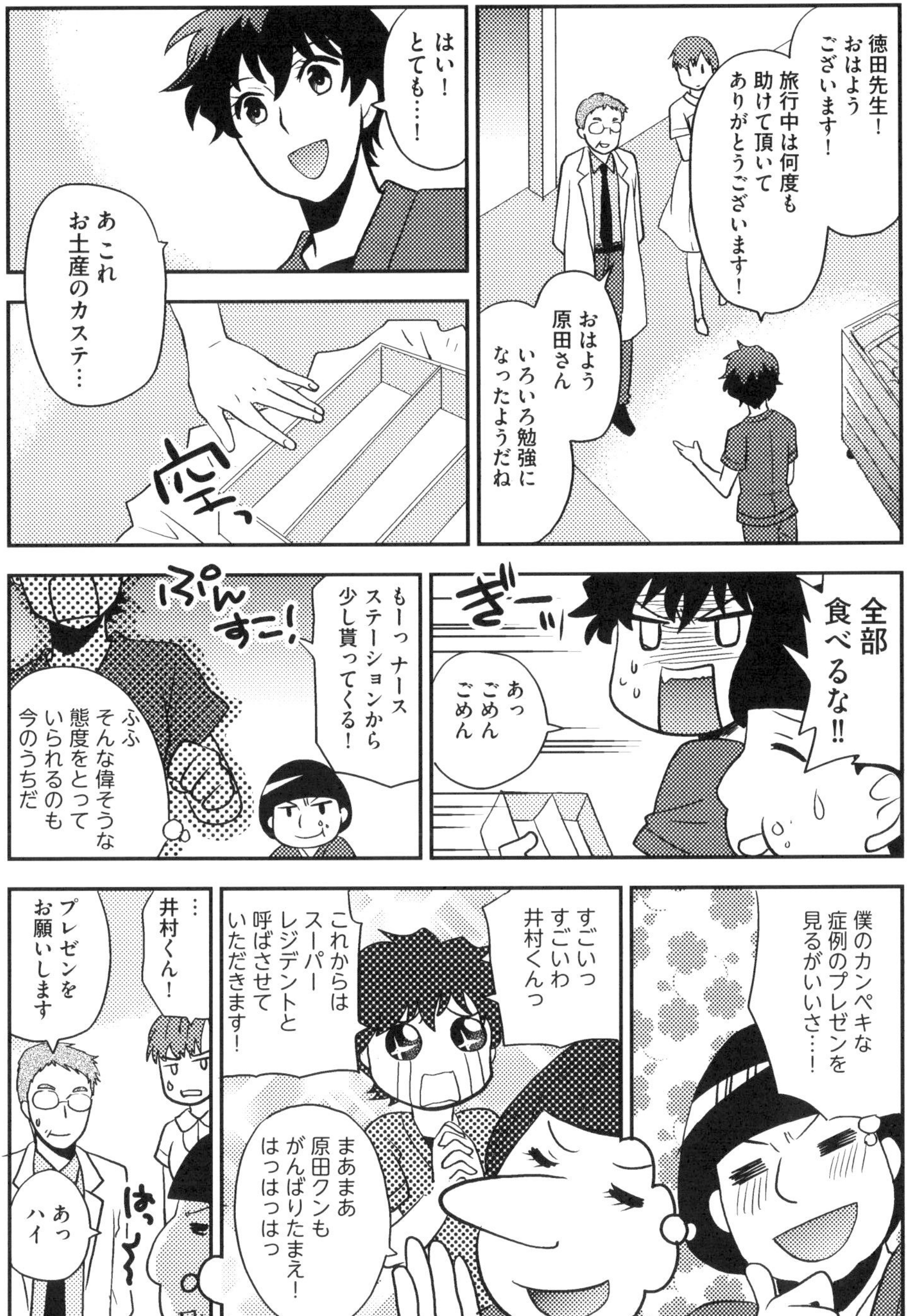
徳田先生！おはようございます！
旅行中は何度も助けて頂いてありがとうございます！
おはよう原田さん
いろいろ勉強になったようだね
はい！とても…！
あこれお土産のカステ…
空っ
全部食べるな!!
ぎーッ
あっごめんごめん
ぷんすこ！
もーっナースステーションから少し貰ってくる！
ふふそんな偉そうな態度をとっていられるのも今のうちだ
僕のカンペキな症例のプレゼンを見るがいいさ…！
すごいっすごいわ井村くんっ
これからはスーパーレジデントと呼ばさせていただきます！
まあまあ原田クンもがんばりたまえ！はっはっは
…井村くん！
プレゼンをお願いします
あっハイ
はっ〜

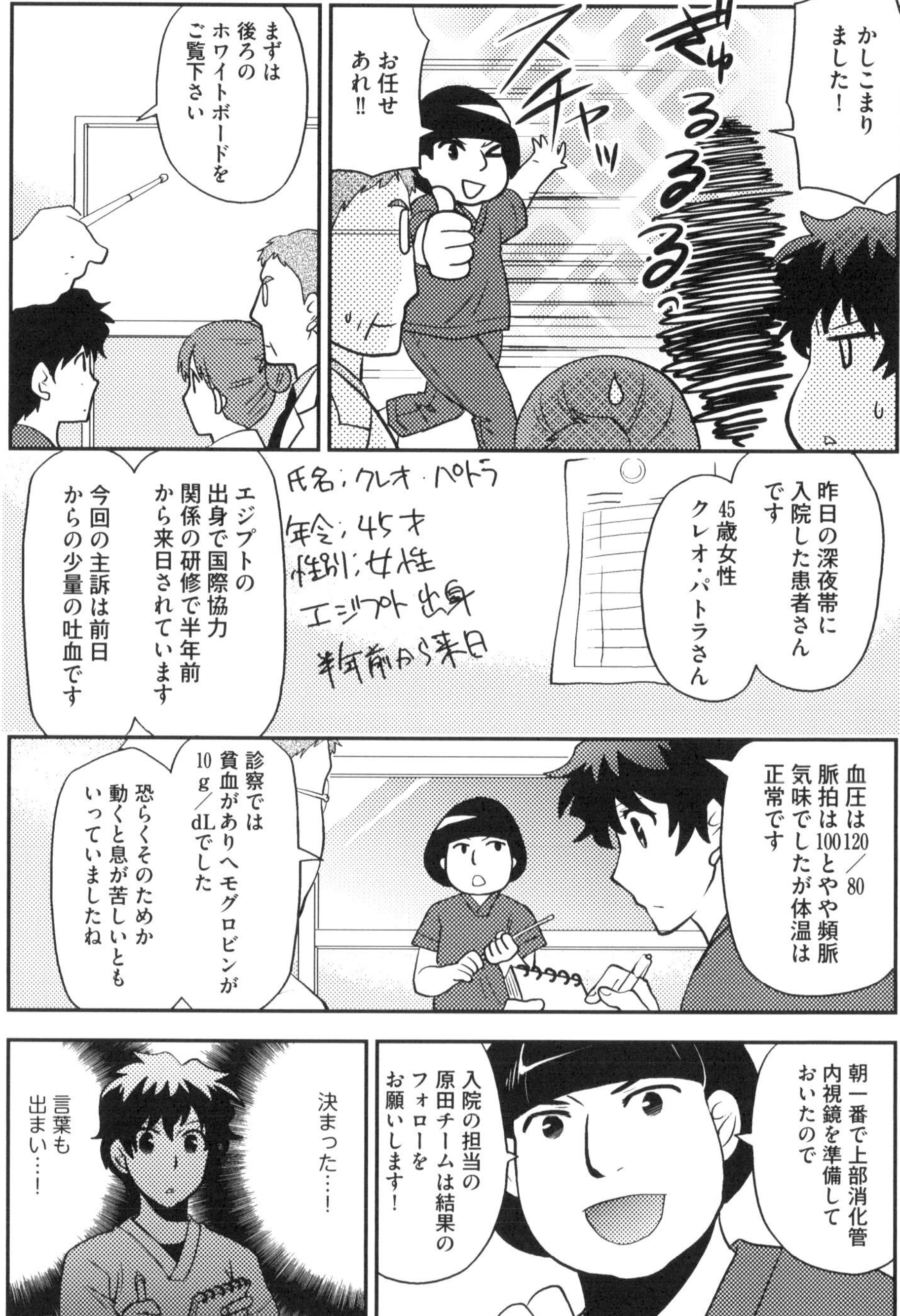
かしこまりました！
ぎゅるるる
スチャッ
お任せあれ!!
まずは後ろのホワイトボードをご覧下さい
昨日の深夜帯に入院した患者さんです
45歳女性クレオ・パトラさん
氏名：クレオ・パトラ
年令：45才
性別：女性
エジプト出身
半年前から来日
エジプトの出身で国際協力関係の研修で半年前から来日されています
今回の主訴は前日からの少量の吐血です
血圧は120／80脈拍は100とやや頻脈気味でしたが体温は正常です
診察では貧血がありヘモグロビンが10 g／dLでした
恐らくそのためか動くと息が苦しいともいっていましたね
朝一番で上部消化管内視鏡を準備しておいたので
入院の担当の原田チームは結果のフォローをお願いします！
決まった…！
言葉も出まい…！

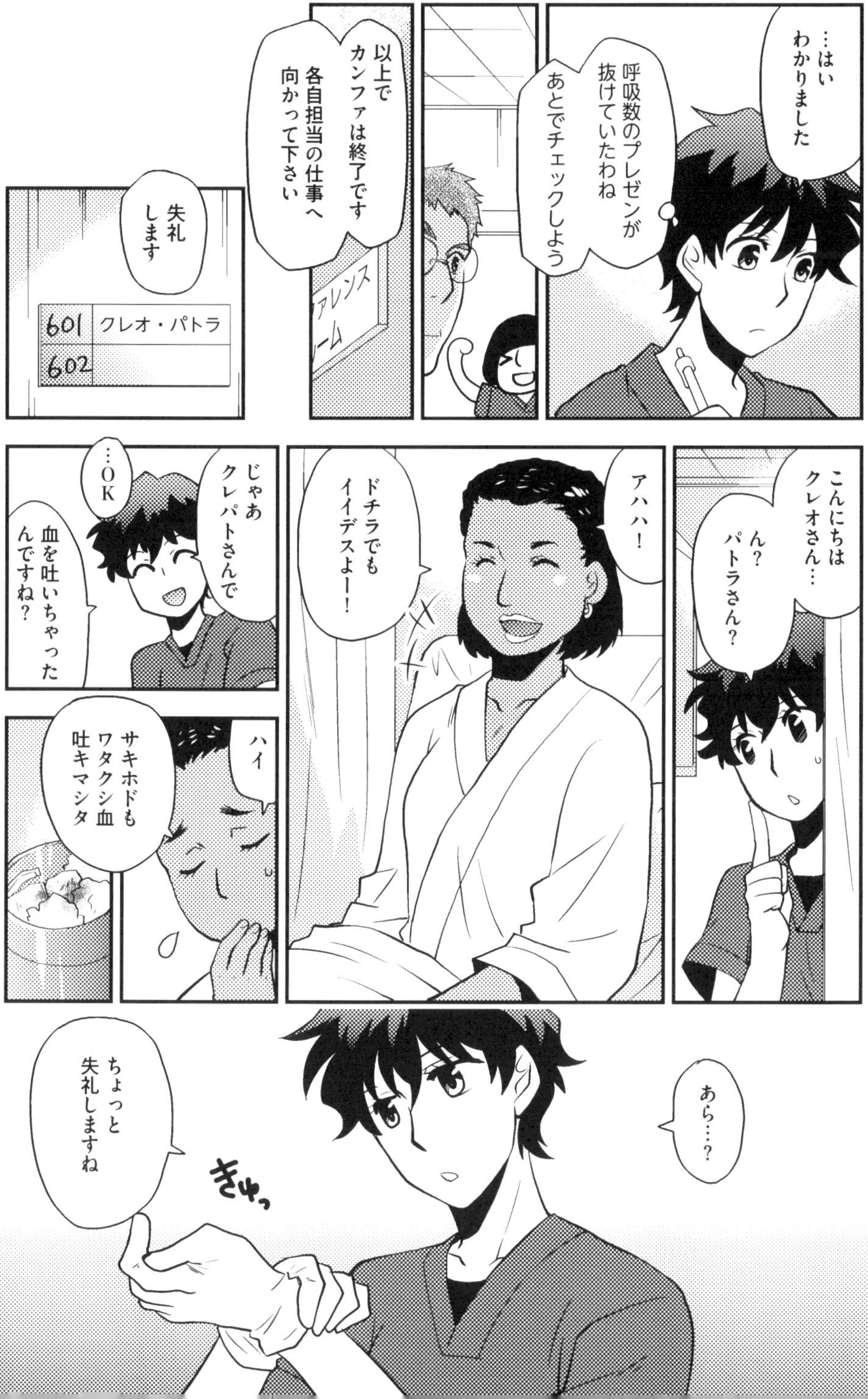
…はい わかりました
呼吸数のプレゼンが抜けていたわね あとでチェックしよう
以上でカンファは終了です 各自担当の仕事へ向かって下さい
ファレンス ーム
失礼します
601 クレオ・パトラ
602
こんにちはクレオさん…
ん? パトラさん?
アハハ!
ドチラでもイイデスよー!
じゃあクレパトさんで
…OK
血を吐いちゃったんですね?
ハイ
サキホドもワタクシ血吐キマシタ
あら…?
ちょっと失礼しますね
きゅっ

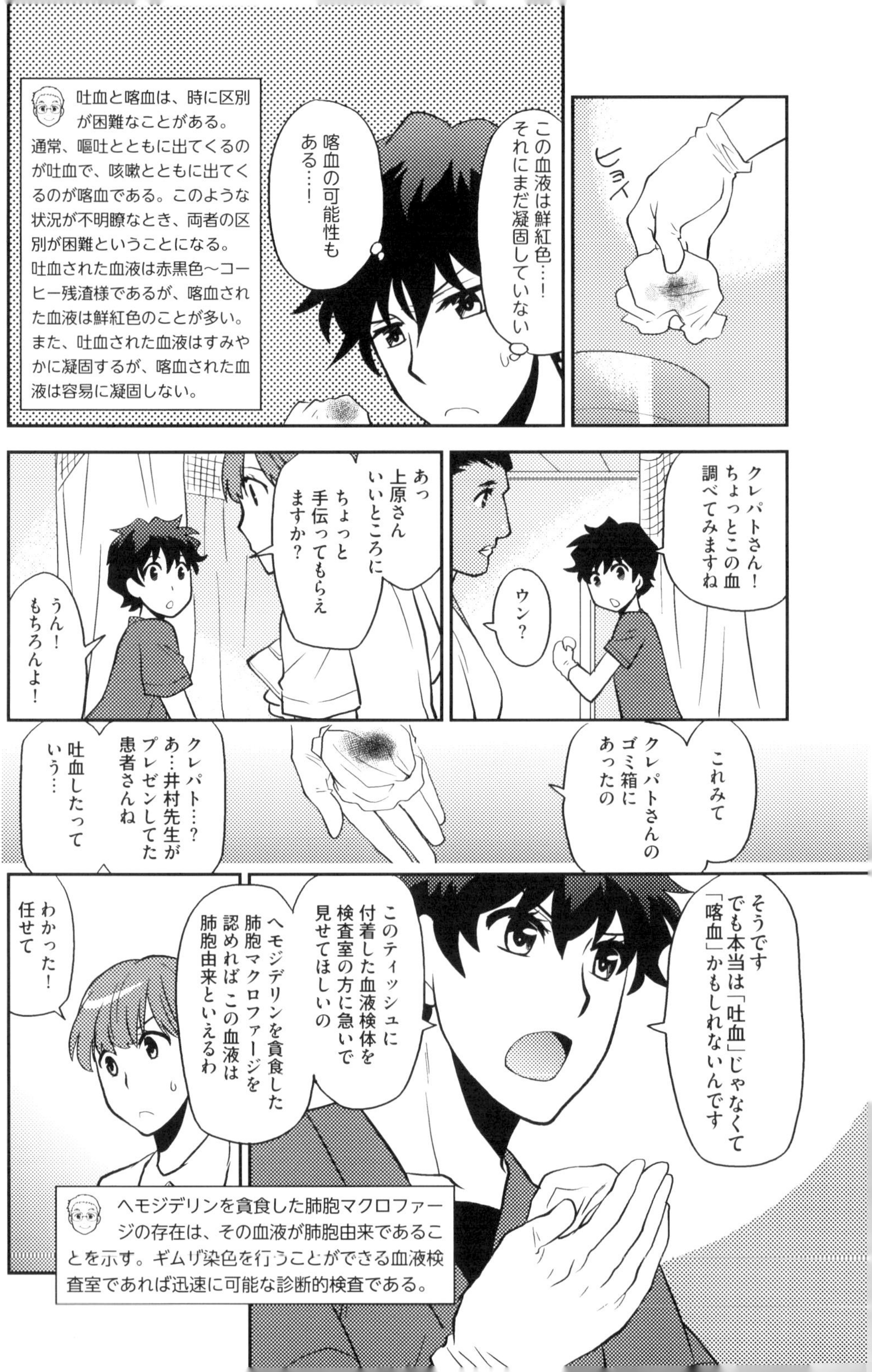
ヒョイ
この血液は鮮紅色…！
それにまだ凝固していない
喀血の可能性もある…！
吐血と喀血は、時に区別が困難なことがある。通常、嘔吐とともに出てくるのが吐血で、咳嗽とともに出てくるのが喀血である。このような状況が不明瞭なとき、両者の区別が困難ということになる。吐血された血液は赤黒色〜コーヒー残渣様であるが、喀血された血液は鮮紅色のことが多い。また、吐血された血液はすみやかに凝固するが、喀血された血液は容易に凝固しない。
クレパトさん！ちょっとこの血調べてみますね
ウン？
あっ 上原さん いいところに ちょっと手伝ってもらえますか？
うん！もちろんよ！
これみて クレパトさんのゴミ箱にあったの
クレパト…？あ…井村先生がプレゼンしてた患者さんね 吐血したっていう…
そうです でも本当は「吐血」じゃなくて「喀血」かもしれないんです
このティッシュに付着した血液検体を検査室の方に急いで見せてほしいの
ヘモジデリンを貪食した肺胞マクロファージを認めれば この血液は肺胞由来といえるわ
わかった！任せて
ヘモジデリンを貪食した肺胞マクロファージの存在は、その血液が肺胞由来であることを示す。ギムザ染色を行うことができる血液検査室であれば迅速に可能な診断的検査である。

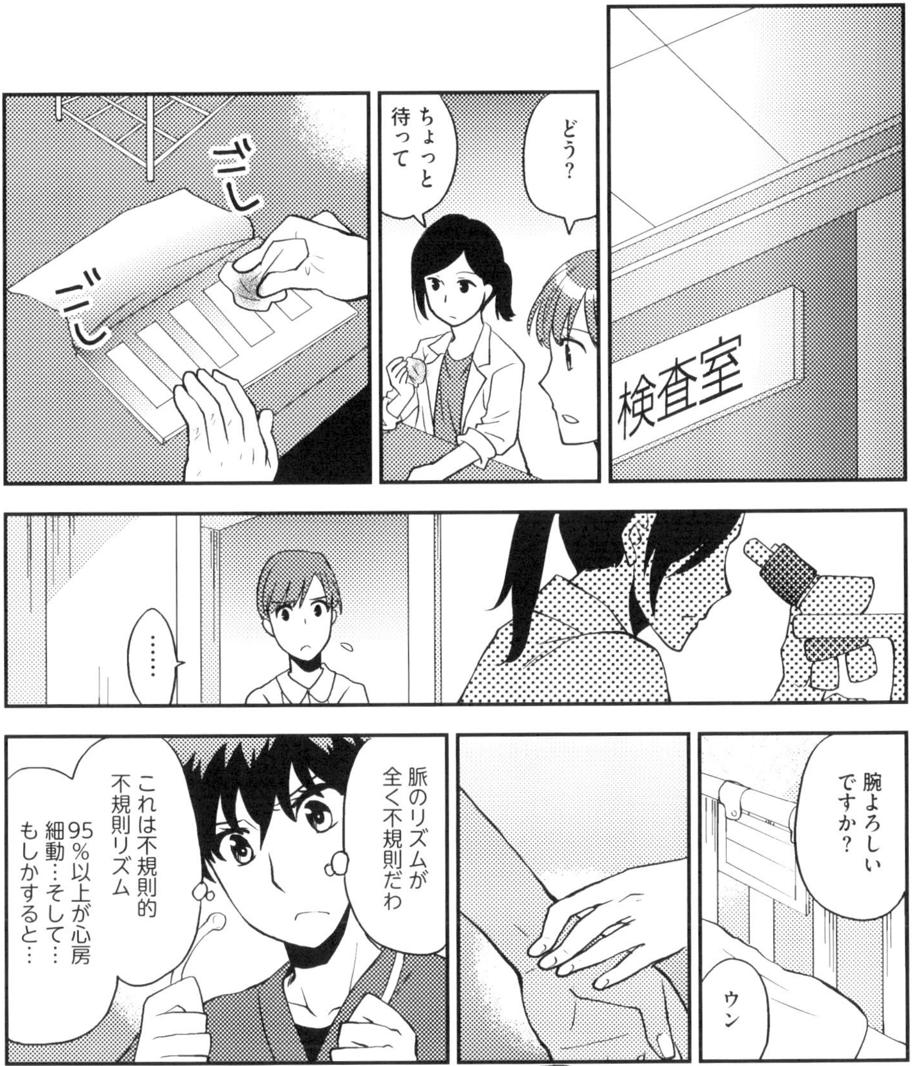
検査室
どう？
ちょっと待って
ゴシ
ゴシ
……
腕よろしいですか？
ウン
脈のリズムが全く不規則だわ
これは不規則的不規則リズム
95％以上が心房細動…そして…もしかすると…

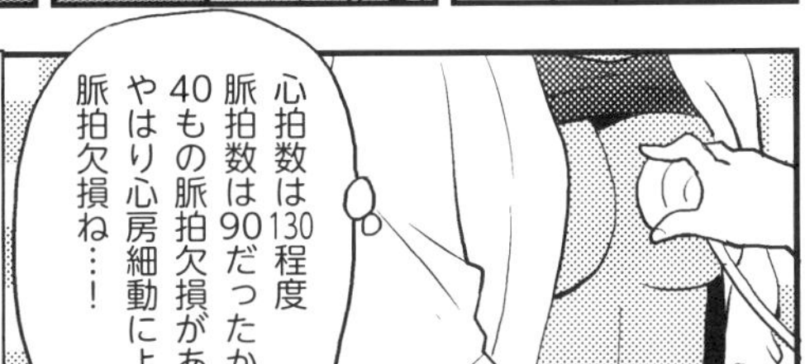
心拍数は130程度
脈拍数は90だったから
40もの脈拍欠損があるわ
やはり心房細動による
脈拍欠損ね…！

心房細動で頻脈をきたしているとき、末梢動脈を触診して行う脈拍数のカウントと実際の心拍数が一致しないことがある。
これは、頻脈性心房細動のときに、拡張期が短くなることがあり、十分な血液が左心室に還流することができなかったあとに左心室が収縮するので、生成される脈波が小さくなってしまう結果、末梢動脈では触診が困難となるからである。
このことから、頻脈性心房細動のときには、必ず心拍数を測定するようにする。心不全の治療などは、心拍数を評価しながら行う必要性があるからである。
心拍数を測定するには、心電図モニターを装着してもよいが、聴診器があれば直接心音をカウントすればよい。聴診器がなければ左前胸部の触診で心尖拍動をカウントすればよい。

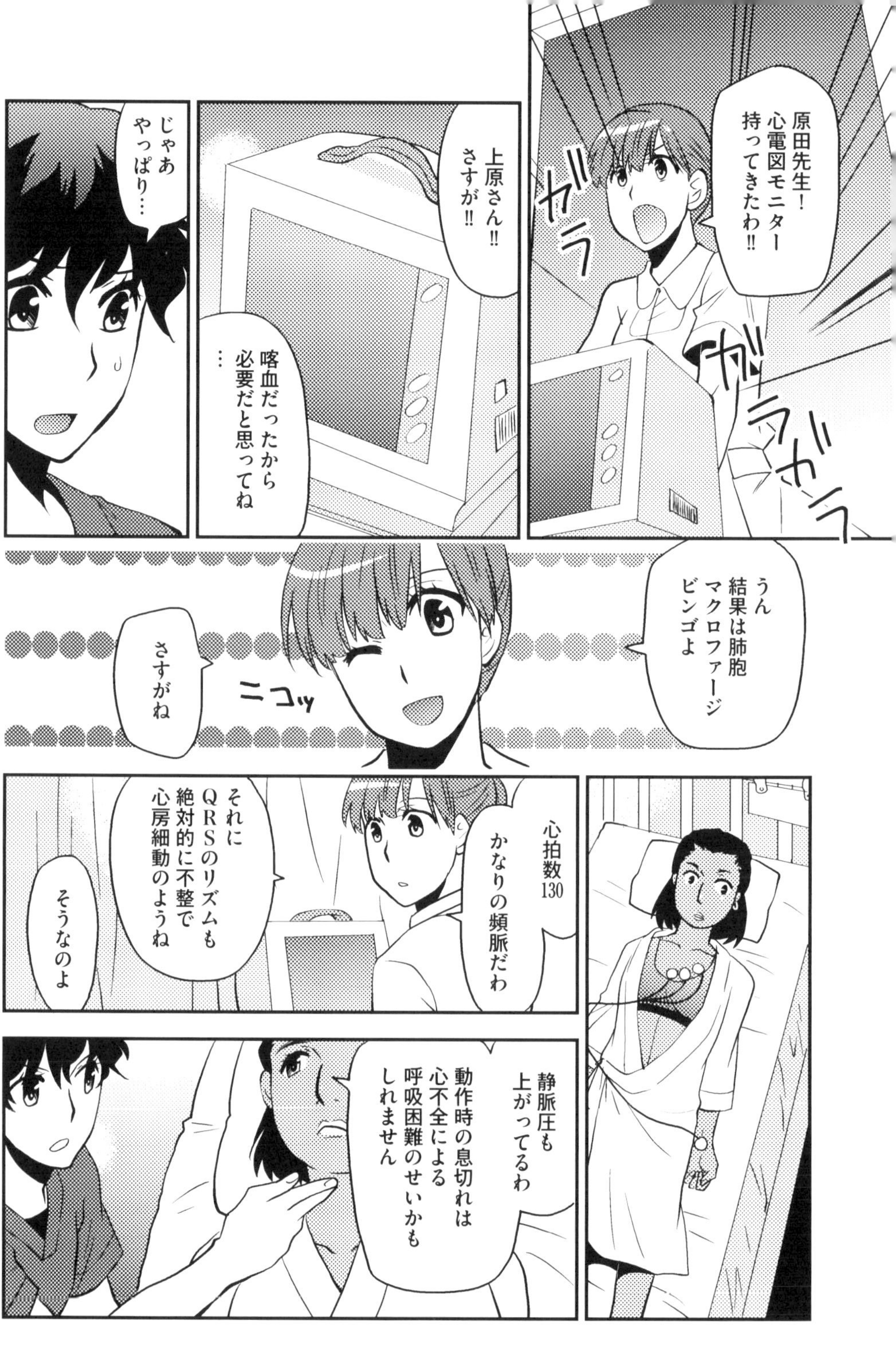
原田先生! 心電図モニター 持ってきたわ!!
ガラ
ガラガラ
上原さん!! さすが!!
喀血だったから 必要だと思ってね …
じゃあ やっぱり…
うん 結果は肺胞 マクロファージ ビンゴよ
ニコッ
さすがね
心拍数130
かなりの頻脈だわ
それに QRSのリズムも 絶対的に不整で 心房細動のようね
そうなのよ
静脈圧も 上がってるわ
動作時の息切れは 心不全による 呼吸困難のせいかも しれません

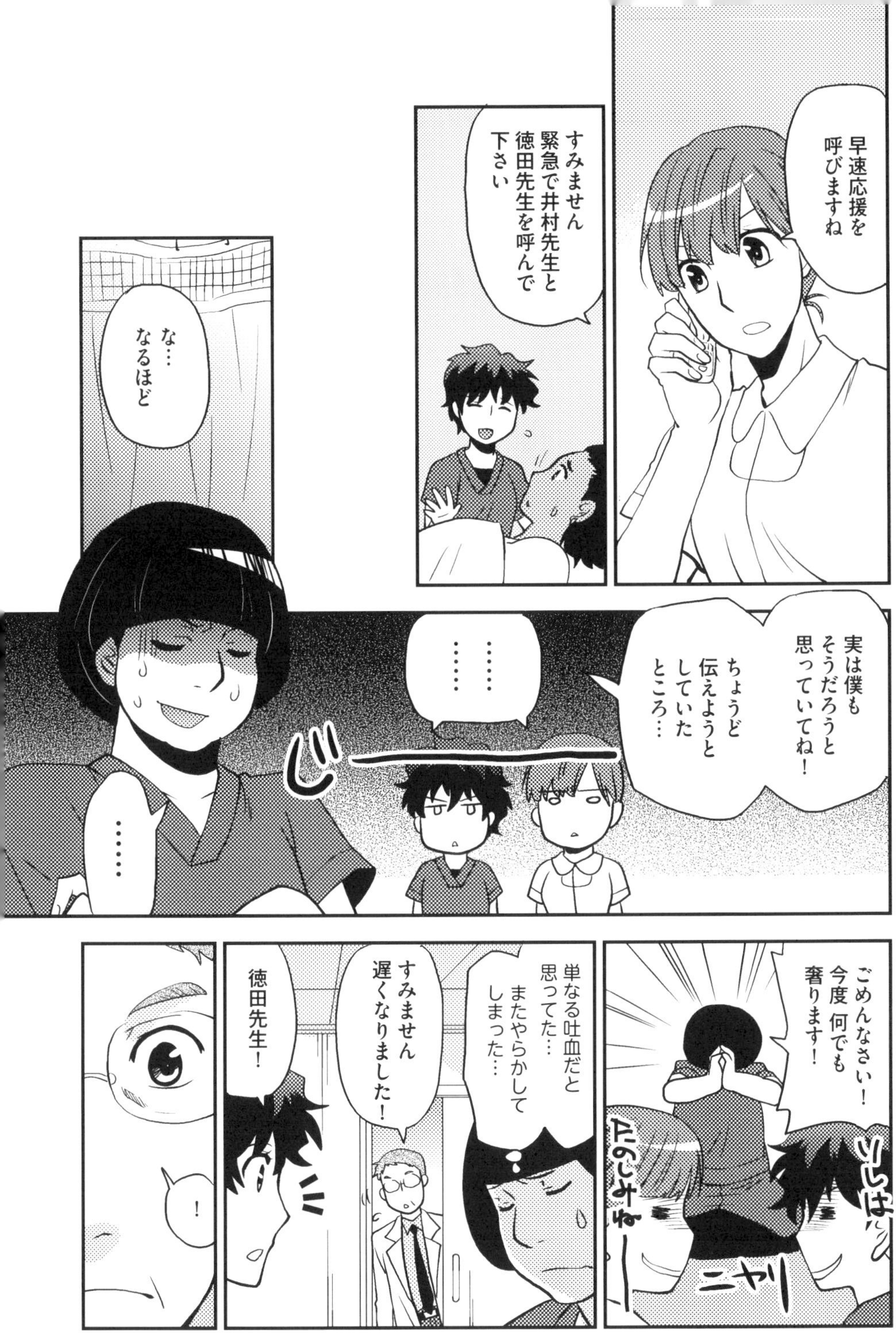
早速応援を呼びますね
すみません緊急で井村先生と徳田先生を呼んで下さい
な…なるほど
実は僕もそうだろうと思っていてね！ちょうど伝えようとしていたところ…
……
じ――――
……
ごめんなさい！今度何でも奢ります！
いしは
たのしみね――
ニヤリ
単なる吐血だと思ってた…またやらかしてしまった…
すみません遅くなりました！
徳田先生！
！

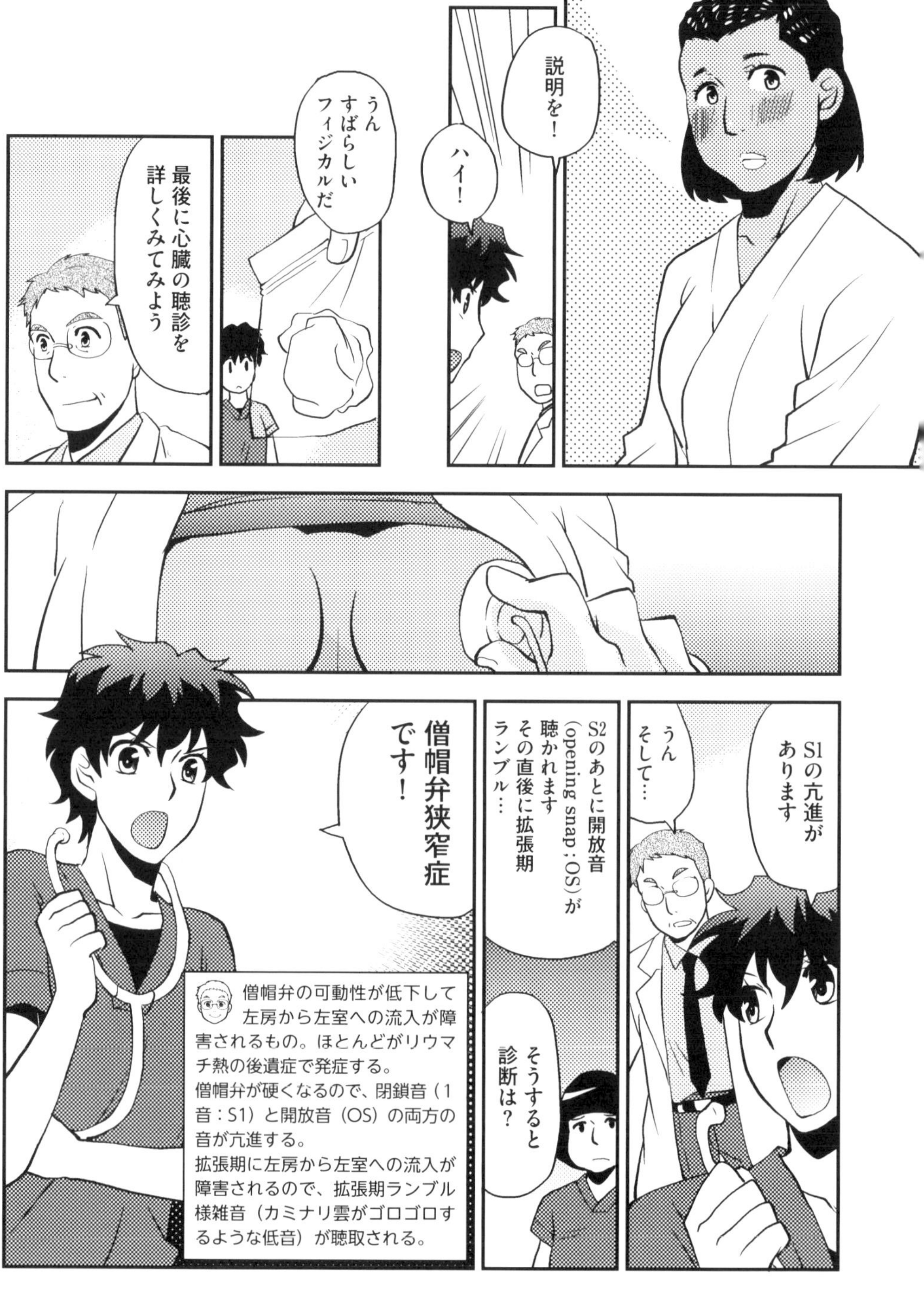
説明を！
ハイ！
うん
すばらしい
フィジカルだ
最後に心臓の聴診を
詳しくみてみよう
S1の亢進が
あります
うん
そして…
S2のあとに開放音
(opening snap ; OS)が
聴かれます
その直後に拡張期
ランブル…
そうすると
診断は？
僧帽弁狭窄症
です！
僧帽弁の可動性が低下して左房から左室への流入が障害されるもの。ほとんどがリウマチ熱の後遺症で発症する。
僧帽弁が硬くなるので、閉鎖音（1音：S1）と開放音（OS）の両方の音が亢進する。
拡張期に左房から左室への流入が障害されるので、拡張期ランブル様雑音（カミナリ雲がゴロゴロするような低音）が聴取される。

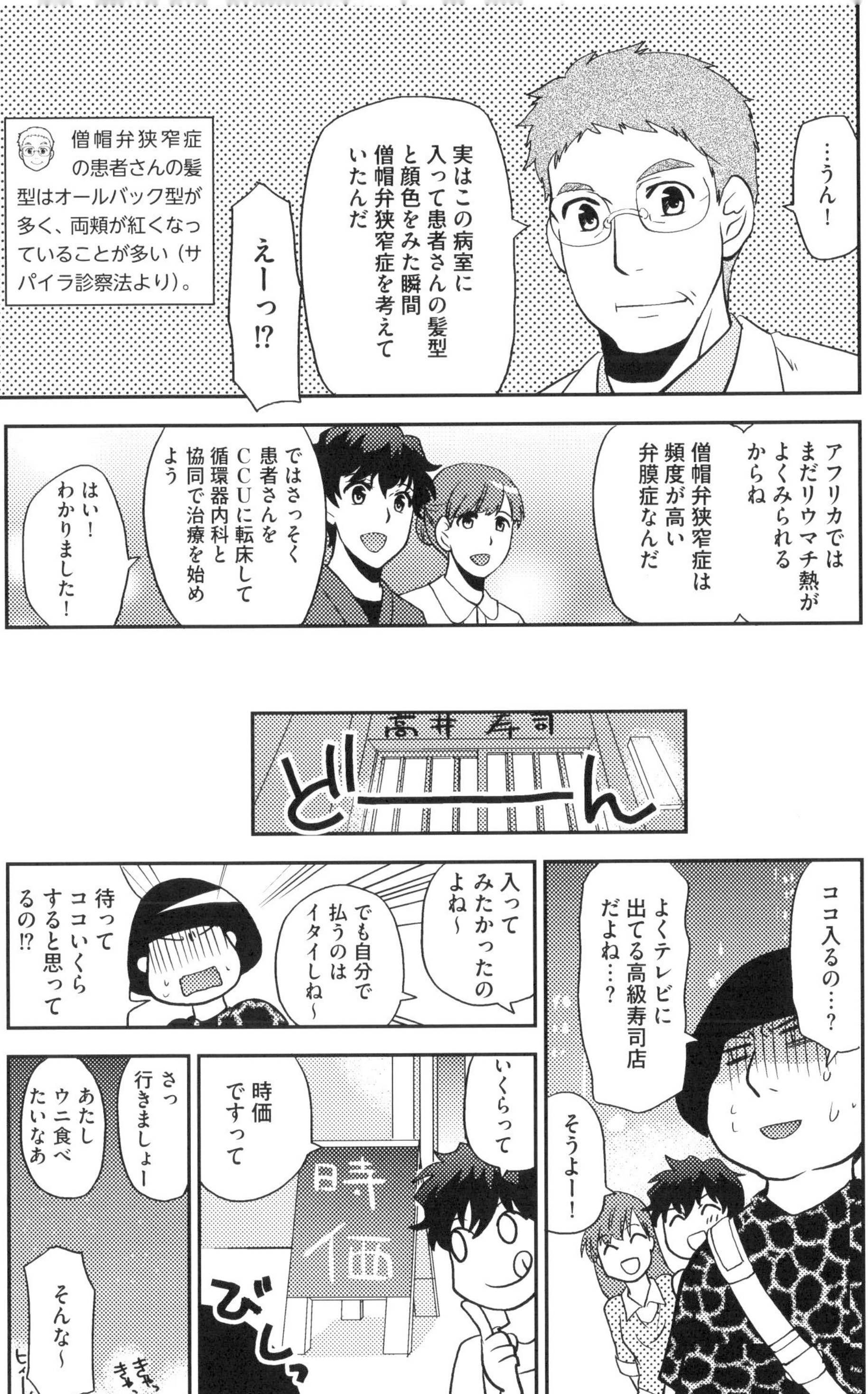
…うん！
実はこの病室に入って患者さんの髪型と顔色をみた瞬間僧帽弁狭窄症を考えていたんだ
えーっ!?
僧帽弁狭窄症の患者さんの髪型はオールバック型が多く、両頬が紅くなっていることが多い（サパイラ診察法より）。
アフリカではまだリウマチ熱がよくみられるからね
僧帽弁狭窄症は頻度が高い弁膜症なんだ
ではさっそく患者さんをCCUに転床して循環器内科と協同で治療を始めよう
はい！わかりました！
高井寿司
ど――ん
ココ入るの…？
よくテレビに出てる高級寿司店だよね…？
そうよー！
入ってみたかったのよね～
でも自分で払うのはイタイしね～
待ってココいくらすると思ってるの!?
いくらって
時価ですって
時価
びしっ
さっ行きましょー
あたしウニ食べたいなあ
そんな～
ヒィー!

第 14 話

「動悸」のとき、フィジカル

25年前の教訓

～頸静脈波形をみよ！～

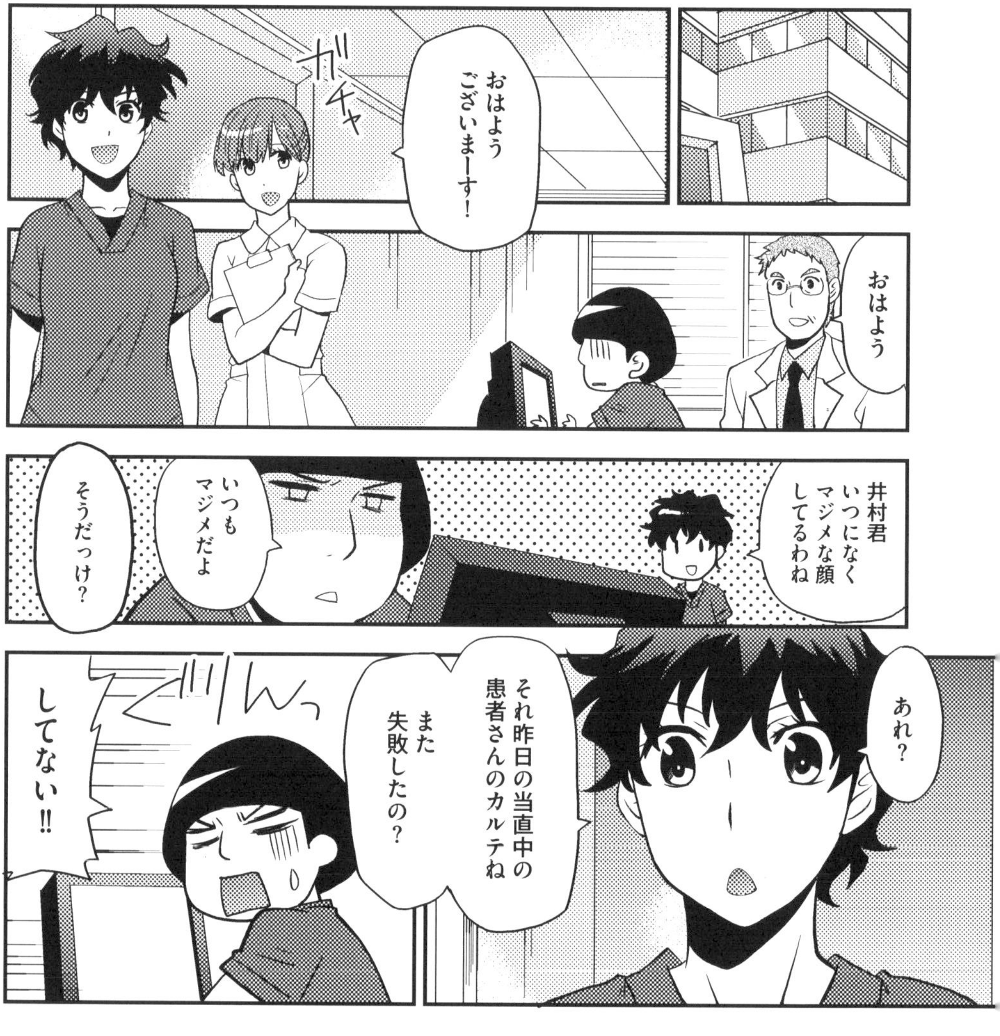
おはよう
ございまーす！
ガチャ
おはよう
井村君
いつになく
マジメな顔
してるわね
いつも
マジメだよ
そうだっけ？
あれ？
それ昨日の当直中の
患者さんのカルテね
また
失敗したの？
ギクッ
してない!!

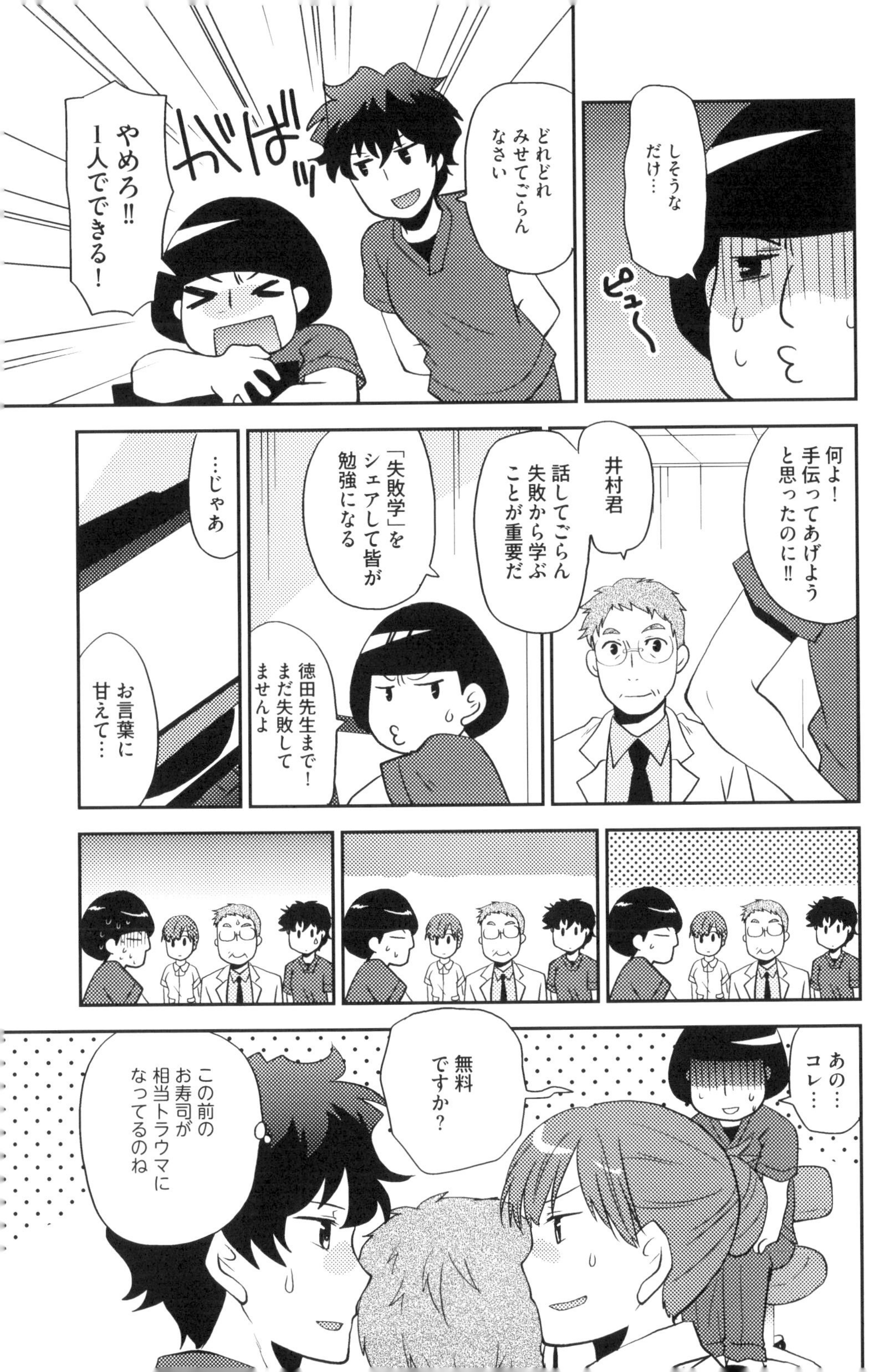
しそうな
だけ…
ピュ～
どれどれ
みせてごらん
なさい
がばッ
やめろ!!
1人でできる！
何よ！
手伝ってあげよう
と思ったのに!!
井村君
話してごらん
失敗から学ぶ
ことが重要だ
「失敗学」を
シェアして皆が
勉強になる
徳田先生まで！
まだ失敗して
ませんよ
…じゃあ
お言葉に
甘えて…
あの…
コレ…
無料
ですか？
この前の
お寿司が
相当トラウマに
なってるのね

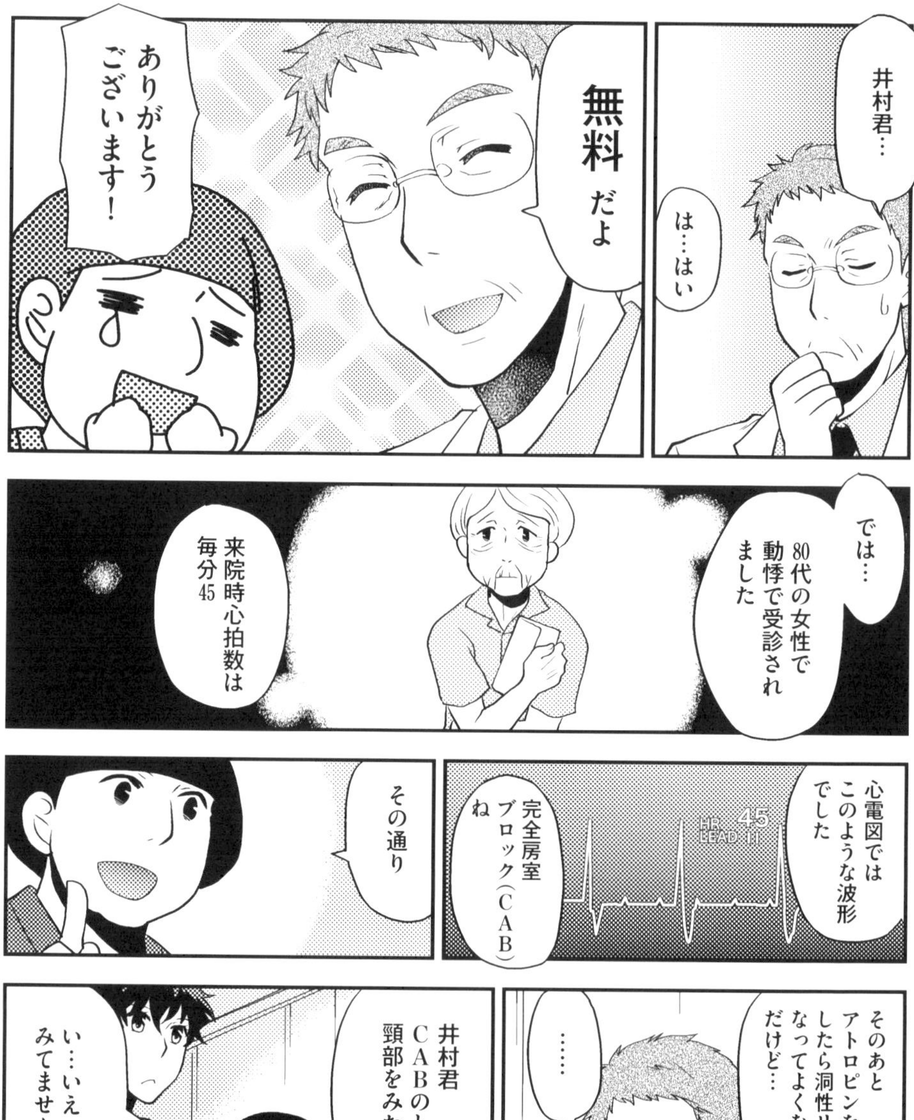
井村君…
は…はい
無料だよ
ありがとうございます!
では…80代の女性で動悸で受診されました
来院時心拍数は毎分45
心電図ではこのような波形でした
HR 45
LEAD II
完全房室ブロック(CAB)ね
その通り
そのあとアトロピンを注射したら洞性リズムになってよくなったんだけど…
……
井村君CABのときに頸部をみたかな?
い…いえみてません

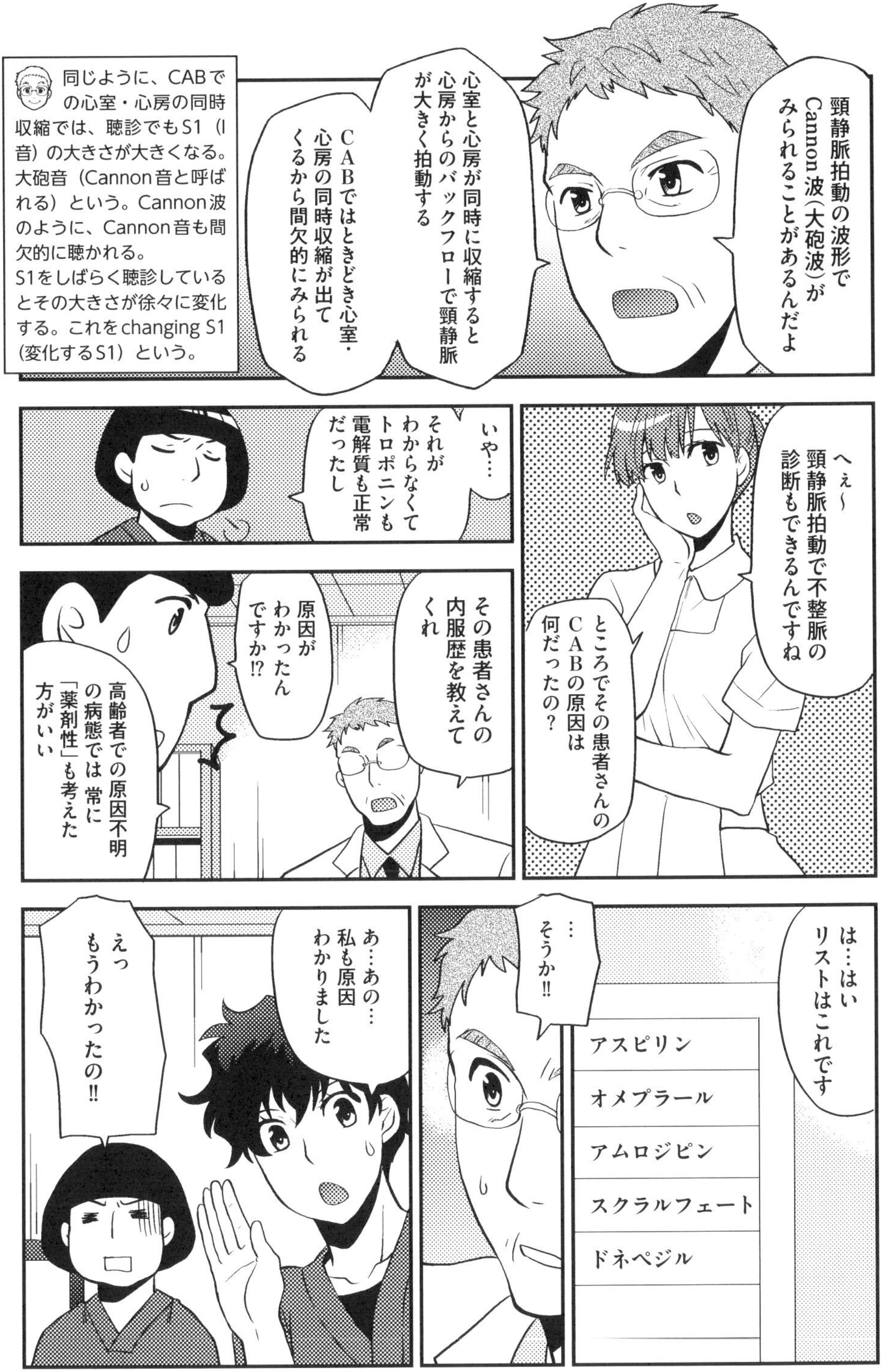

頸静脈拍動の波形でCannon波(大砲波)がみられることがあるんだよ
心室と心房が同時に収縮すると心房からのバックフローで頸静脈が大きく拍動する
CABではときどき心室・心房の同時収縮が出てくるから間欠的にみられる
同じように、CABでの心室・心房の同時収縮では、聴診でもS1(I音)の大きさが大きくなる。大砲音(Cannon音と呼ばれる)という。Cannon波のように、Cannon音も間欠的に聴かれる。
S1をしばらく聴診しているとその大きさが徐々に変化する。これをchanging S1(変化するS1)という。
へぇ〜 頸静脈拍動で不整脈の診断もできるんですね
ところでその患者さんのCABの原因は何だったの?
いや… それがわからなくてトロポニンも電解質も正常だったし
その患者さんの内服歴を教えてくれ
原因がわかったんですか!?
高齢者での原因不明の病態では常に「薬剤性」も考えた方がいい
は…はい リストはこれです
…そうか!!
アスピリン
オメプラール
アムロジピン
スクラルフェート
ドネペジル
あ…あの… 私も原因わかりました
えっ もうわかったの!!

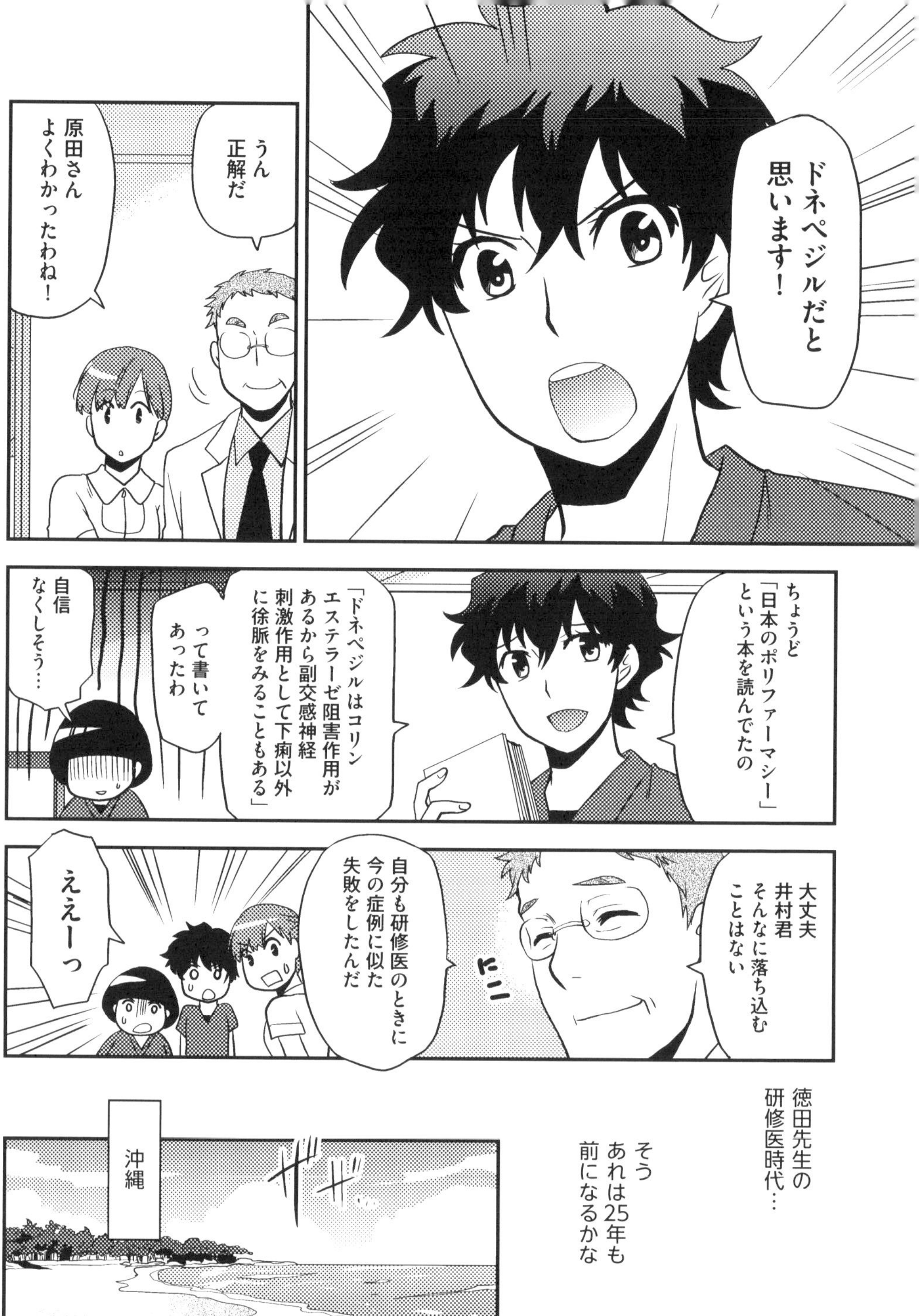
ドネペジルだと思います!
うん 正解だ
原田さん よくわかったわね!
ちょうど「日本のポリファーマシー」という本を読んでたの
「ドネペジルはコリンエステラーゼ阻害作用があるから副交感神経刺激作用として下痢以外に徐脈をみることもある」
って書いてあったわ
自信なくしそう…
大丈夫 井村君 そんなに落ち込むことはない
ニコ
自分も研修医のときに今の症例に似た失敗をしたんだ
ええーっ
徳田先生の研修医時代…
そう あれは25年も前になるかな
沖縄
ザザ…

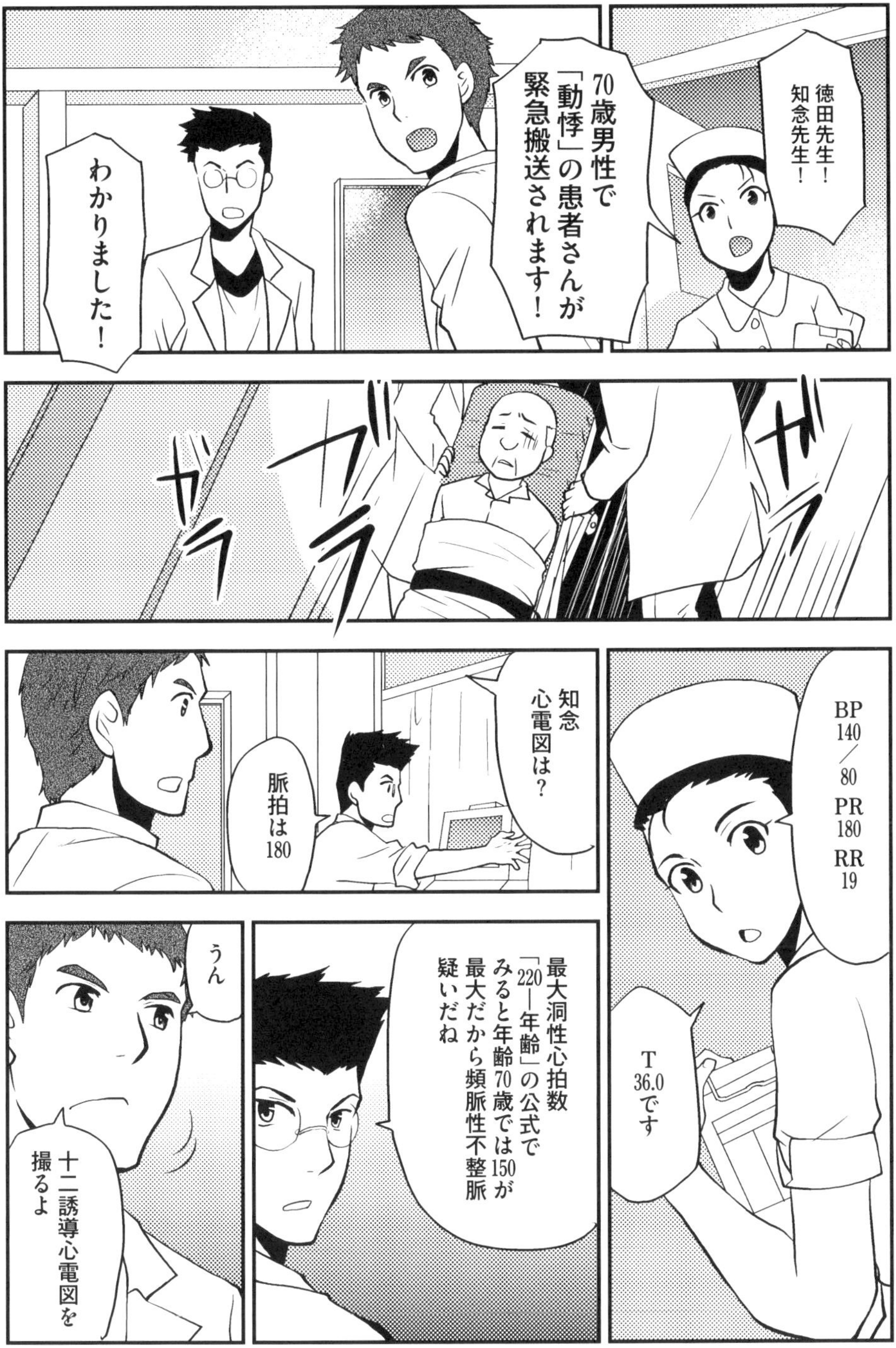
徳田先生！知念先生！
70歳男性で「動悸」の患者さんが緊急搬送されます！
わかりました！
ガラ
ガラ
ガラ
BP 140／80 PR 180 RR 19
知念 心電図は？
脈拍は180
T 36.0です
最大洞性心拍数「220ー年齢」の公式でみると年齢70歳では150が最大だから頻脈性不整脈疑いだね
うん
十二誘導心電図を撮るよ

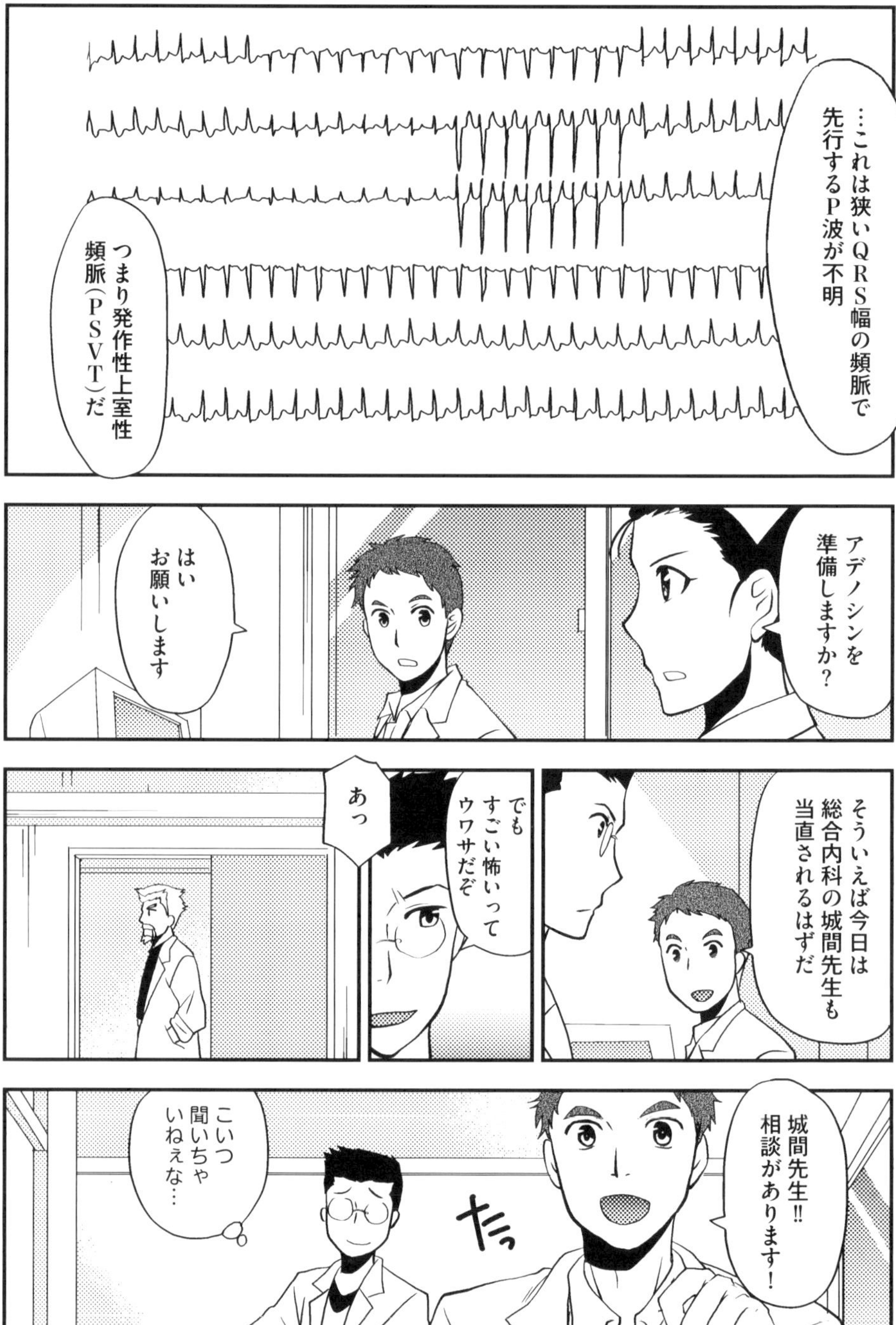
…これは狭いQRS幅の頻脈で先行するP波が不明
つまり発作性上室性頻脈(PSVT)だ
アデノシンを準備しますか?
はい お願いします
そういえば今日は総合内科の城間先生も当直されるはずだ
でも すごい怖いって ウワサだぞ
あっ
城間先生!! 相談があります!
こいつ 聞いちゃ いねぇな…

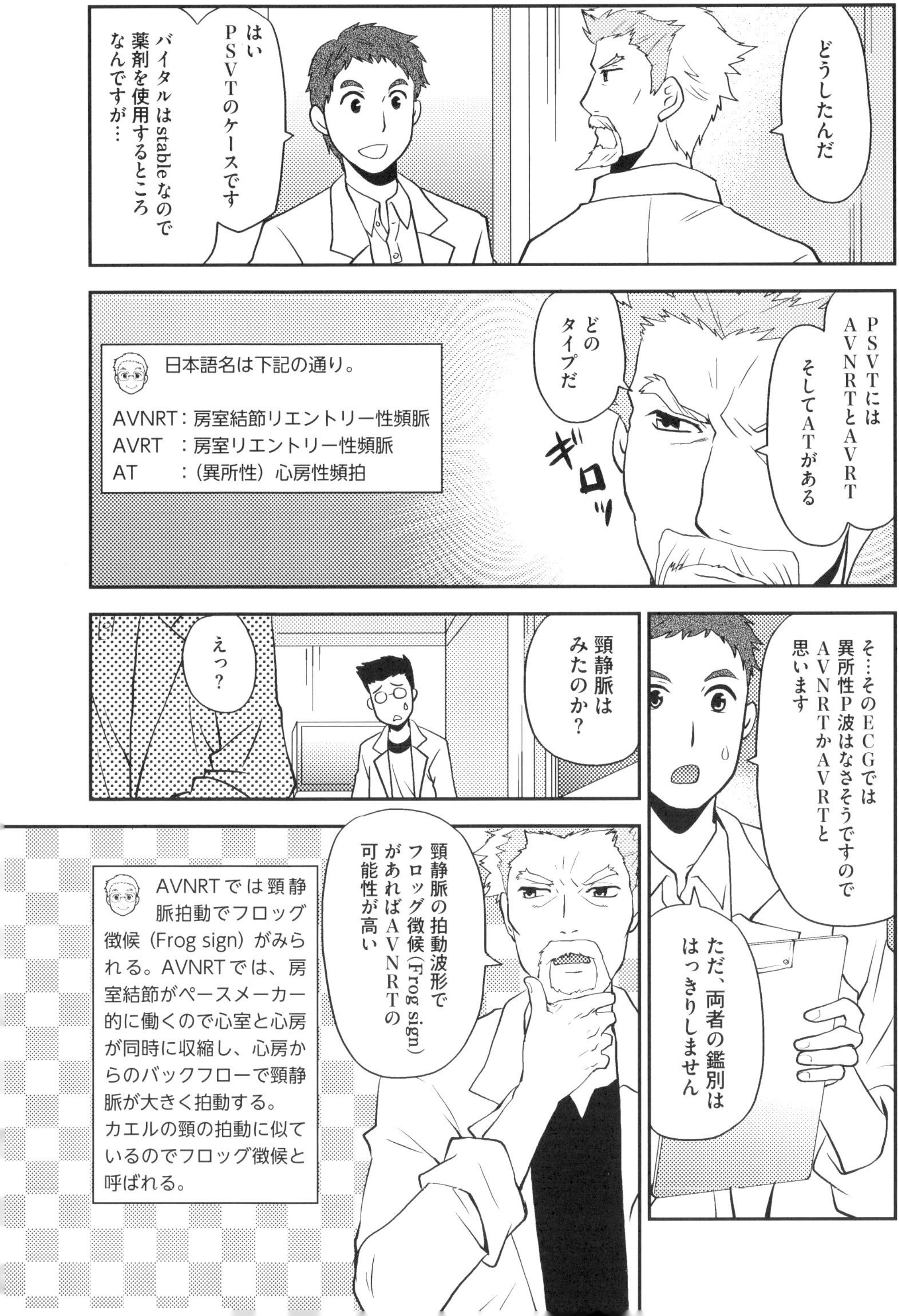

どうしたんだ
はい
PSVTのケースです
バイタルはstableなので
薬剤を使用するところ
なんですが…
PSVTには
AVNRTとAVRT
そしてATがある
ギロッ
どの
タイプだ
日本語名は下記の通り。
AVNRT：房室結節リエントリー性頻脈
AVRT：房室リエントリー性頻脈
AT：（異所性）心房性頻拍
そ…そのECGでは
異所性P波はなさそうですので
AVNRTかAVRTと
思います
ただ、両者の鑑別は
はっきりしません
頸静脈は
みたのか？
えっ？
頸静脈の拍動波形で
フロッグ徴候(Frog sign)
があればAVNRTの
可能性が高い
AVNRTでは頸静脈拍動でフロッグ徴候（Frog sign）がみられる。AVNRTでは、房室結節がペースメーカー的に働くので心室と心房が同時に収縮し、心房からのバックフローで頸静脈が大きく拍動する。カエルの頸の拍動に似ているのでフロッグ徴候と呼ばれる。

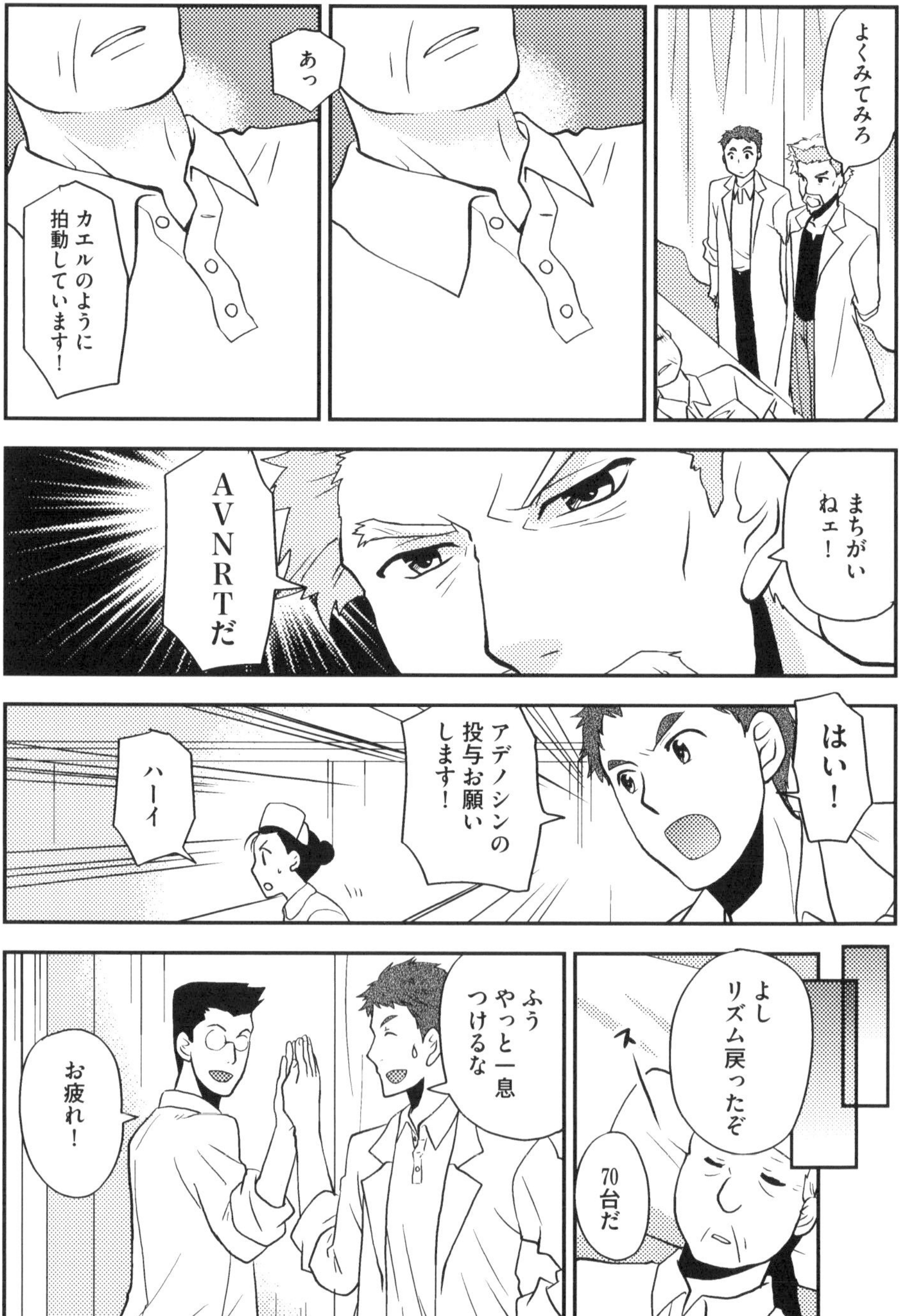
よくみてみろ
あっ
カエルのように拍動しています！
まちがいねェ！
AVNRTだ
はい！
アデノシンの投与お願いします！
ハーイ
よし リズム戻ったぞ
70台だ
ふう やっと一息つけるな
お疲れ！

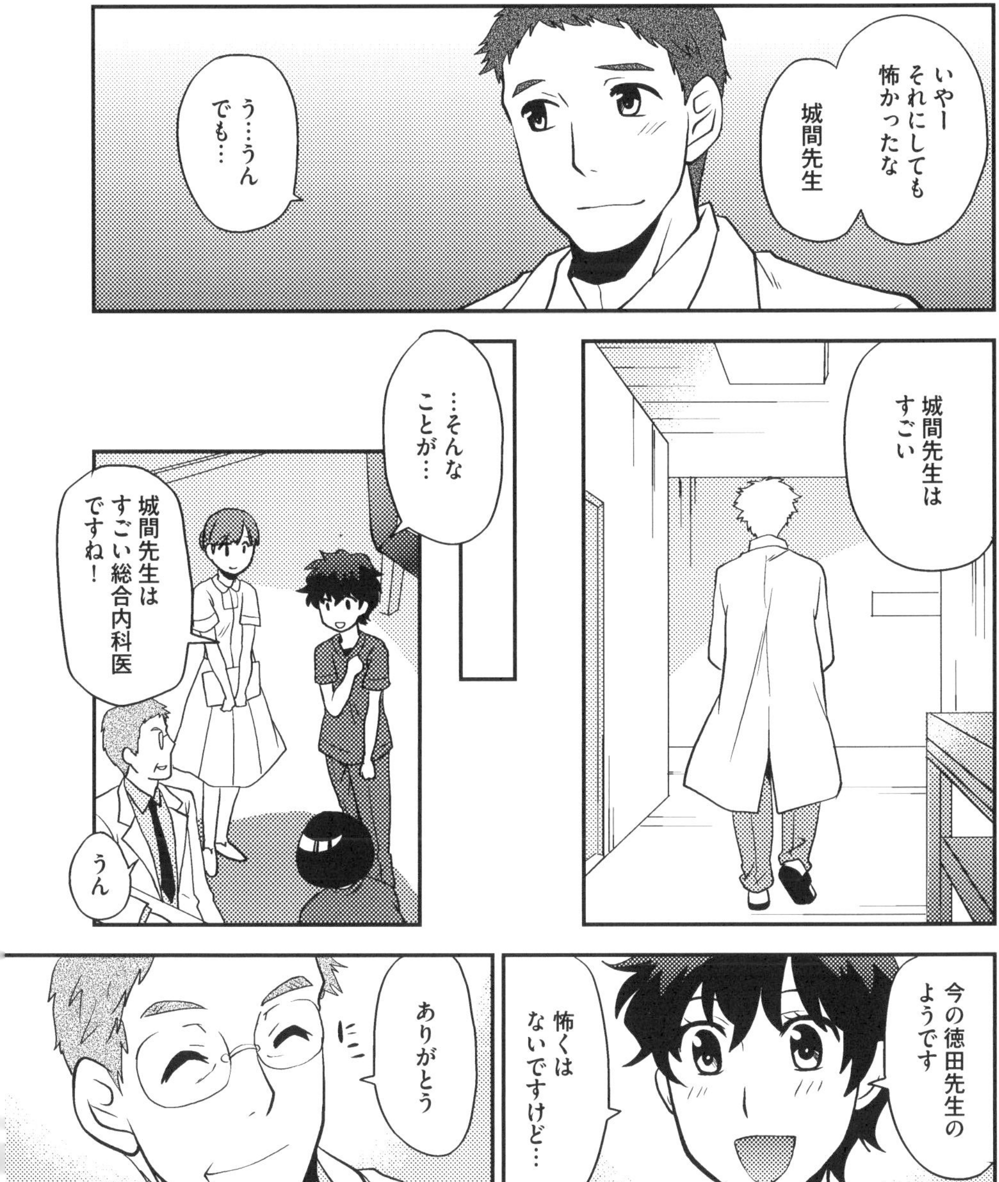
いやー それにしても 怖かったな 城間先生
う…うん でも…
城間先生は すごい
…そんな ことが…
城間先生は すごい総合内科医 ですね！
うん
今の徳田先生の ようです
怖くは ないですけど…
ありがとう

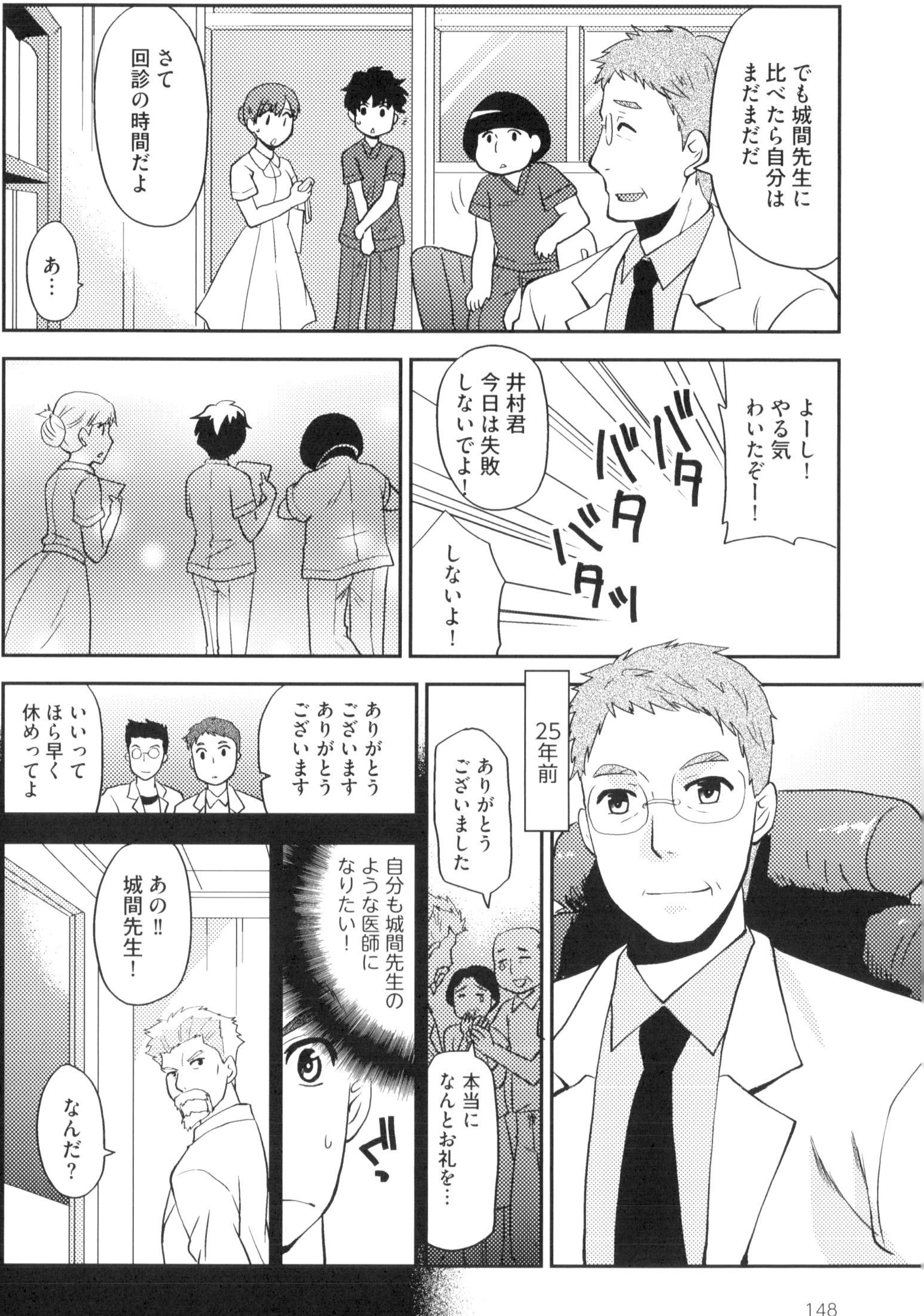
でも城間先生に比べたら自分はまだまだだ
さて回診の時間だよ
あ…
よーし！やる気わいたぞー！
バタバタバタッ
井村君今日は失敗しないでよ！
しないよ！
25年前
ありがとうございました
本当になんとお礼を…
ありがとうございますありがとうございます
いいってほら早く休めってよ
自分も城間先生のような医師になりたい！
ぐっ
あの!!城間先生！
なんだ？

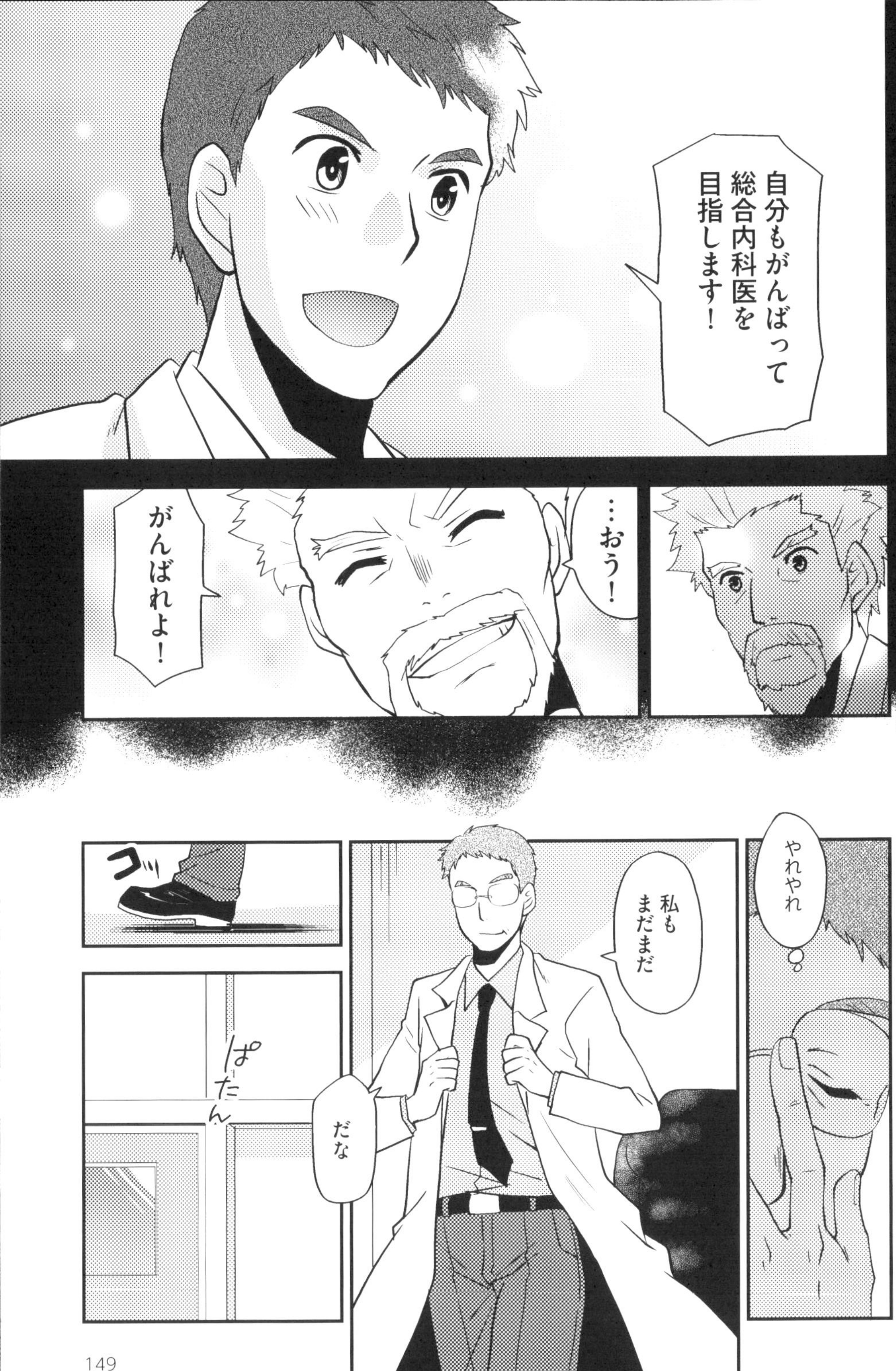
自分もがんばって
総合内科医を
目指します！
…おう！
がんばれよ！
やれやれ
私も
まだまだ
だな
コッ
ぱたん

第 15 話

「痙攣」のとき、フィジカル

痙攣の原因を探る

～観察力を磨け～

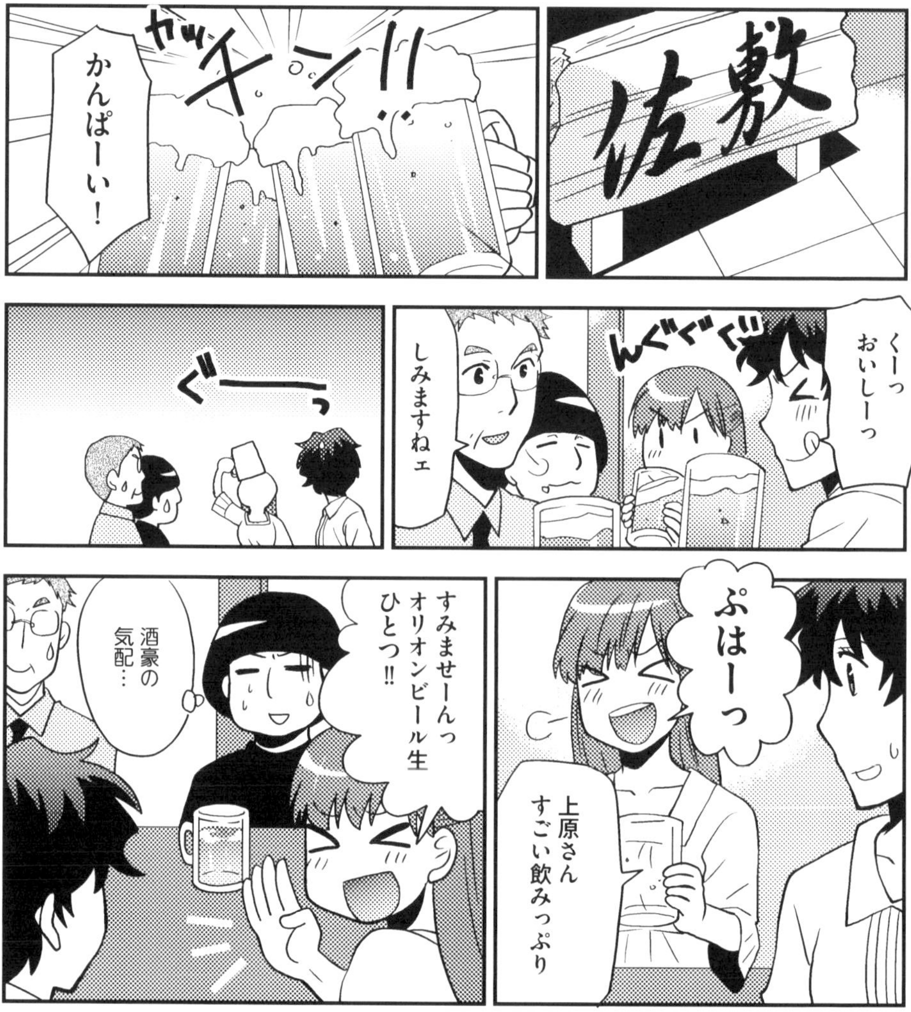
佐敷
ガッチーン!!
かんぱーい！
くーっ
おいしーっ
んぐぐぐ
しみますねェ
ぐーーっ
ぷはーっ
上原さん
すごい飲みっぷり
すみませーんっ
オリオンビール生
ひとつ!!
酒豪の
気配…

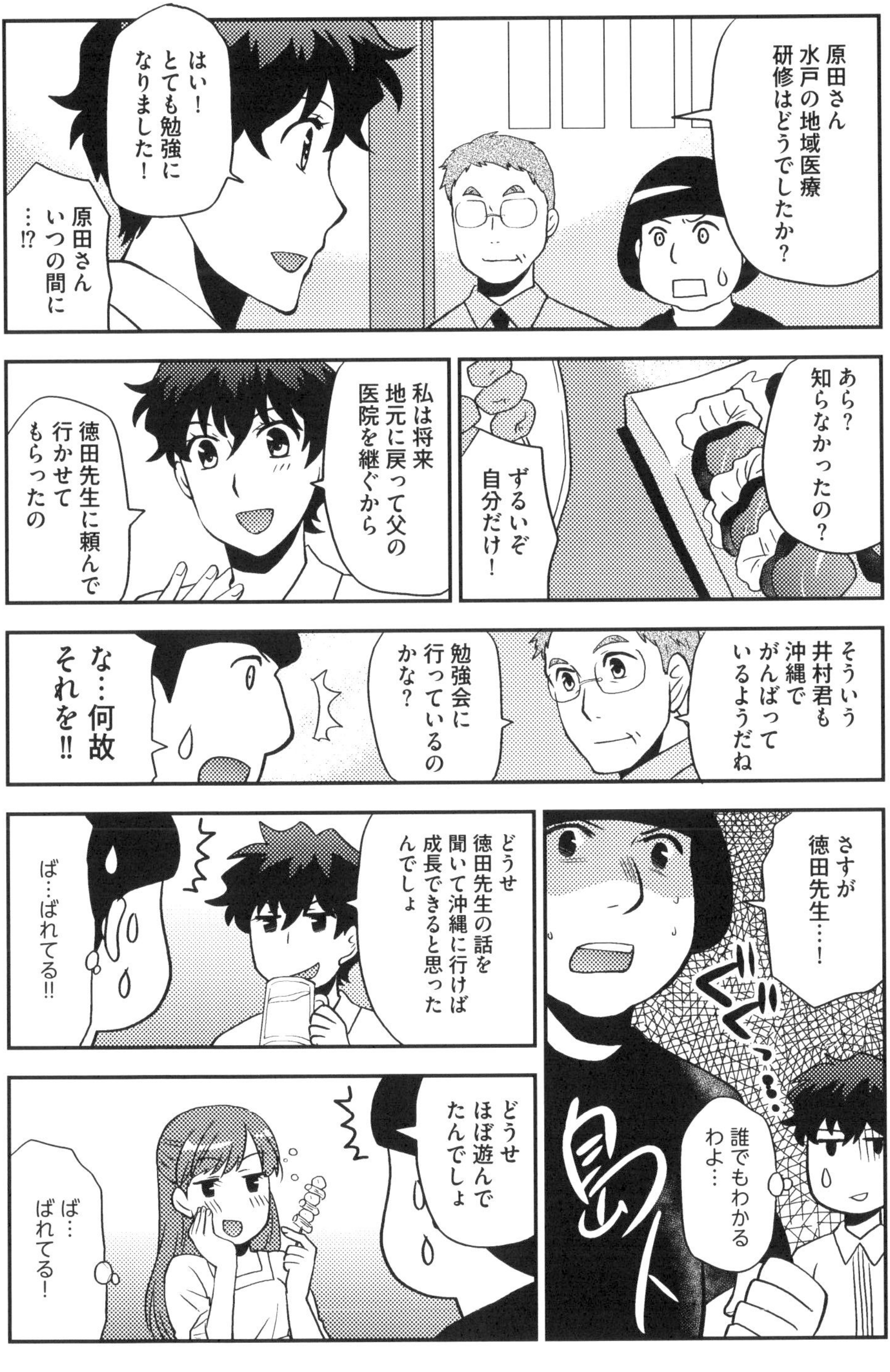
原田さん
水戸の地域医療
研修はどうでしたか？
はい！
とても勉強に
なりました！
原田さん
いつの間に
…!?
あら？
知らなかったの？
ずるいぞ
自分だけ！
私は将来
地元に戻って父の
医院を継ぐから
徳田先生に頼んで
行かせて
もらったの
そういう
井村君も
沖縄で
がんばって
いるようだね
勉強会に
行っているの
かな？
な…何故
それを!!
さすが
徳田先生…！
ぐぐぐ…
誰でもわかる
わよ…
どうせ
徳田先生の話を
聞いて沖縄に行けば
成長できると思った
んでしょ
ば…ばれてる!!
どうせ
ほぼ遊んで
たんでしょ
ば…
ばれてる！

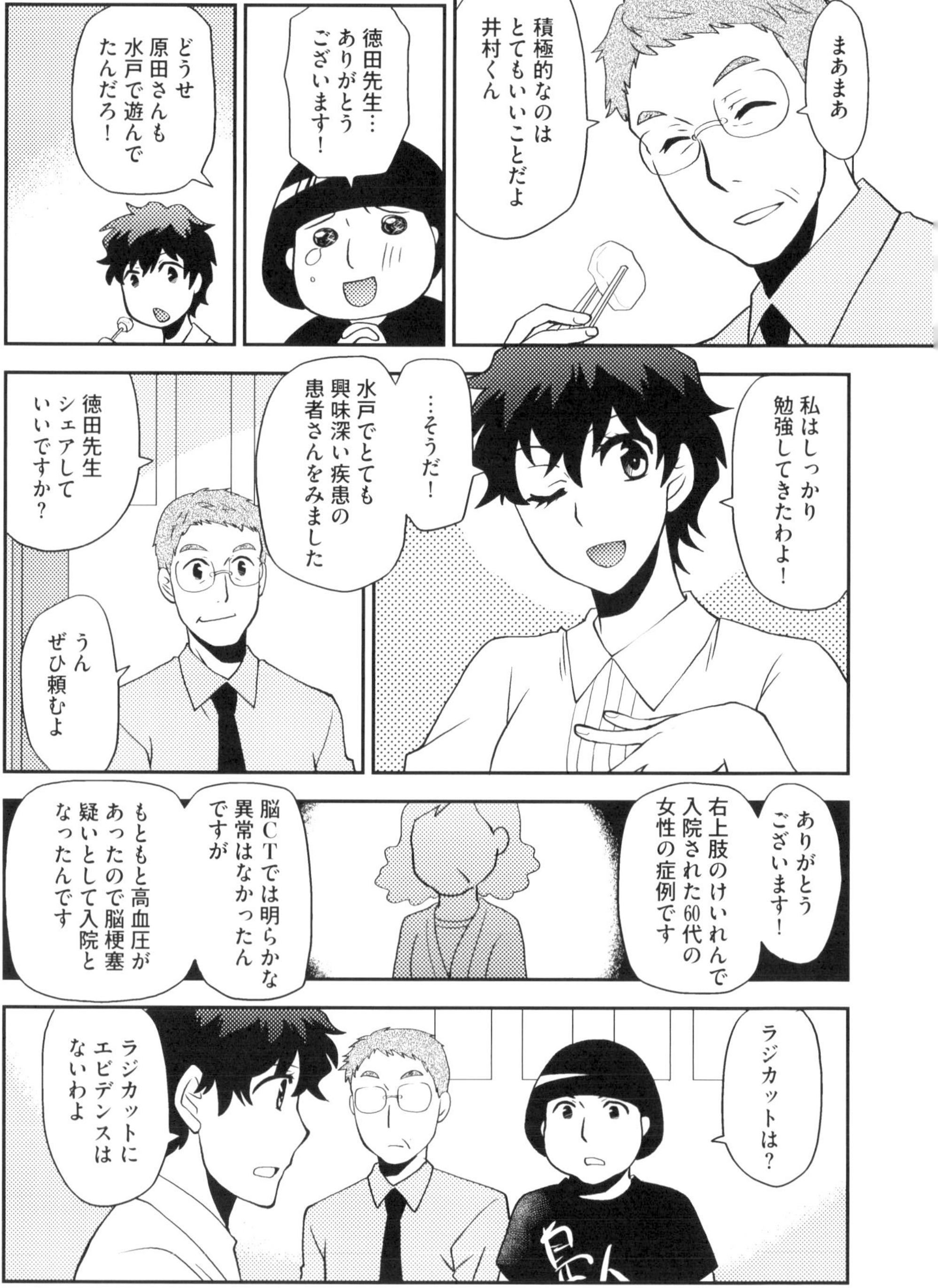
まあまあ
積極的なのはとてもいいことだよ井村くん
徳田先生…ありがとうございます！
どうせ原田さんも水戸で遊んでたんだろ！
私はしっかり勉強してきたわよ！
…そうだ！
水戸でとても興味深い疾患の患者さんをみました
徳田先生シェアしていいですか？
うんぜひ頼むよ
ありがとうございます！
右上肢のけいれんで入院された60代の女性の症例です
脳CTでは明らかな異常はなかったんですが
もともと高血圧があったので脳梗塞疑いとして入院となったんです
ラジカットは？
ラジカットにエビデンスはないわよ

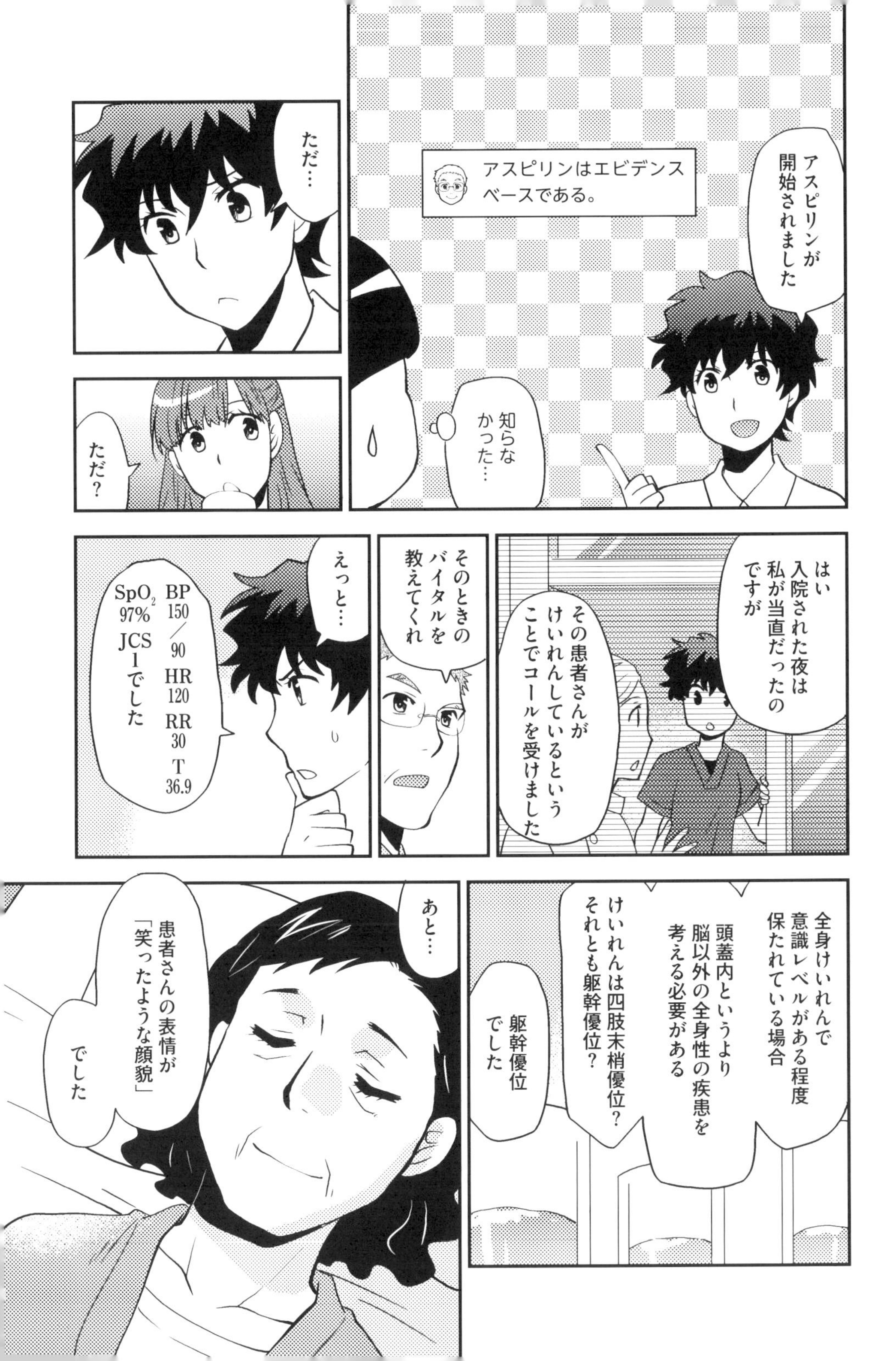
アスピリンが開始されました
アスピリンはエビデンスベースである。
知らなかった…
ただ…
ただ？
はい入院された夜は私が当直だったのですが
その患者さんがけいれんしているということでコールを受けました
そのときのバイタルを教えてくれ
えっと…
BP 150／90 HR 120 RR 30 T 36.9 SpO_2 97% JCS 1でした
全身けいれんで意識レベルがある程度保たれている場合
頭蓋内というより脳以外の全身性の疾患を考える必要がある
けいれんは四肢末梢優位？それとも躯幹優位？
躯幹優位でした
あと…
患者さんの表情が「笑ったような顔貌」でした

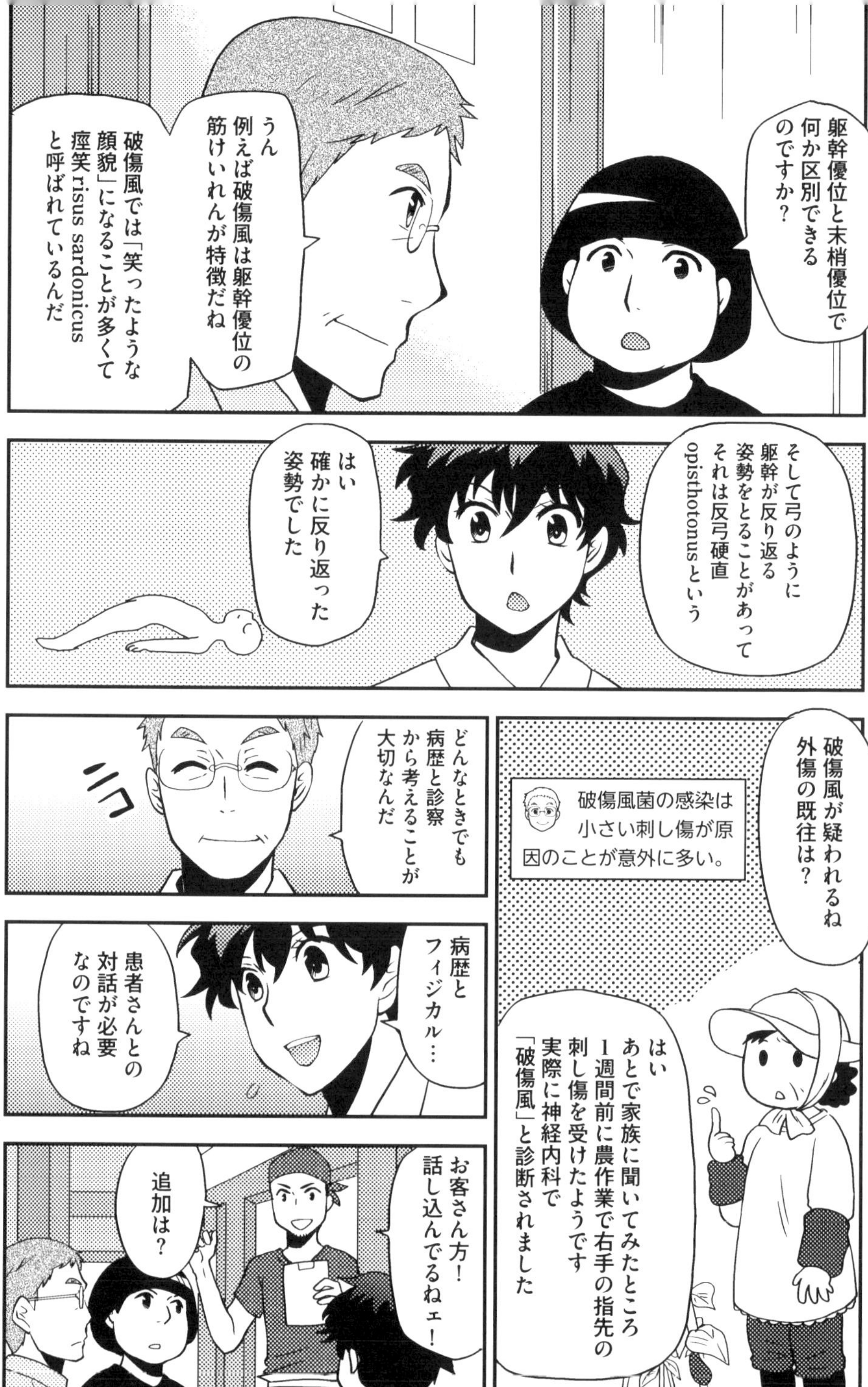
躯幹優位と末梢優位で何か区別できるのですか?
うん 例えば破傷風は躯幹優位の筋けいれんが特徴だね
破傷風では「笑ったような顔貌」になることが多くて痙笑risus sardonicusと呼ばれているんだ
そして弓のように躯幹が反り返る姿勢をとることがあってそれは反弓硬直opisthotonusという
はい 確かに反り返った姿勢でした
破傷風が疑われるね 外傷の既往は?
破傷風菌の感染は小さい刺し傷が原因のことが意外に多い。
はい あとで家族に聞いてみたところ1週間前に農作業で右手の指先の刺し傷を受けたようです 実際に神経内科で「破傷風」と診断されました
どんなときでも病歴と診察から考えることが大切なんだ
ニコ
病歴とフィジカル…
患者さんとの対話が必要なのですね
お客さん方! 話し込んでるねェ!
追加は?

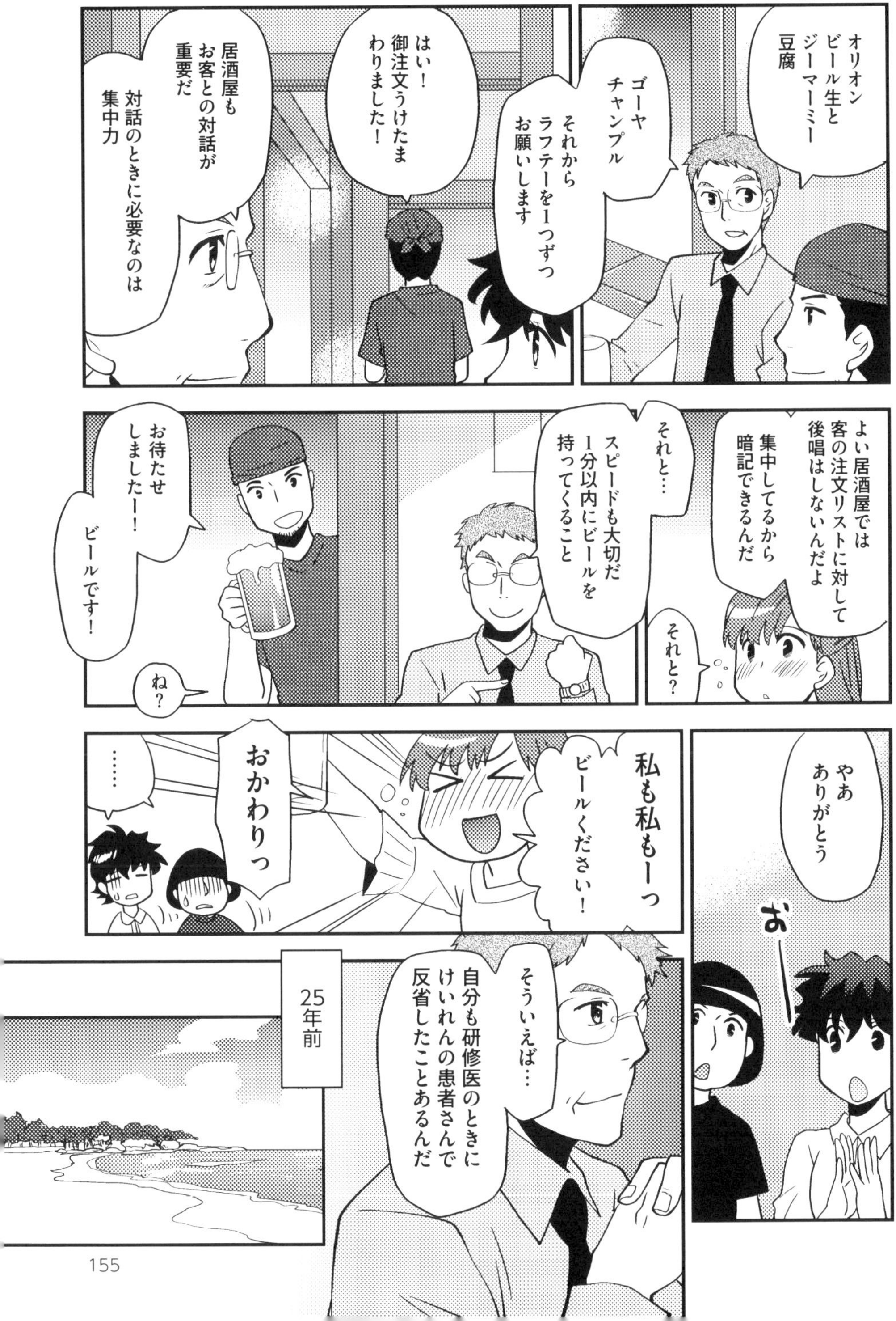

オリオンビール生とジーマーミー豆腐
ゴーヤチャンプル
それからラフテーを1つずつお願いします
はい！御注文うけたまわりました！
居酒屋もお客との対話が重要だ
対話のときに必要なのは集中力
よい居酒屋では客の注文リストに対して後唱はしないんだよ
集中してるから暗記できるんだ
それと？
それと…
スピードも大切だ1分以内にビールを持ってくること
お待たせしましたー！
ビールです！
ね？
やぁありがとう
おー
私も私もーっ
ビールくださいい！
おかわりっ
……
そういえば…
自分も研修医のときにけいれんの患者さんで反省したことあるんだ
25年前

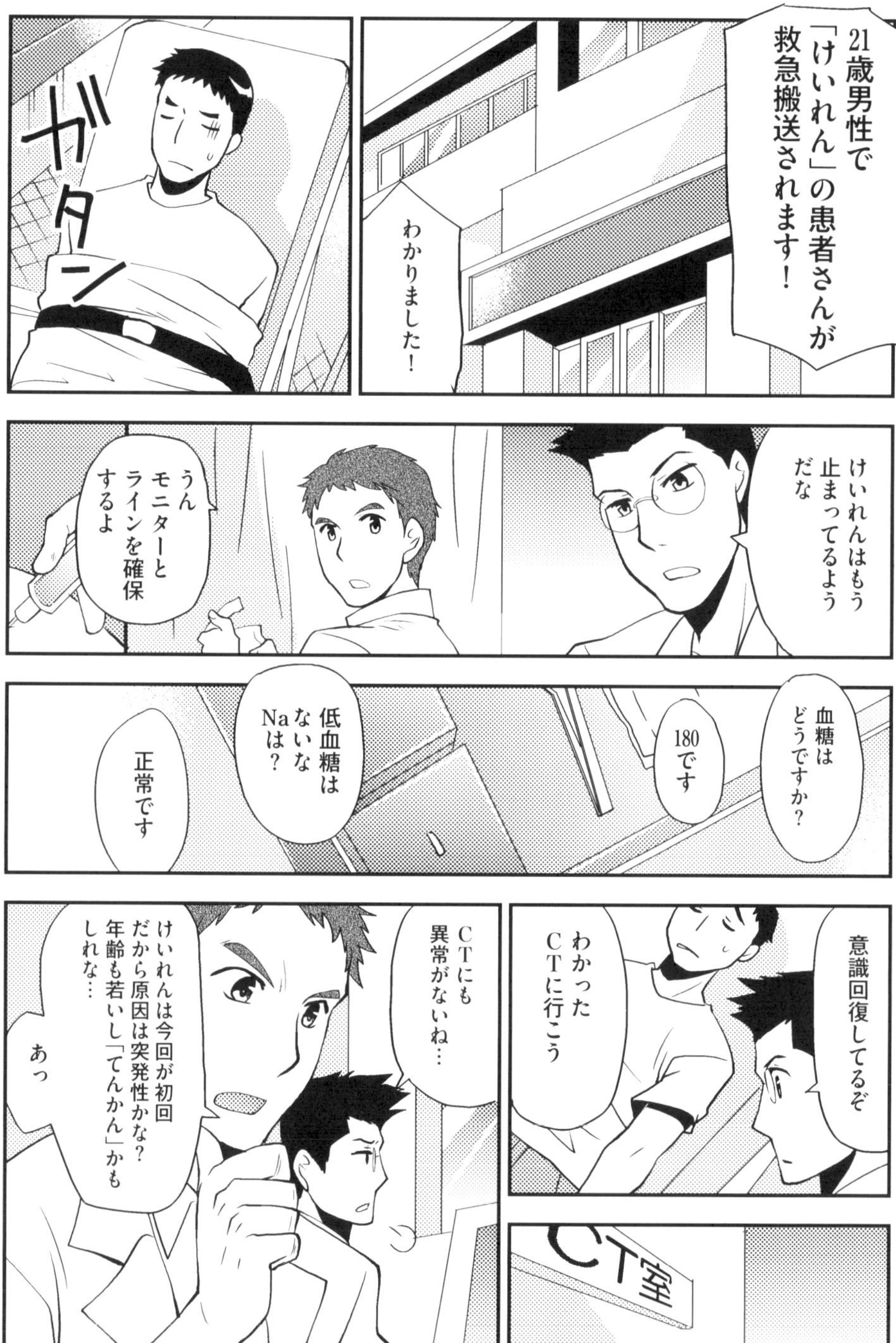

21歳男性で「けいれん」の患者さんが救急搬送されます！
わかりました！
ガターン
けいれんはもう止まってるようだな
うんモニターとラインを確保するよ
血糖はどうですか？
180です
低血糖はないなNaは？
正常です
意識回復してるぞ
わかったCTに行こう
CTにも異常がないね…
けいれんは今回が初回だから原因は突発性かな？年齢も若いし「てんかん」かもしれな…
あっ
CT室

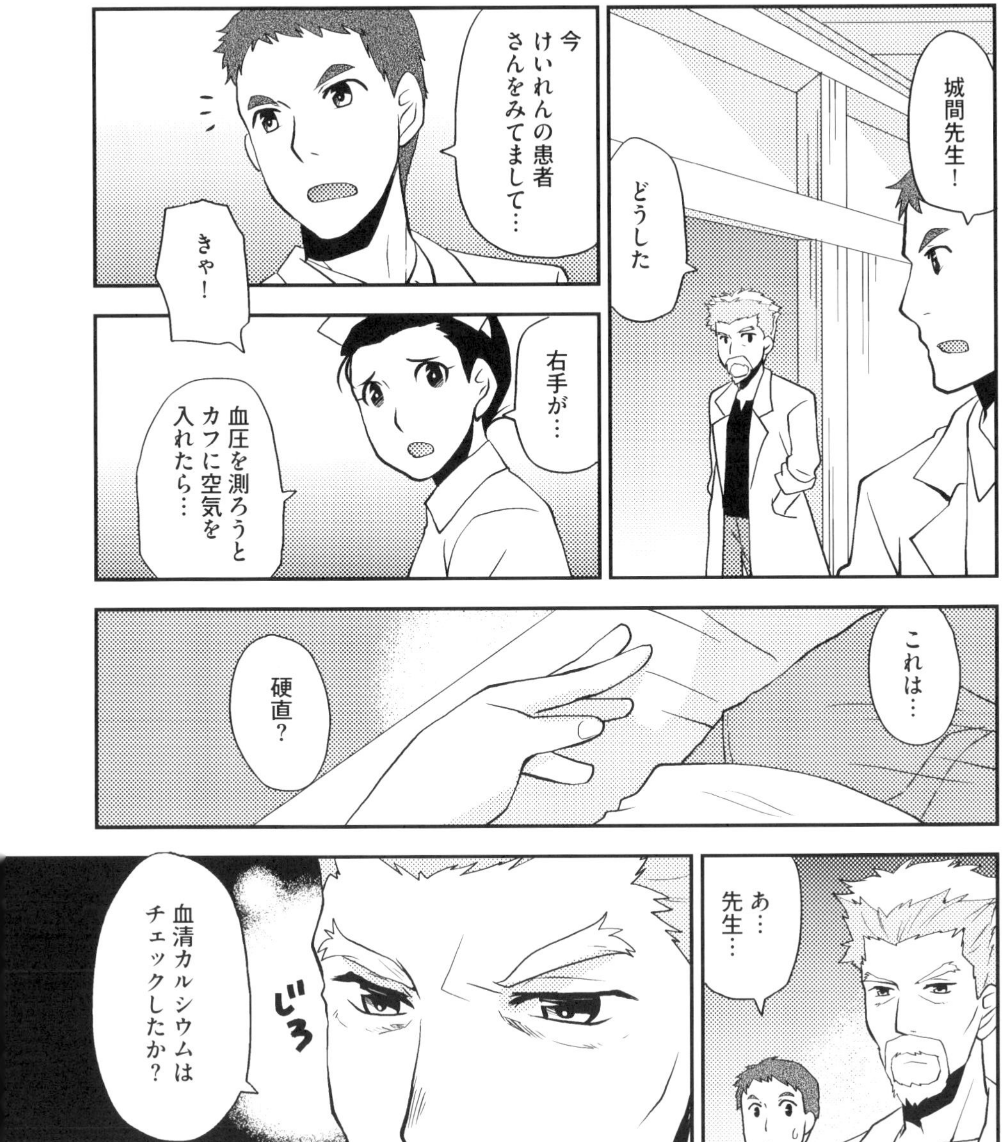
城間先生！
どうした
今けいれんの患者さんをみてまして…
きゃ！
右手が…
血圧を測ろうとカフに空気を入れたら…
これは…
硬直？
あ…先生…
じろ
血清カルシウムはチェックしたか？
はい？

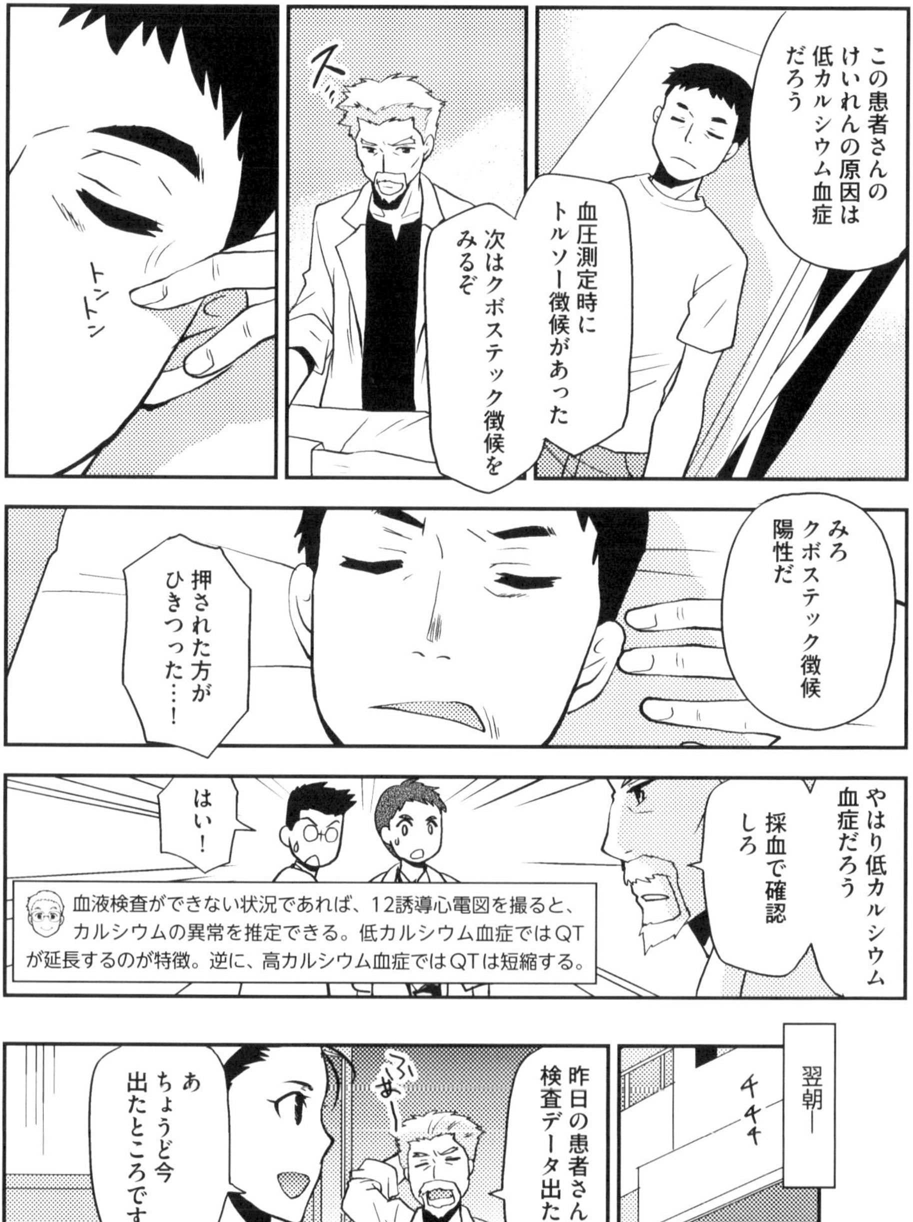
この患者さんのけいれんの原因は低カルシウム血症だろう
ス…
血圧測定時にトルソー徴候があった
次はクボステック徴候をみるぞ
トントン
みろ クボステック徴候陽性だ
押された方がひきつった…!
やはり低カルシウム血症だろう
採血で確認しろ
はい!
血液検査ができない状況であれば、12誘導心電図を撮ると、カルシウムの異常を推定できる。低カルシウム血症ではQTが延長するのが特徴。逆に、高カルシウム血症ではQTは短縮する。
翌朝―
チチチ
昨日の患者さんの検査データ出たかい?
ふぁー
あ ちょうど今出たところです

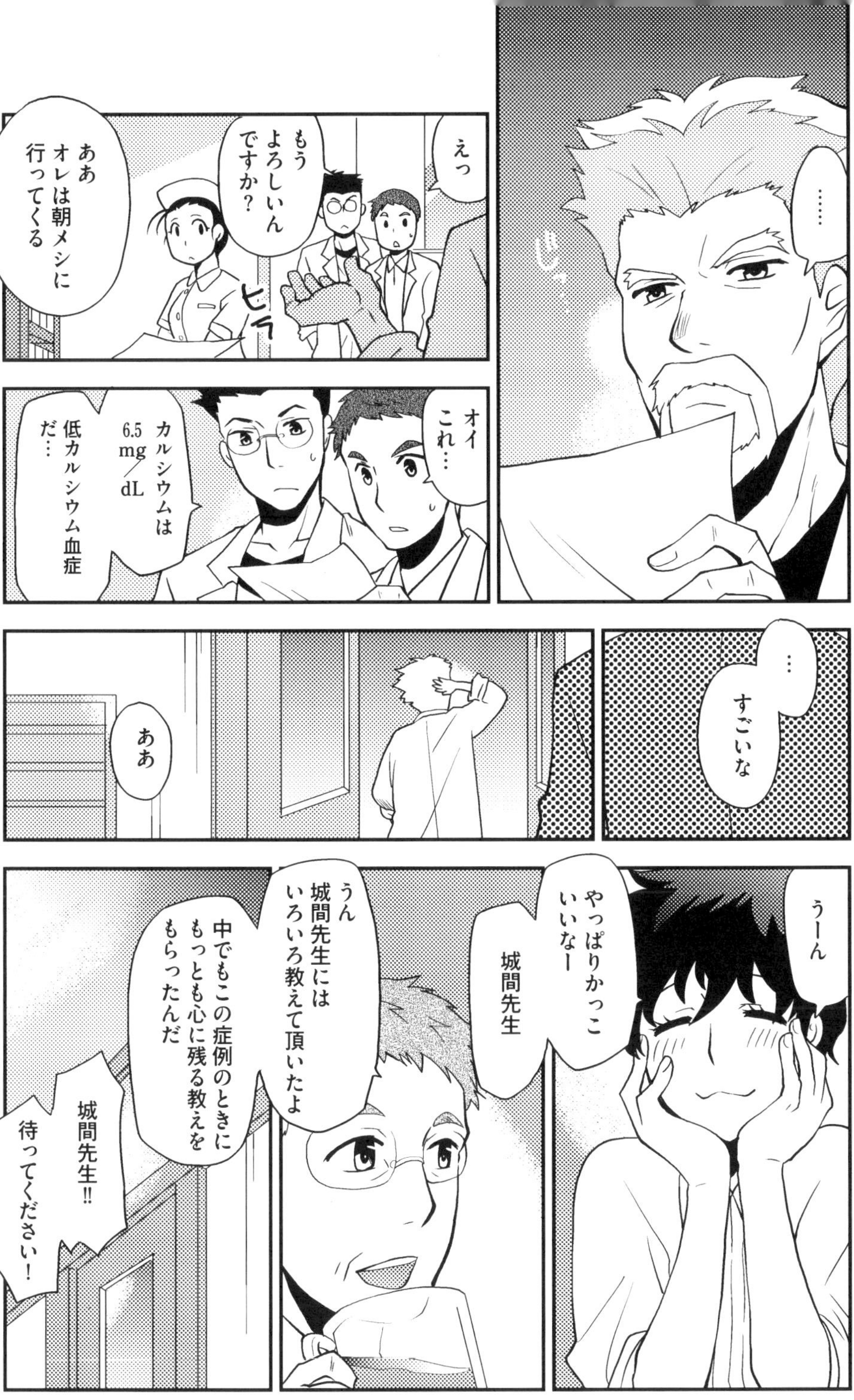
……
えっ
もうよろしいんですか?
ああ オレは朝メシに行ってくる
ヒラ
オイ これ…
カルシウムは 6.5 mg/dL 低カルシウム血症だ…
… すごいな
ああ
うーん
やっぱりかっこいいなー
城間先生
うん 城間先生にはいろいろ教えて頂いたよ
中でもこの症例のときにもっとも心に残る教えをもらったんだ
城間先生!! 待ってください!

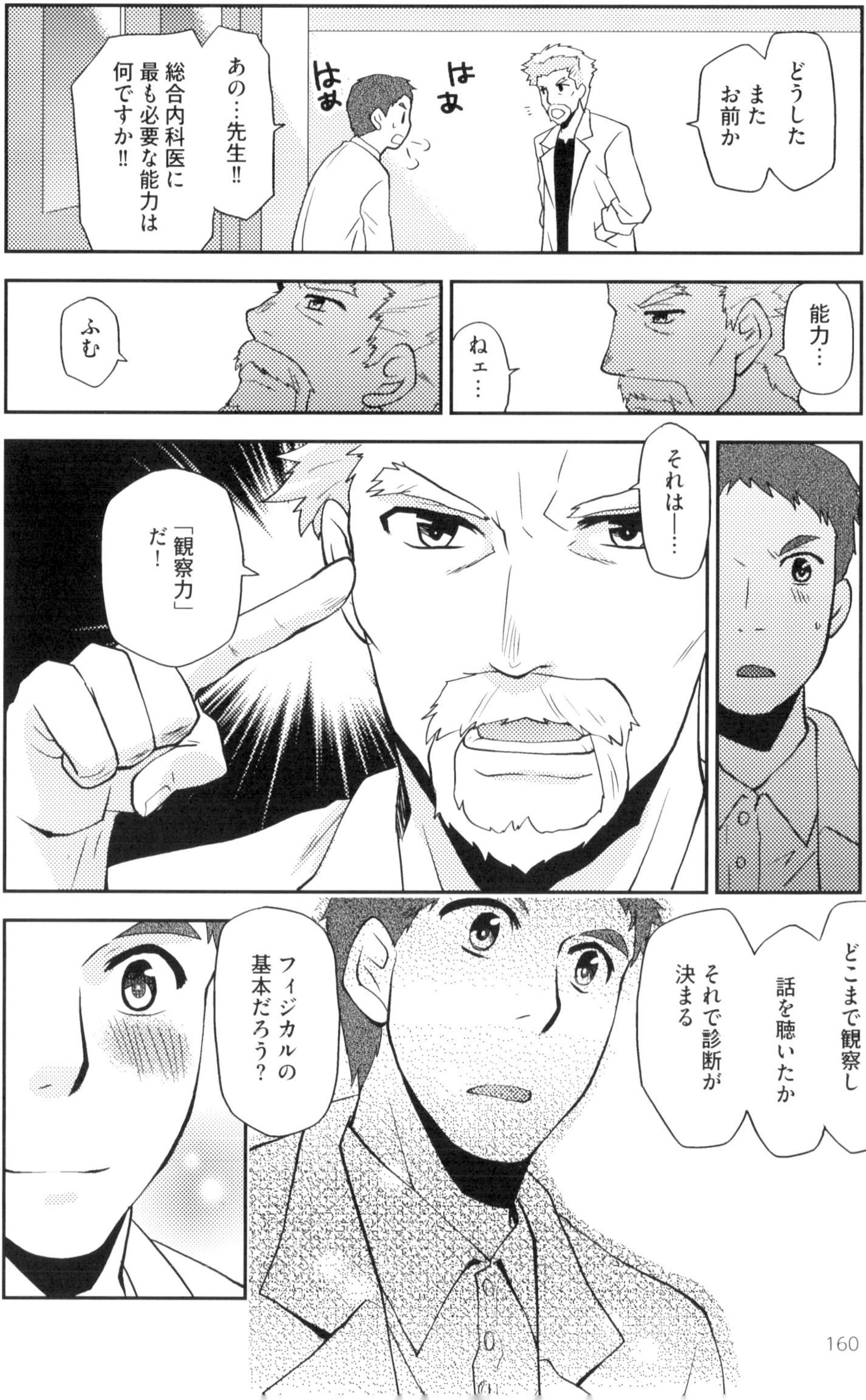
どうした
また
お前か
はぁ
はぁ
あの…先生!!
総合内科医に
最も必要な能力は
何ですか!!
能力…
ねェ…
ふむ
それは――…
「観察力」
だ！
患者さんを
どこまで観察し
話を聴いたか
それで診断が
決まる
フィジカルの
基本だろう？

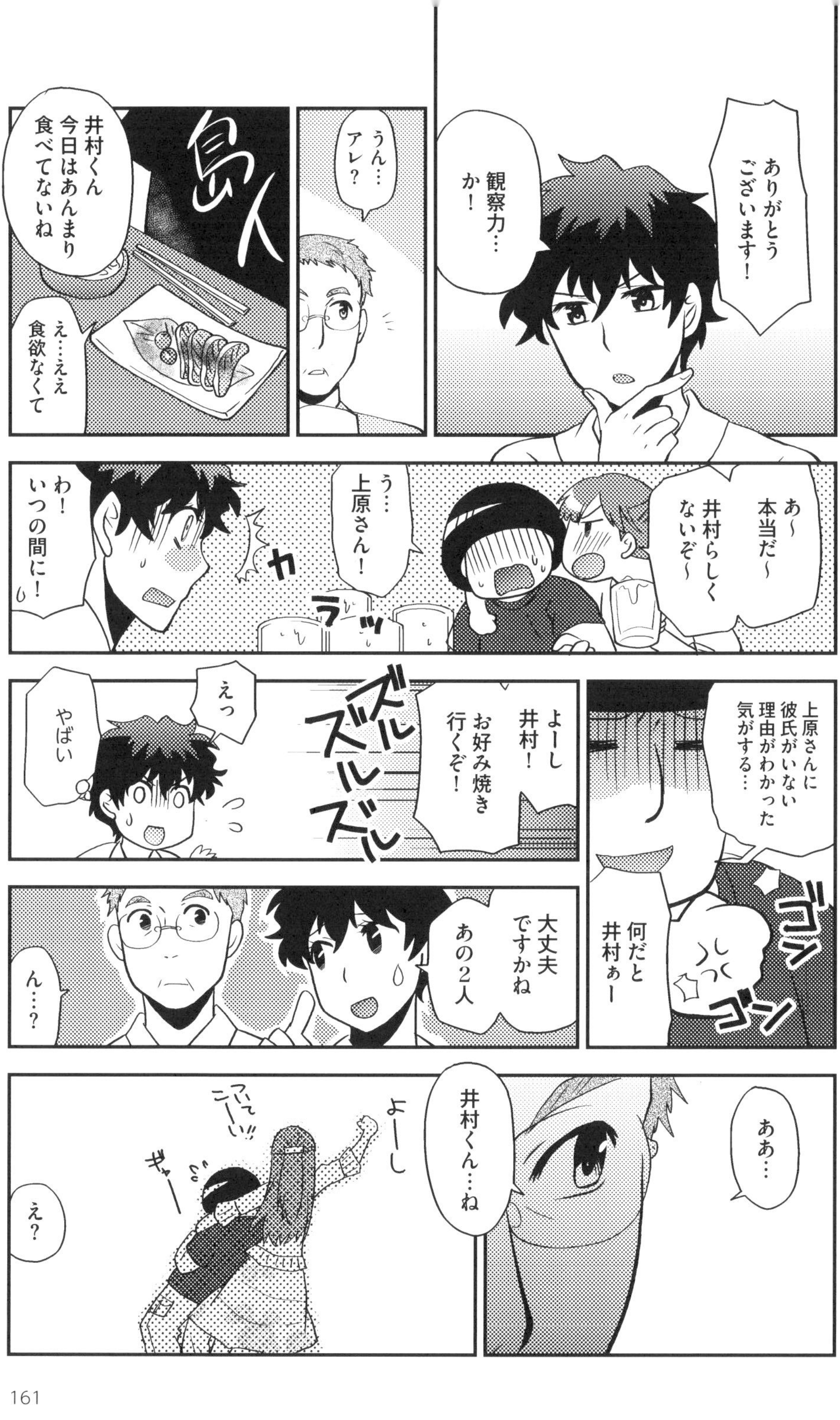
ありがとうございます！
観察力…か！
うん…アレ？
井村くん今日はあんまり食べてないね
え…ええ食欲なくて
あ～本当だ～井村らしくないぞ～
う…上原さん！
ガラッ
わ！いつの間に！
上原さんに彼氏がいない理由がわかった気がする…
ゴン
何だと井村ぁー
ゴン
よーし井村！お好み焼き行くぞ！
ズルズルズル
えっ
やばい
大丈夫ですかねあの2人
ん…？
ああ…
井村くん…ね
よーーし
ついてこーい!!
ギャー
え？

第16話

「腹痛」のとき、フィジカル

痛みの性質を見極めろ

～発症様式と持続増悪～

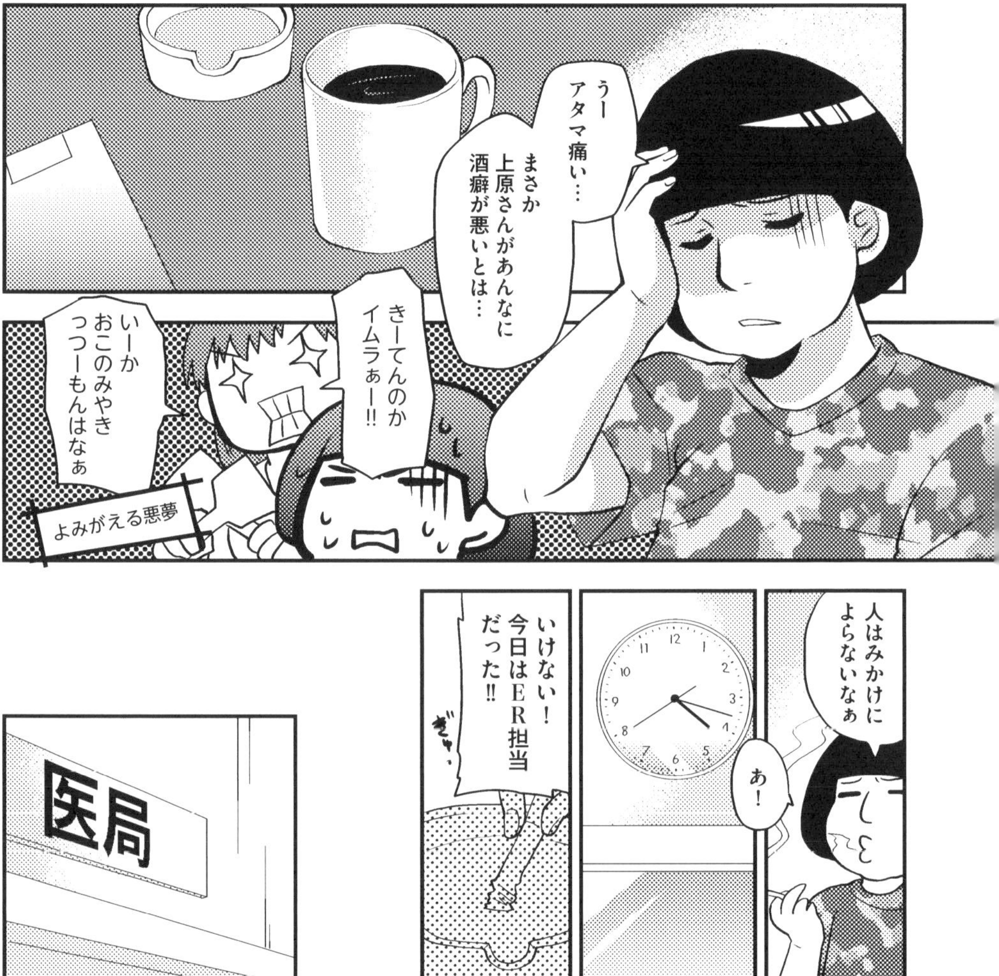

うー
アタマ痛い…
まさか
上原さんがあんなに
酒癖が悪いとは…
きーてんのか
イムラぁー!!
いーか
おこのみやき
つつーもんはなぁ
よみがえる悪夢
人はみかけに
よらないなぁ
あ!
いけない!
今日はER担当
だった!!
医局

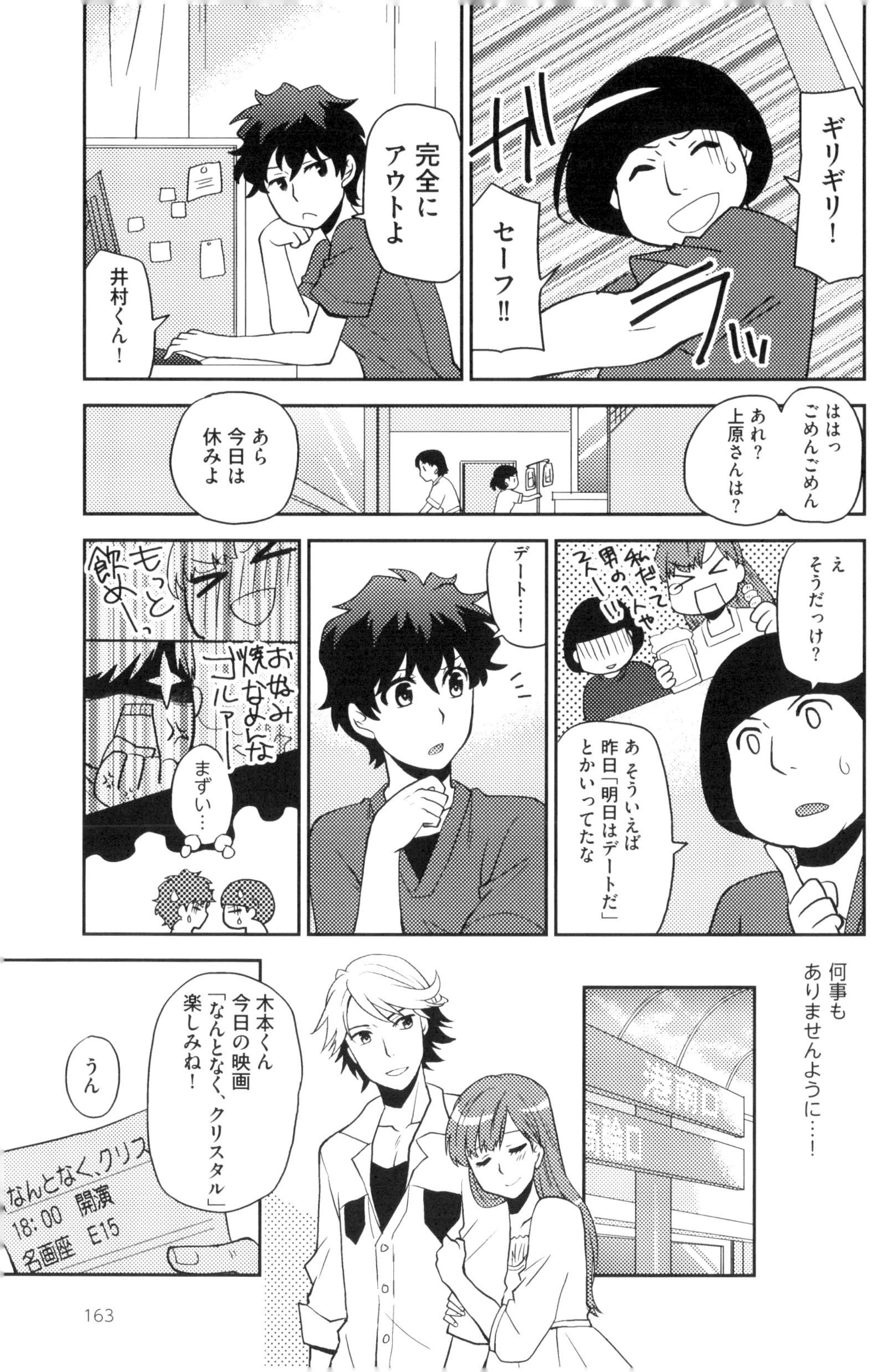
ギリギリ！
セーフ!!
完全にアウトよ
井村くん！
ははっ ごめんごめん
あれ？ 上原さんは？
あら 今日は休みよ
え そうだっけ？
私だって男の1人や2人ー!!
あ そういえば昨日「明日はデートだ」とかいってたな
デート…！
もっと飲めーっ
まずい…
何事もありませんように…！
木本くん 今日の映画「なんとなく、クリスタル」楽しみね！
うん
なんとなく、クリス
18:00 開演
名画座 E15

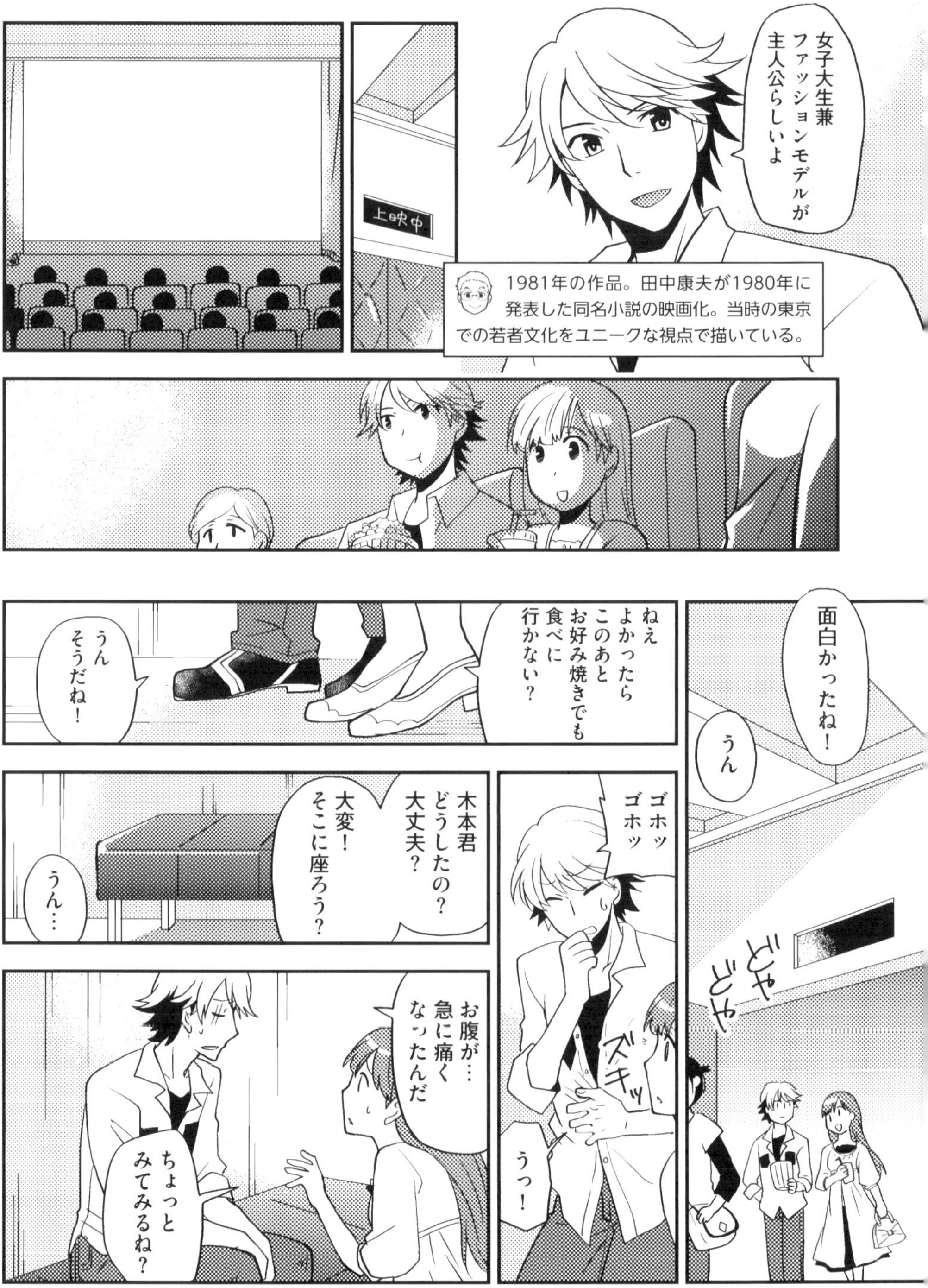
女子大生兼ファッションモデルが主人公らしいよ
上映中
1981年の作品。田中康夫が1980年に発表した同名小説の映画化。当時の東京での若者文化をユニークな視点で描いている。
面白かったね！
うん
どやどや
ねえよかったらこのあとお好み焼きでも食べに行かない？
うんそうだね！
ゴホッゴホッ
ズキッ
うっ！
木本君どうしたの？大丈夫？
大変！そこに座ろう？
うん…
お腹が…急に痛くなったんだ
ちょっとみてみるね？

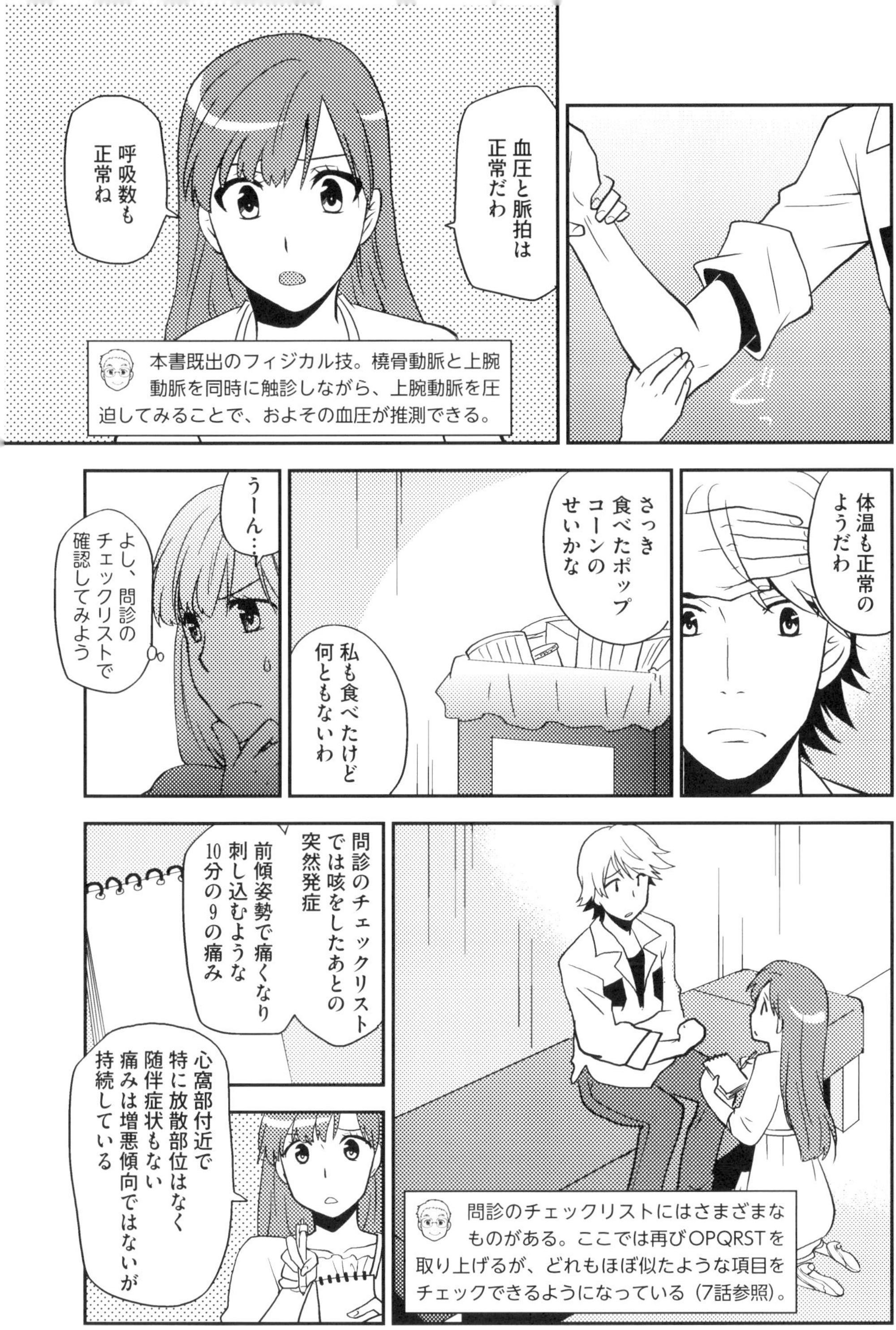
血圧と脈拍は正常だわ
呼吸数も正常ね
本書既出のフィジカル技。橈骨動脈と上腕動脈を同時に触診しながら、上腕動脈を圧迫してみることで、およその血圧が推測できる。
体温も正常のようだわ
さっき食べたポップコーンのせいかな
私も食べたけど何ともないわ
うーん…
よし、問診のチェックリストで確認してみよう
問診のチェックリストにはさまざまなものがある。ここでは再びOPQRSTを取り上げるが、どれもほぼ似たような項目をチェックできるようになっている（7話参照）。
問診のチェックリストでは咳をしたあとの突然発症
前傾姿勢で痛くなり刺し込むような10分の9の痛み
心窩部付近で特に放散部位はなく随伴症状もない痛みは増悪傾向ではないが持続している

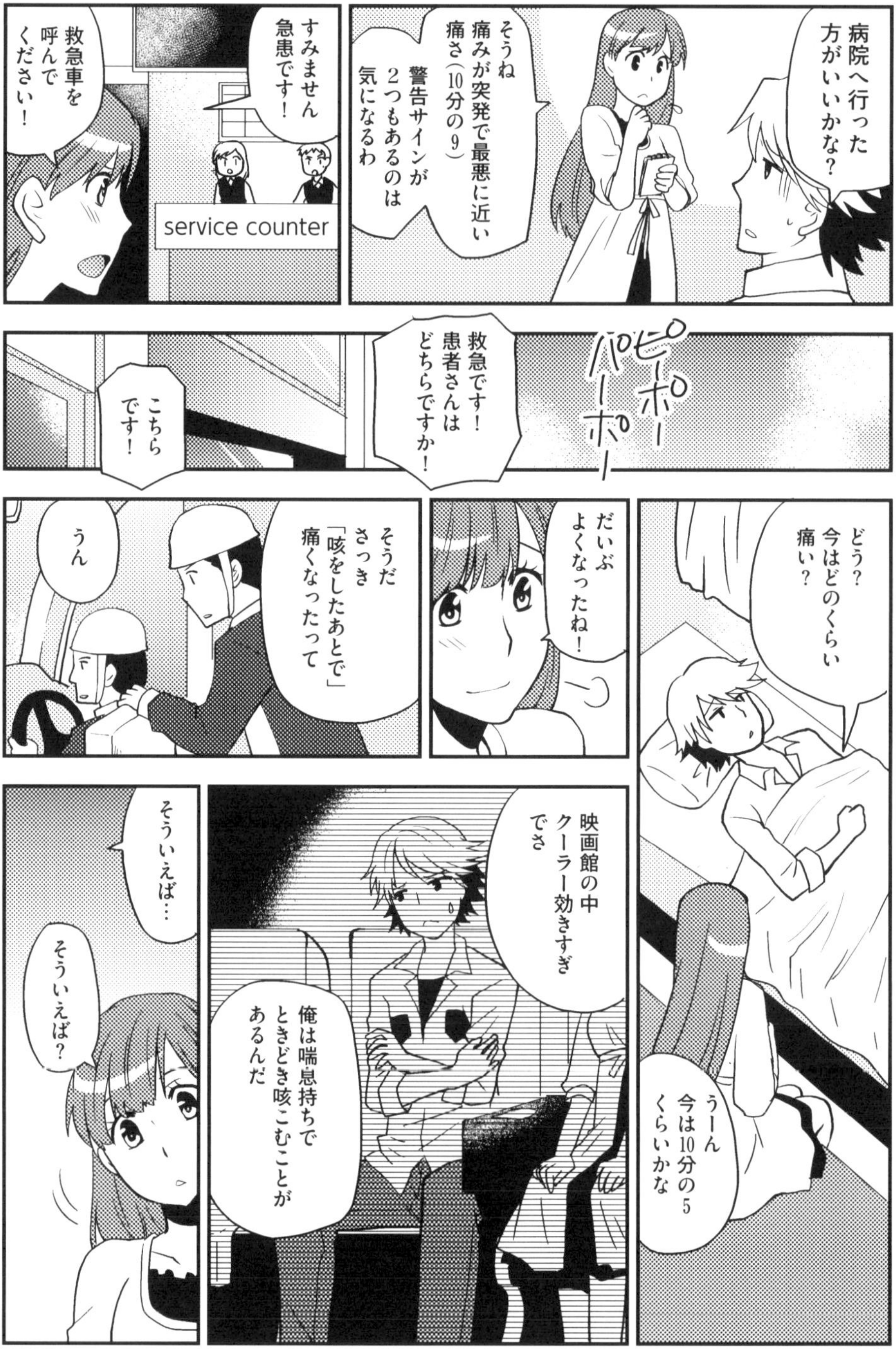

病院へ行った方がいいかな？
そうね
痛みが突発で最悪に近い痛さ（10分の9）
警告サインが2つもあるのは気になるわ
すみません急患です！
service counter
救急車を呼んでください！
ピーポーパーポー
救急です！患者さんはどちらですか！
こちらです！
どう？今はどのくらい痛い？
うーん今は10分の5くらいかな
だいぶよくなったね！
そうださっき「咳をしたあとで」痛くなったたって
うん
映画館の中クーラー効きすぎでさ
俺は喘息持ちでときどき咳こむことがあるんだ
そういえば…
そういえば？

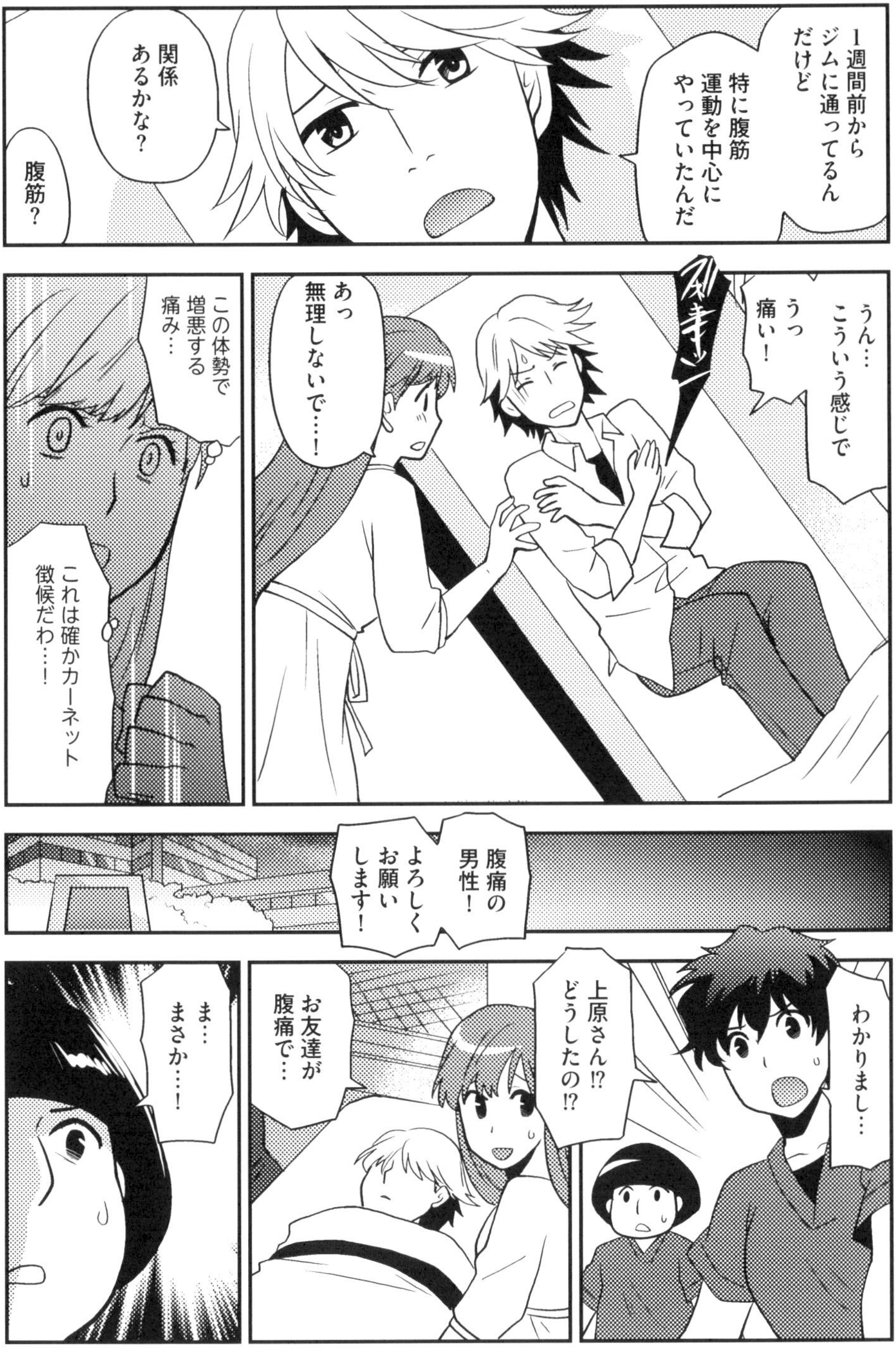
1週間前からジムに通ってるんだけど
特に腹筋運動を中心にやっていたんだ
関係あるかな？
腹筋？
うん…こういう感じで
うっ痛い！
あっ無理しないで…！
この体勢で増悪する痛み…
これは確かカーネット徴候だわ…！
腹痛の男性！
よろしくお願いします！
わかりまし…
上原さん⁉どうしたの⁉
お友達が腹痛で…
ま…まさか…！

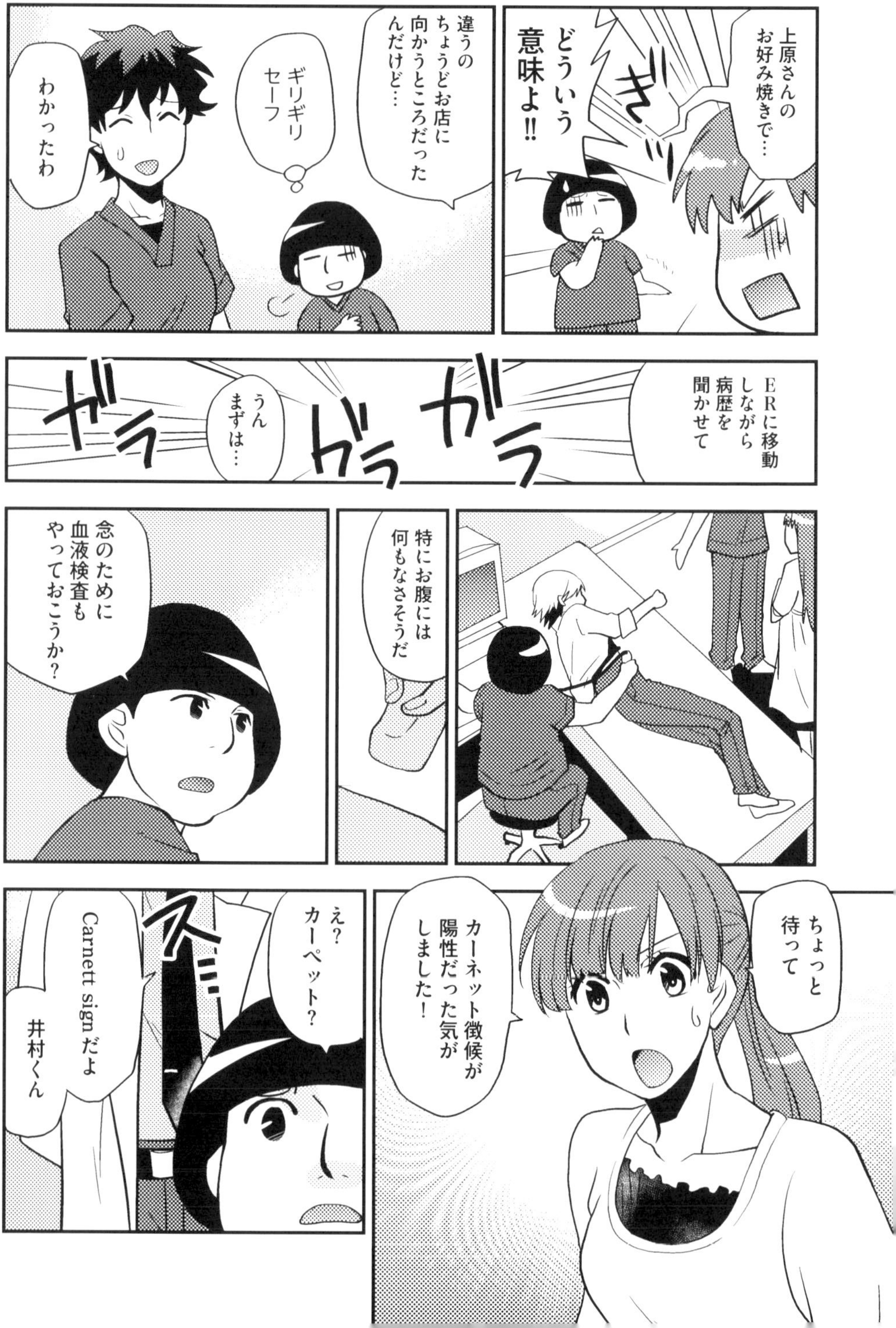
上原さんのお好み焼きで…
ぎゅ
どういう意味よ!!
違うのちょうどお店に向かうところだったんだけど…
ギリギリセーフ
わかったわ
ERに移動しながら病歴を聞かせて
ガラ
ガラ
うんまずは…
ガラ
特にお腹には何もなさそうだ
念のために血液検査もやっておこうか?
ちょっと待って
カーネット徴候が陽性だった気がしました!
え?カーペット?
ス…
Carnett sign だよ
井村くん

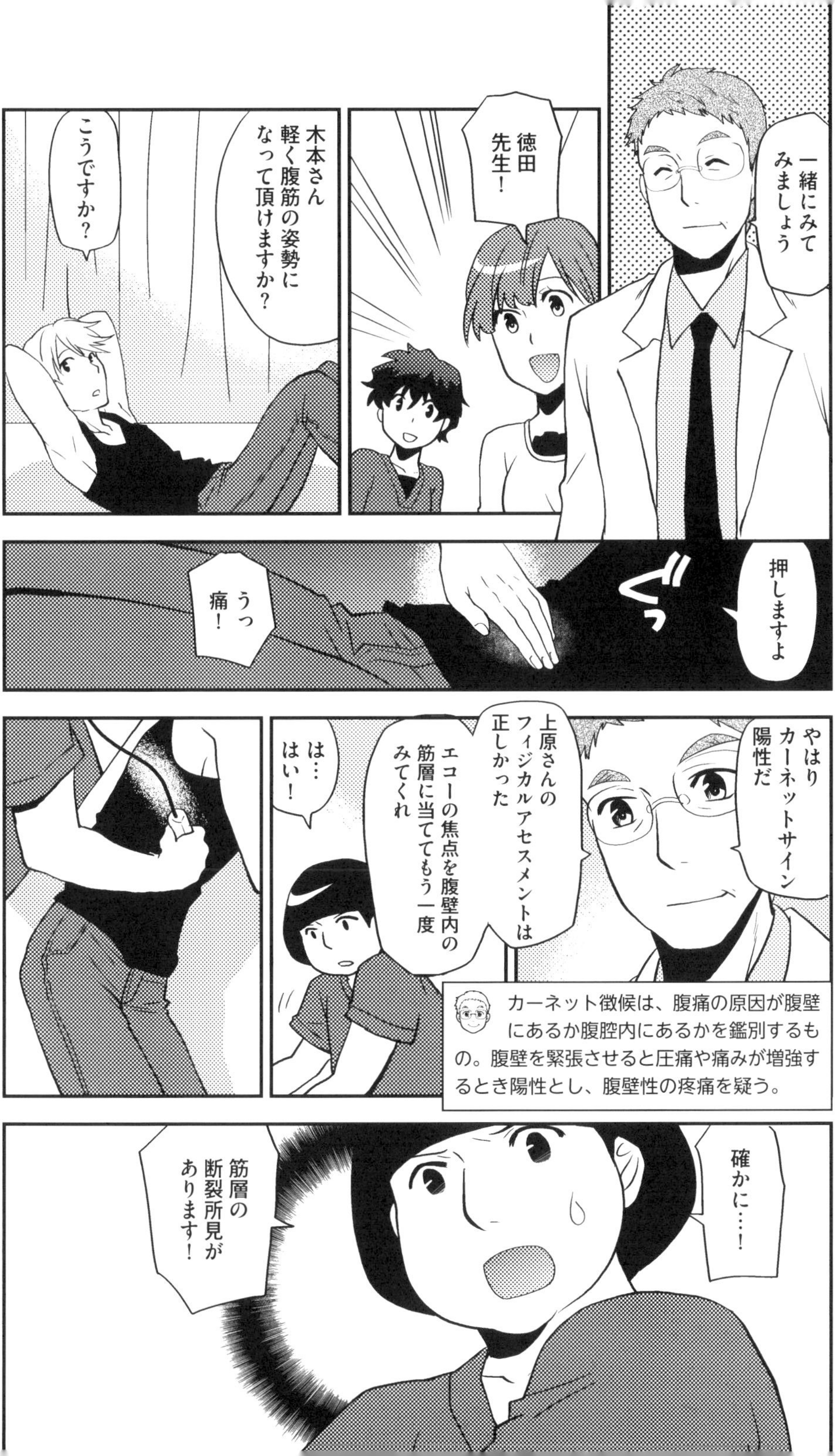
一緒にみてみましょう
徳田先生！
木本さん軽く腹筋の姿勢になって頂けますか？
こうですか？
押しますよ
ぐっ
うっ痛！
やはりカーネットサイン陽性だ
上原さんのフィジカルアセスメントは正しかった
エコーの焦点を腹壁内の筋層に当ててもう一度みてくれ
は…はい！
カーネット徴候は、腹痛の原因が腹壁にあるか腹腔内にあるかを鑑別するもの。腹壁を緊張させると圧痛や痛みが増強するとき陽性とし、腹壁性の疼痛を疑う。
確かに……！
筋層の断裂所見があります！

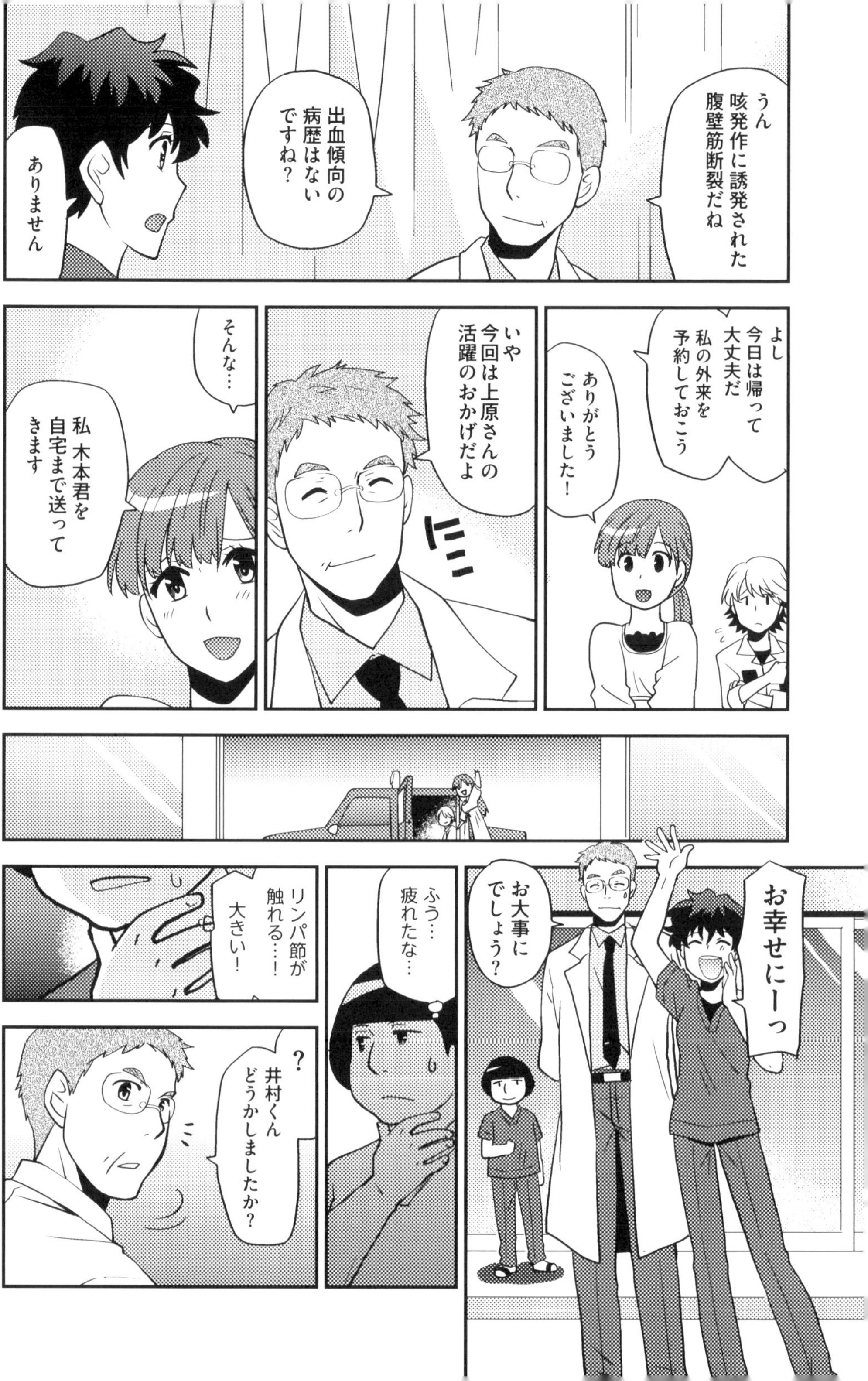
うん
咳発作に誘発された
腹壁筋断裂だね
出血傾向の
病歴はない
ですね？
ありません
よし
今日は帰って
大丈夫だ
私の外来を
予約しておこう
ありがとう
ございました！
いや
今回は上原さんの
活躍のおかげだよ
そんな…
私 木本君を
自宅まで送って
きます
お幸せにーっ
お大事に
でしょう？
ふう…
疲れたな…
リンパ節が
触れる…！
大きい！
？
井村くん
どうかしましたか？

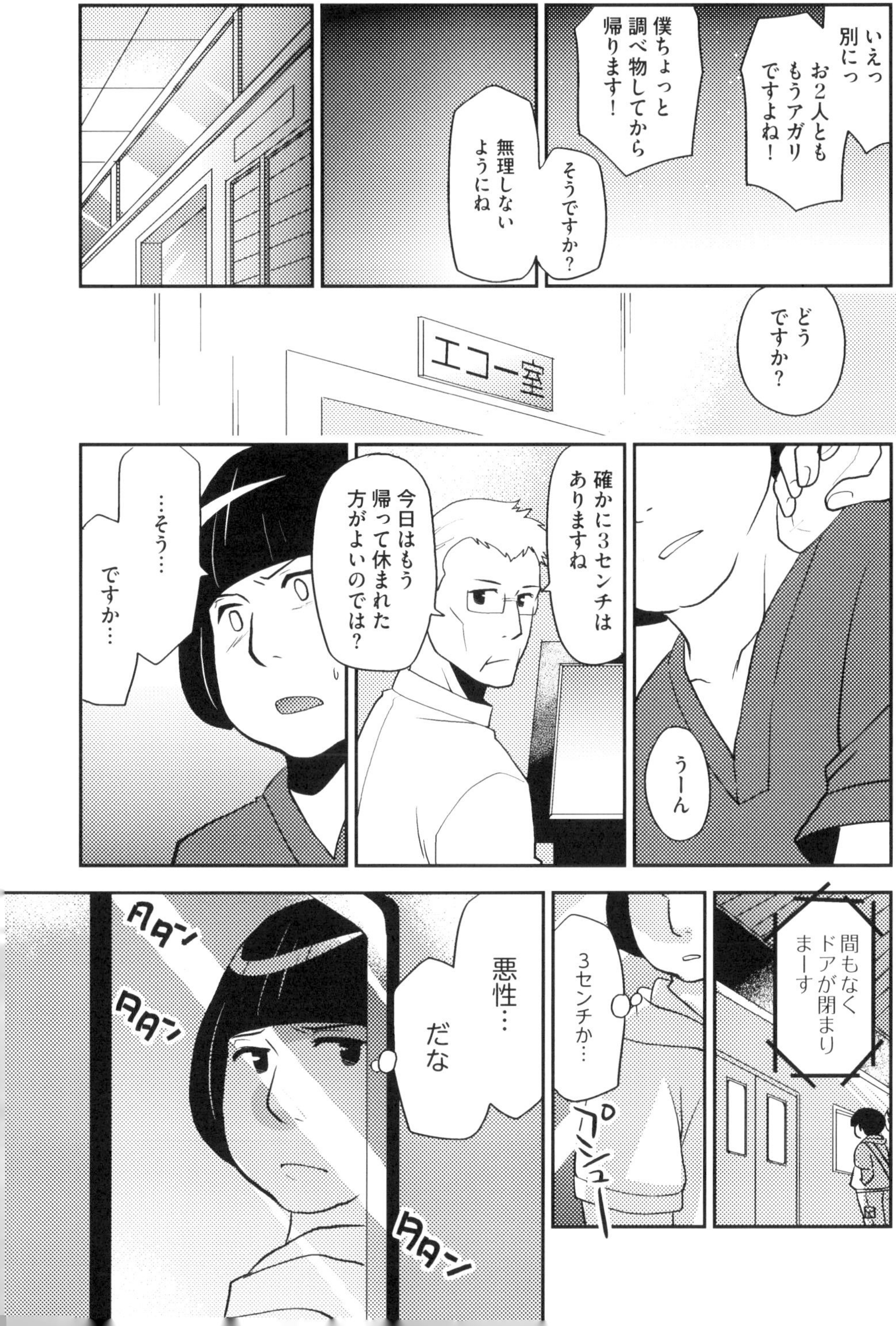
いえっ
別にっ
お2人とも
もうアガリ
ですよね！
僕ちょっと
調べ物してから
帰ります！
そうですか？
無理しない
ようにね
どう
ですか？
エコー室
うーん
確かに3センチは
ありますね
今日はもう
帰って休まれた
方がよいのでは？
…そう…
ですか…
間もなく
ドアが閉まり
まーす
3センチか…
プシュー
悪性…
だな
ガタン
ガタン
ガタン

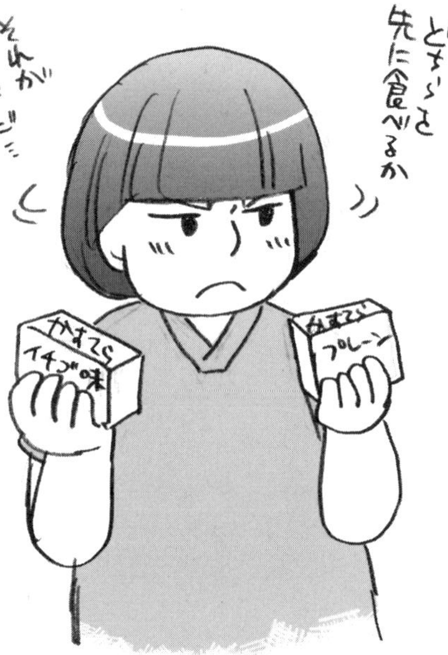
どちらを先に食べるか
それが問題だ…
かすてら
イチゴ味
プレーン

こんなとき、フィジカル

CHAPTER 5

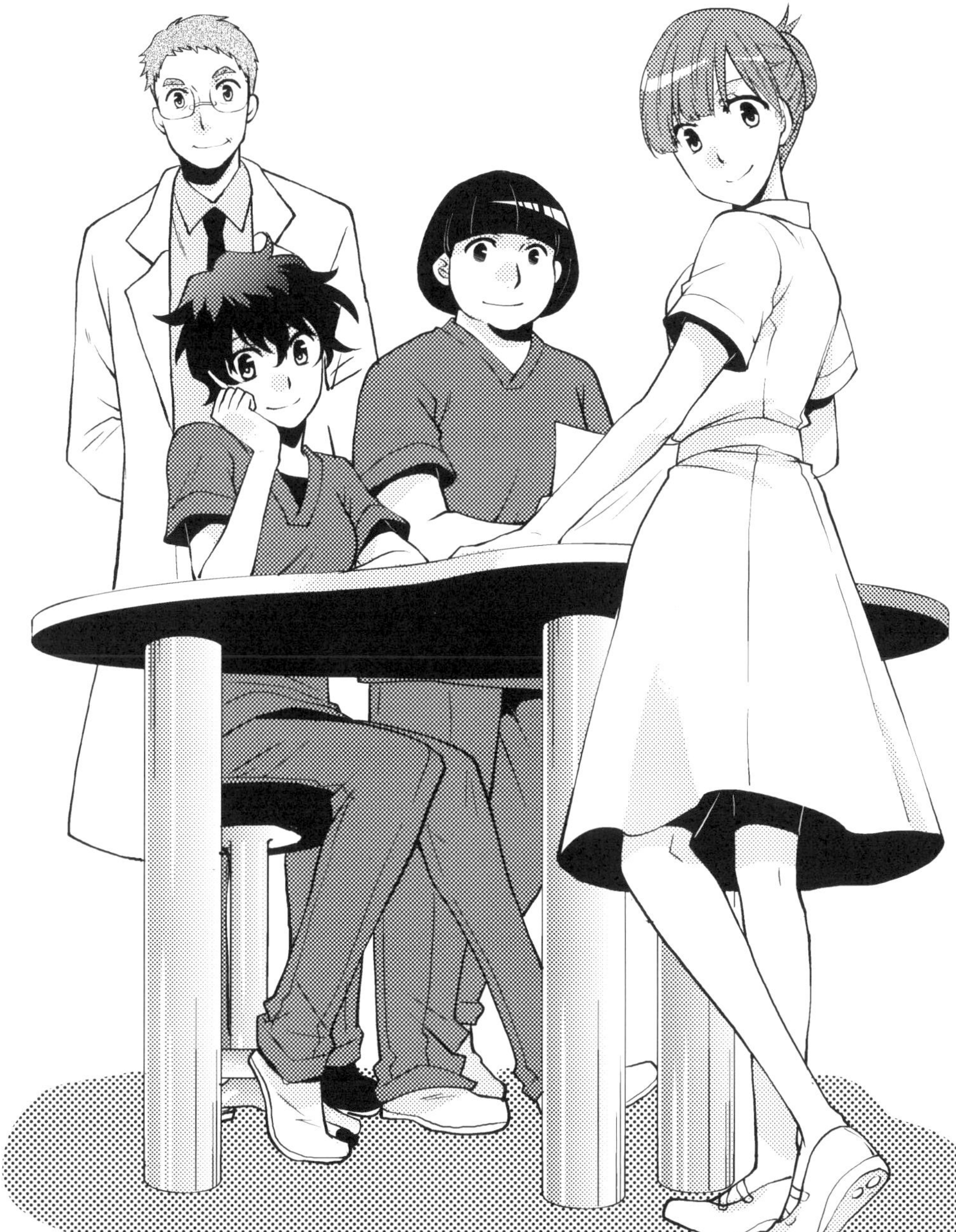

第 17 話

「咳・痰」のとき、フィジカル

緩和ケアに向き合う

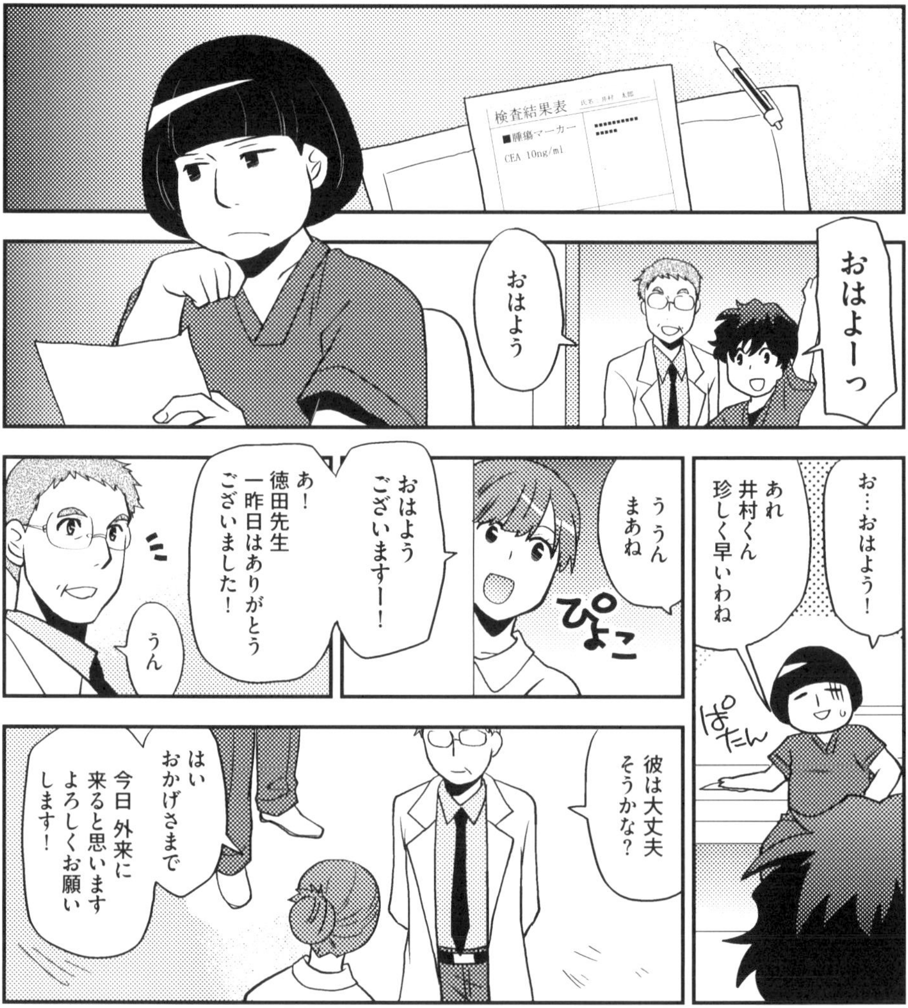
検査結果表
■腫瘍マーカー
CEA 10ng/ml
おはよーっ
おはよう
お…おはよう!
あれ 井村くん 珍しく早いわね
ぱたん
ううん まあね
ぴよこ
おはよう ございますー!
あ! 徳田先生 一昨日はありがとう ございました!
うん
彼は大丈夫 そうかな?
はい おかげさまで 今日 外来に 来ると思います よろしくお願い します!

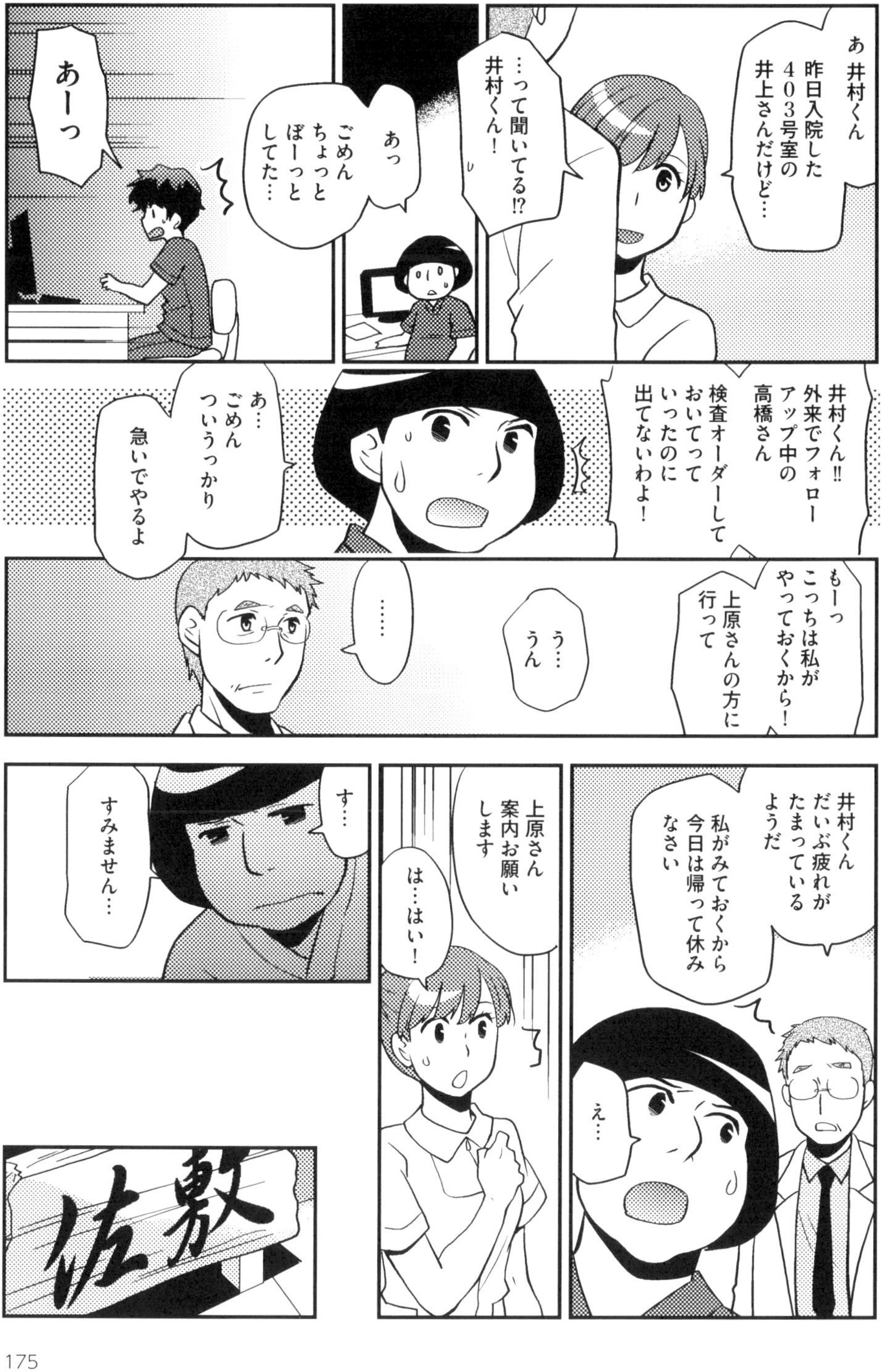

あ井村くん
昨日入院した
403号室の
井上さんだけど…
…って聞いてる!?
井村くん！
あっ
ごめん
ちょっと
ぼーっと
してた…
あーっ
井村くん‼
外来でフォロー
アップ中の
高橋さん
検査オーダーして
おいてって
いったのに
出てないわよ！
あ…
ごめん
ついうっかり
急いでやるよ
もーっ
こっちは私が
やっておくから！
上原さんの方に
行って
う…
うん
……
井村くん
だいぶ疲れが
たまっている
ようだ
私がみておくから
今日は帰って休み
なさい
え…
上原さん
案内お願い
します
は…はい！
す…
すみません…
佐敷

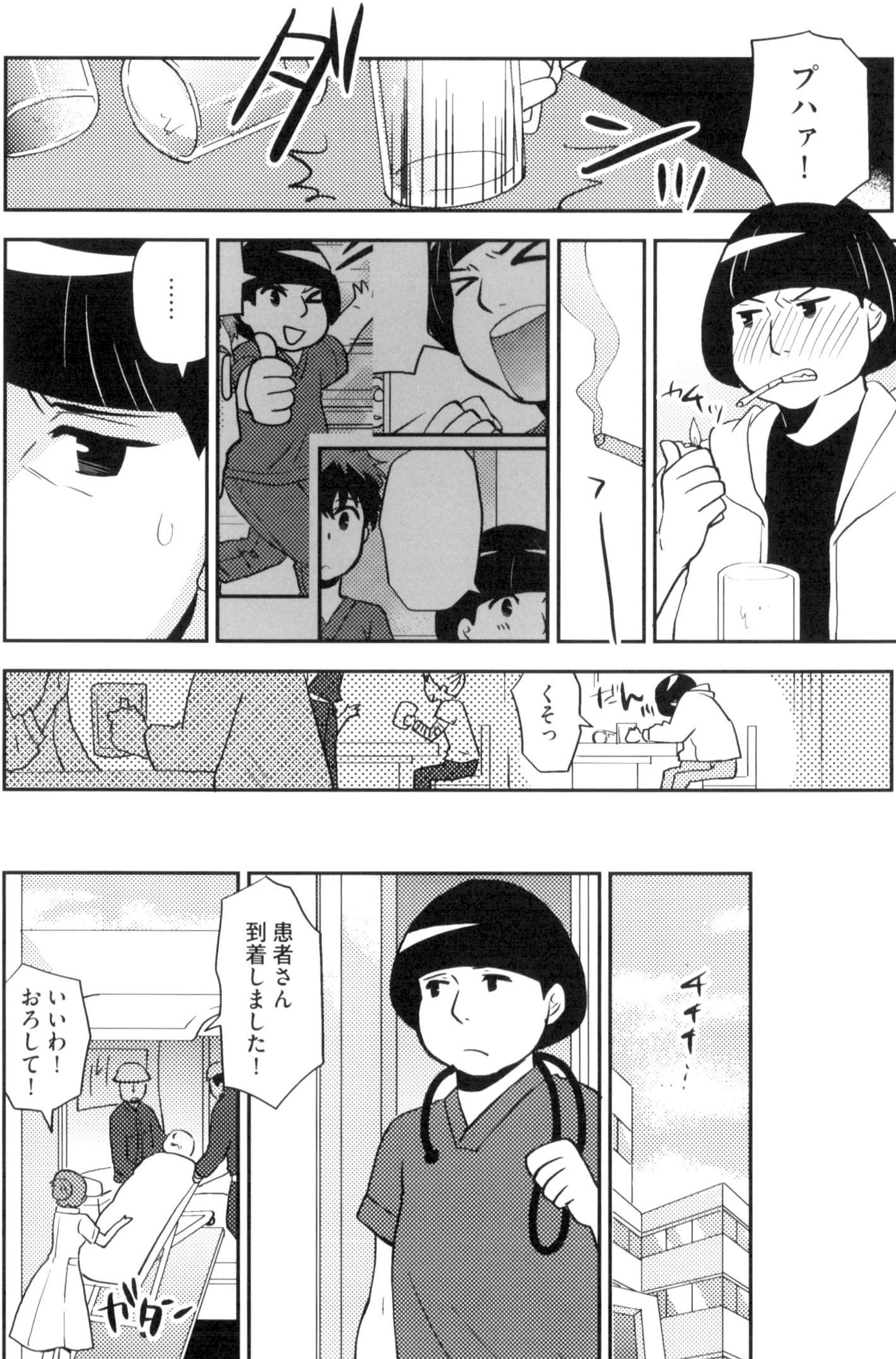
ダン
ゴッ
プハァ！
……
カチ
くそっ
だん
チチチ…
患者さん
到着しました！
いいわ！
おろして！
ガタン

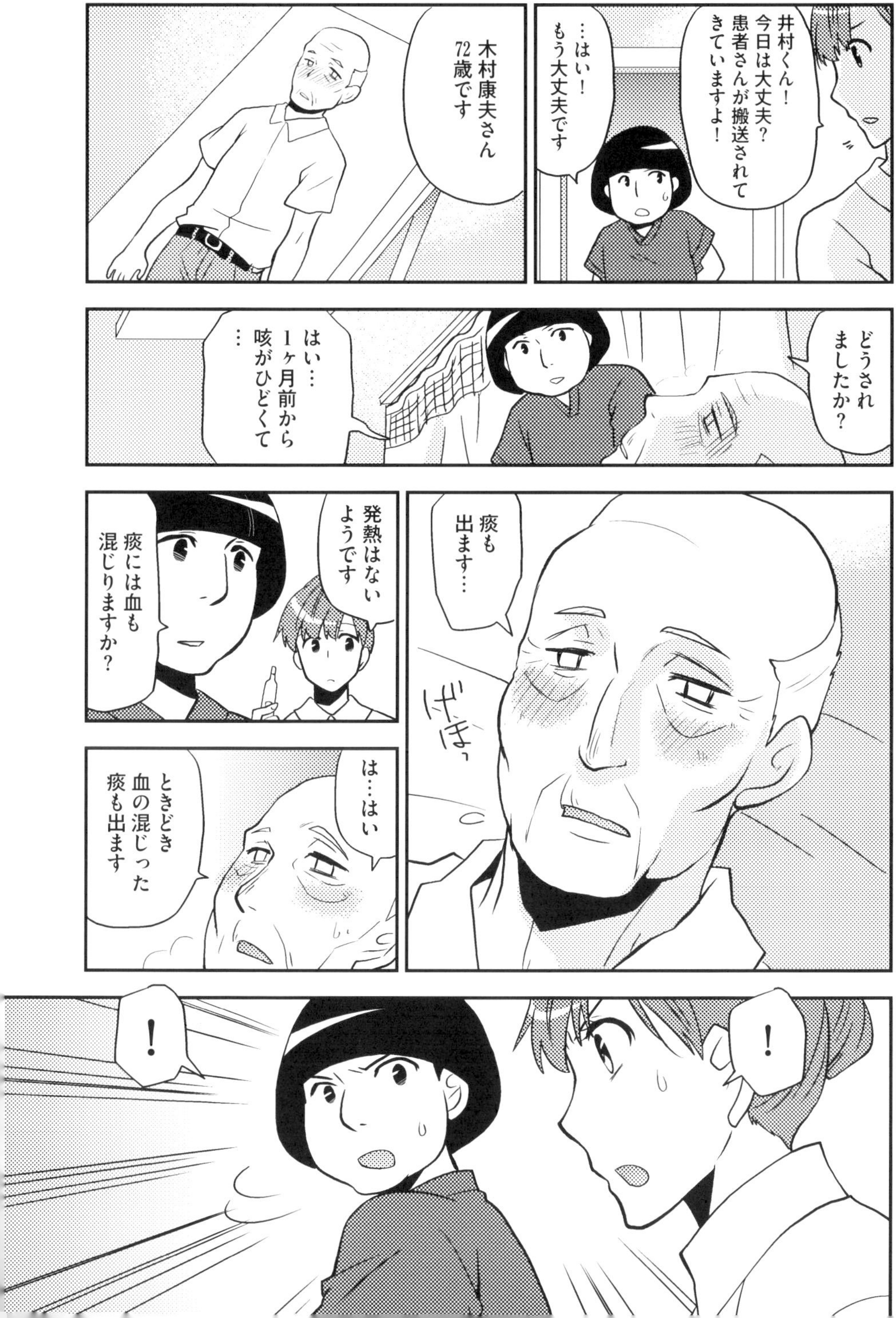

井村くん！
今日は大丈夫？
患者さんが搬送されてきていますよ！
…はい！
もう大丈夫です
木村康夫さん
72歳です
どうされましたか？
はい…
1ヶ月前から咳がひどくて
…
痰も出ます…
げほっ
発熱はないようです
痰には血も混じりますか？
は…はい
ときどき血の混じった痰も出ます
！
！

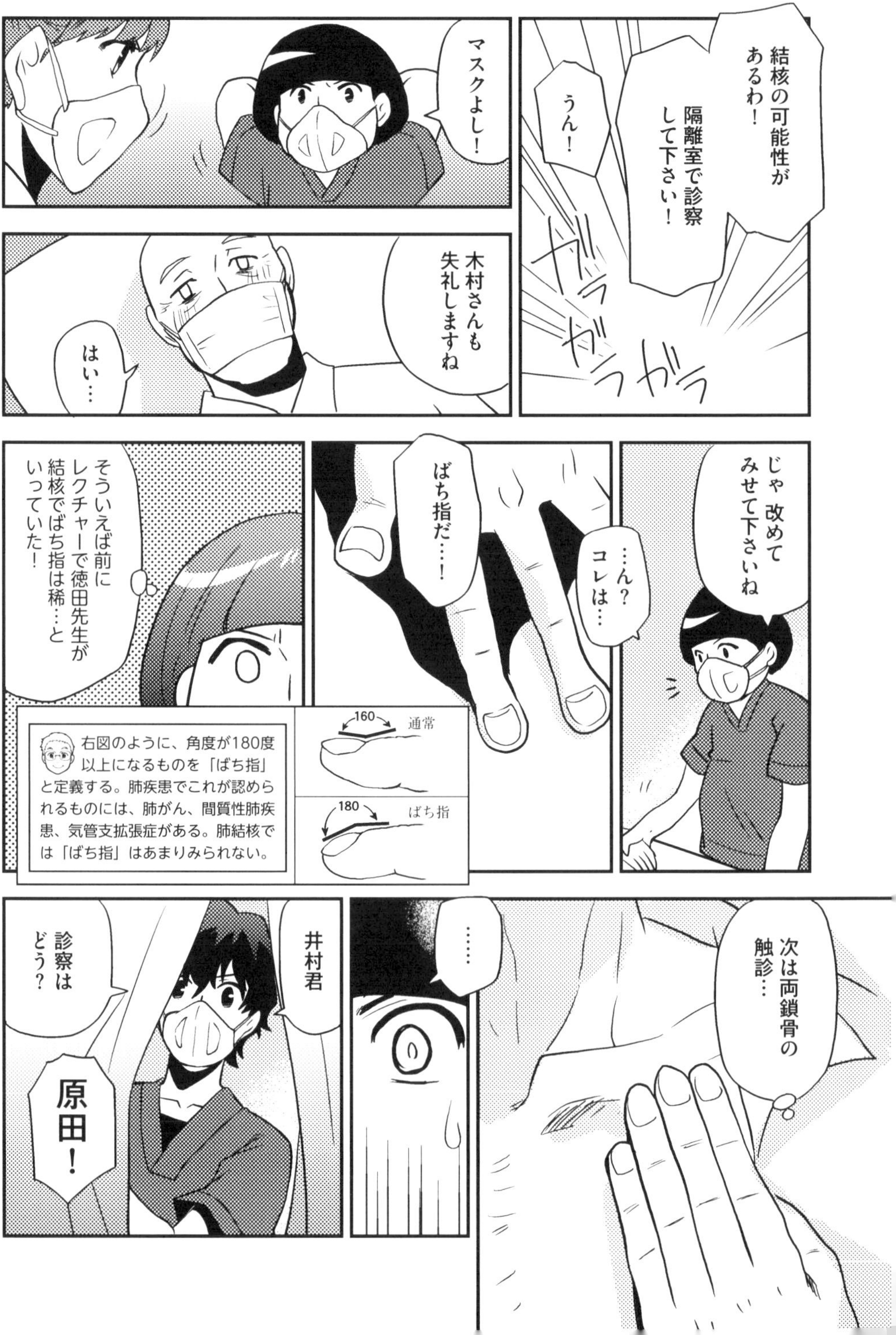

結核の可能性があるわ！
隔離室で診察して下さい！
うん！
ガラガラガラ
マスクよし！
木村さんも失礼しますね
はい…
じゃ 改めてみせて下さいね
…ん？コレは…
ばち指だ…！
そういえば前にレクチャーで徳田先生が結核でばち指は稀…といっていた！
右図のように、角度が180度以上になるものを「ばち指」と定義する。肺疾患でこれが認められるものには、肺がん、間質性肺疾患、気管支拡張症がある。肺結核では「ばち指」はあまりみられない。
160
通常
180
ばち指
次は両鎖骨の触診…
……
井村君
診察はどう？
原田！

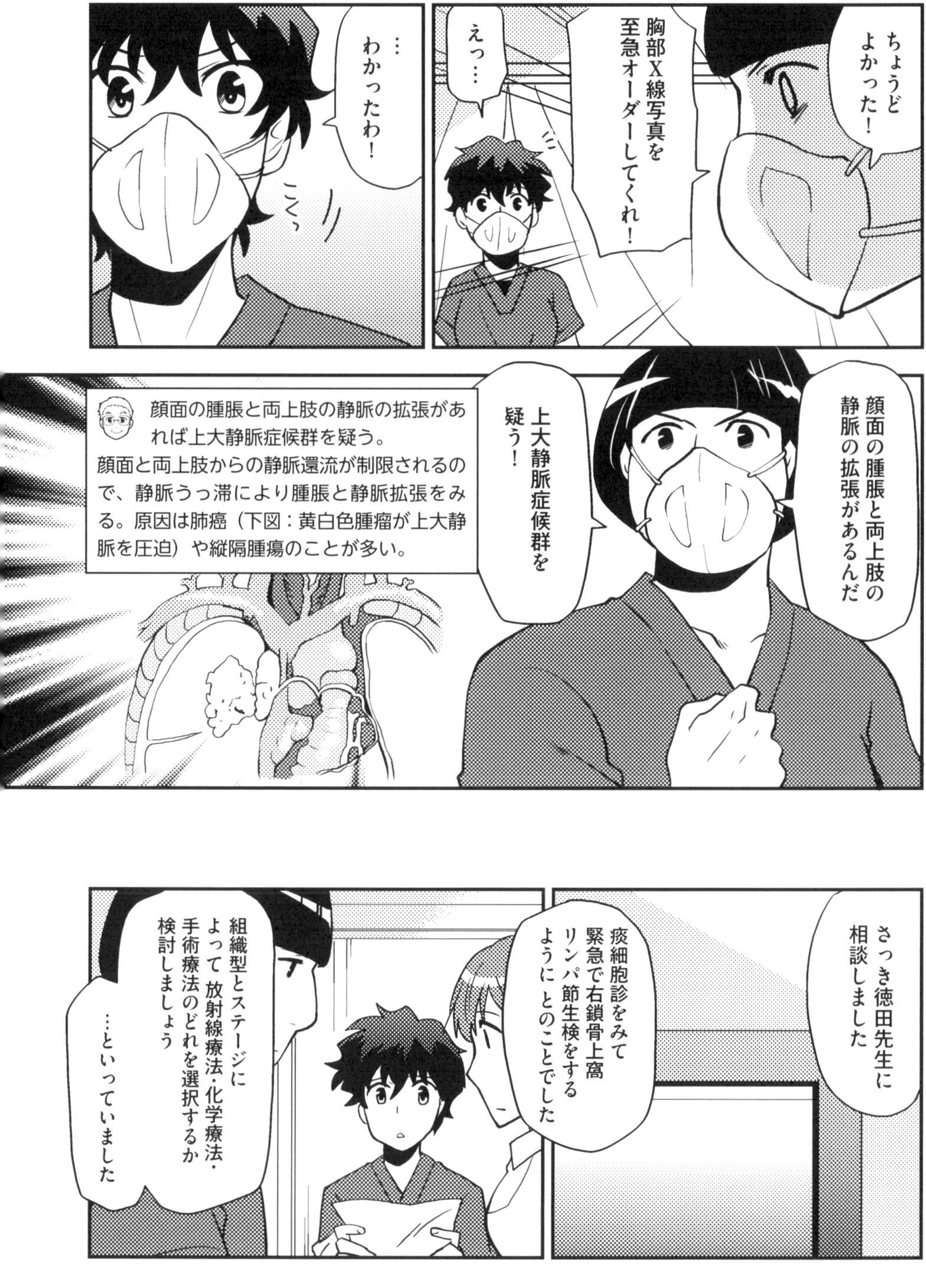
ちょうどよかった！
胸部X線写真を至急オーダーしてくれ！
えっ…
…わかったわ！
ごくっ
顔面の腫脹と両上肢の静脈の拡張があるんだ
上大静脈症候群を疑う！
顔面の腫脹と両上肢の静脈の拡張があれば上大静脈症候群を疑う。
顔面と両上肢からの静脈還流が制限されるので、静脈うっ滞により腫脹と静脈拡張をみる。原因は肺癌（下図：黄白色腫瘤が上大静脈を圧迫）や縦隔腫瘍のことが多い。
さっき徳田先生に相談しました
痰細胞診をみて緊急で右鎖骨上窩リンパ節生検をするようにとのことでした
組織型とステージによって放射線療法・化学療法・手術療法のどれを選択するか検討しましょう
…といっていました

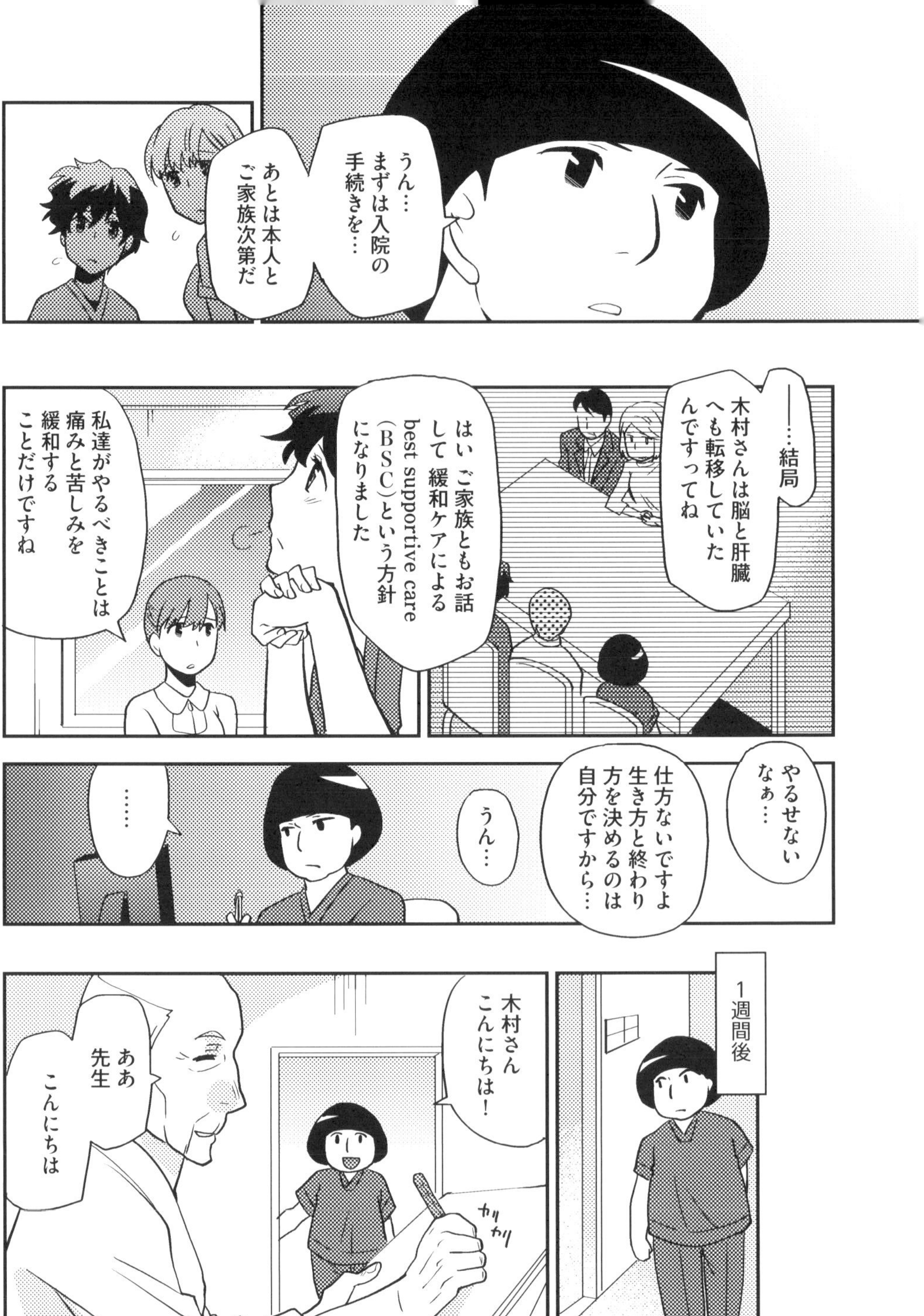
うん… まずは入院の手続きを…
あとは本人とご家族次第だ
……結局 木村さんは脳と肝臓へも転移していたんですってね
はい ご家族ともお話して 緩和ケアによるbest supportive care（BSC）という方針になりました
私達がやるべきことは痛みと苦しみを緩和することだけですね
やるせないなぁ…
仕方ないですよ 生き方と終わり方を決めるのは自分ですから…
うん…
……
1週間後
木村さん こんにちは！
カリカリ
ああ 先生 こんにちは

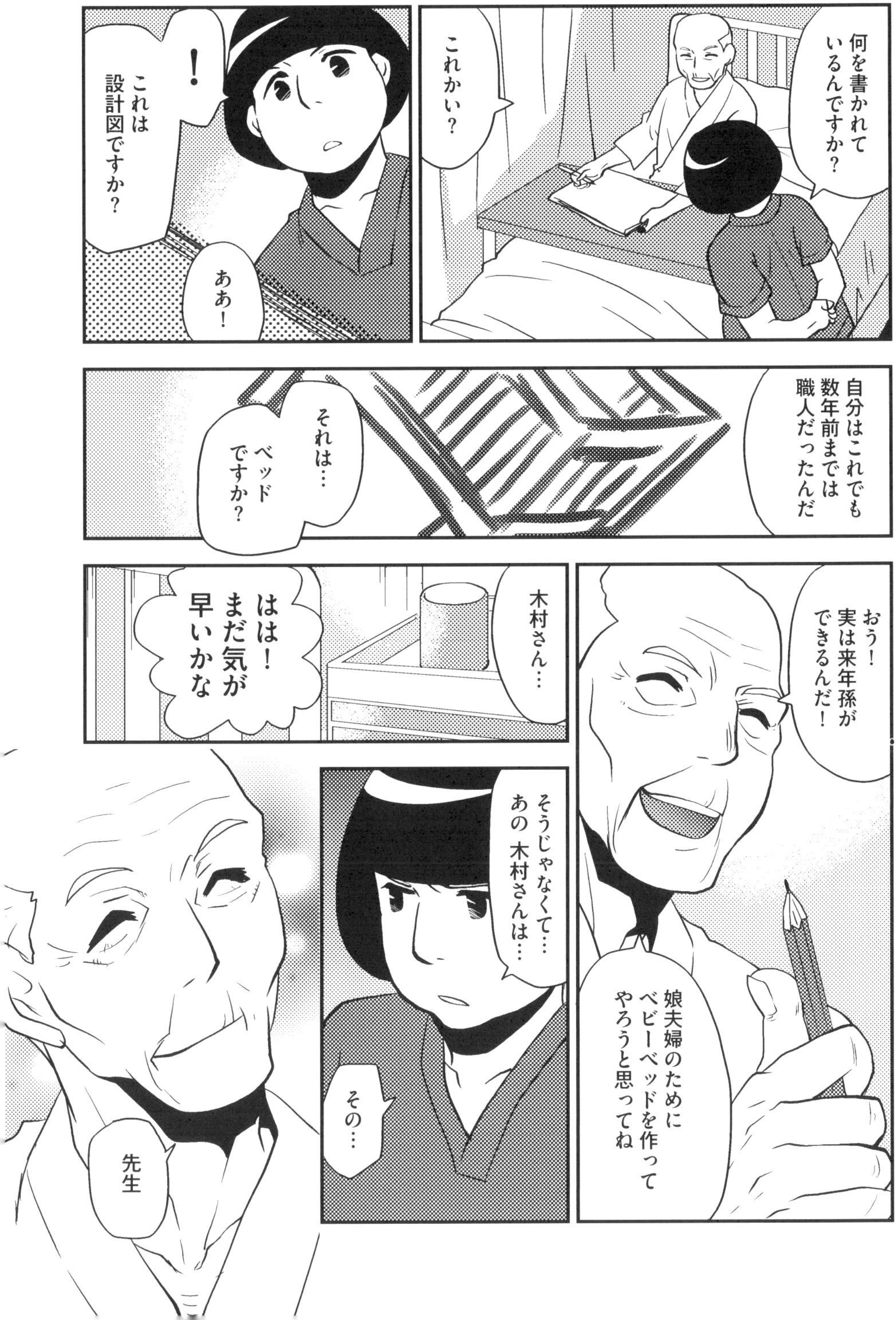
何を書かれているんですか？
これかい？
！
これは設計図ですか？
ああ！
自分はこれでも数年前までは職人だったんだ
それは…ベッドですか？
おう！実は来年孫ができるんだ！
娘夫婦のためにベビーベッドを作ってやろうと思ってね
木村さん…
はは！まだ気が早いかな
そうじゃなくて…あの 木村さんは…
その…
先生

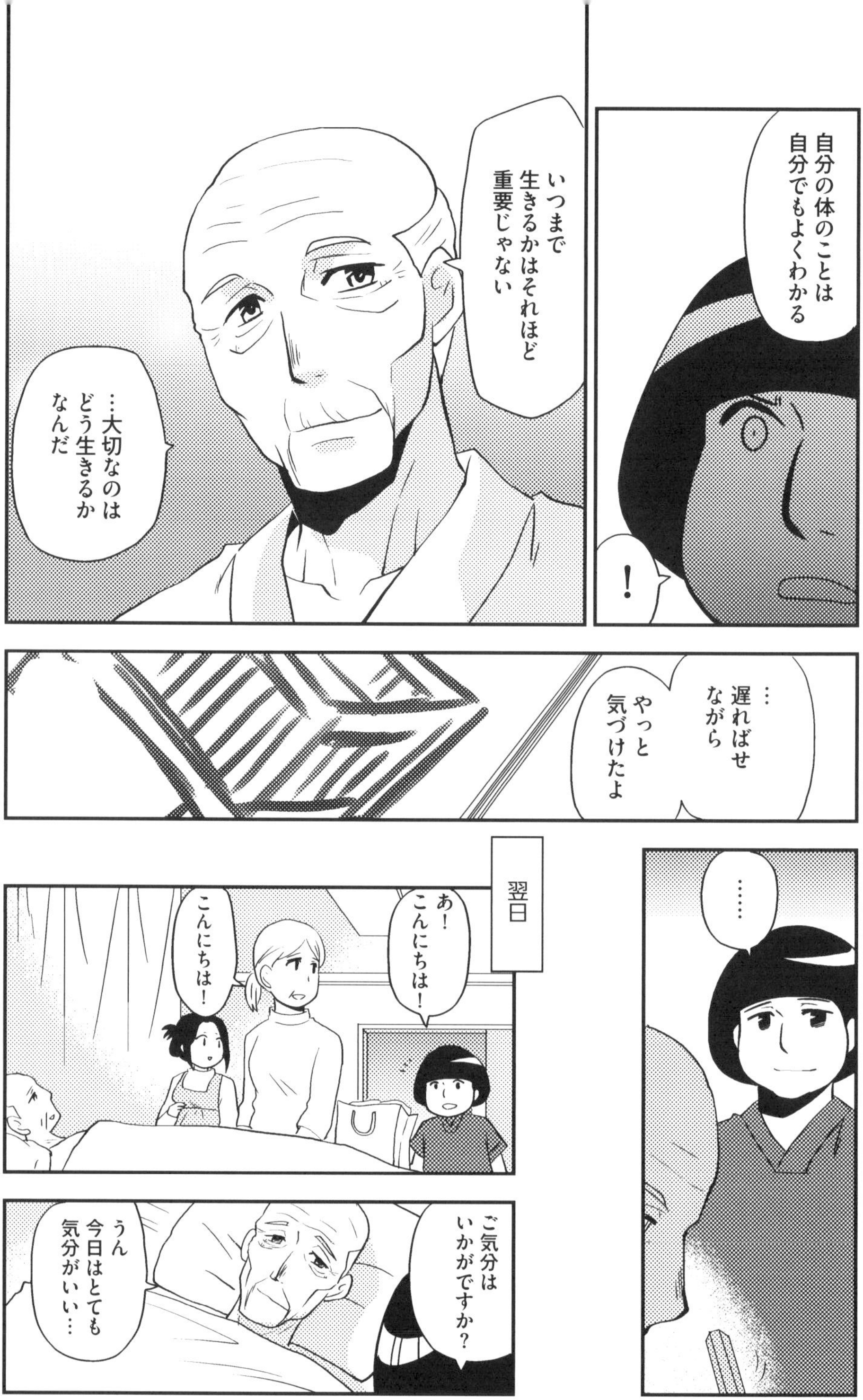
自分の体のことは
自分でもよくわかる
!
いつまで生きるかはそれほど重要じゃない
…大切なのはどう生きるかなんだ
…遅ればせながらやっと気づけたよ
……
翌日
あ! こんにちは!
こんにちは!
ご気分はいかがですか?
うん 今日はとても気分がいい…

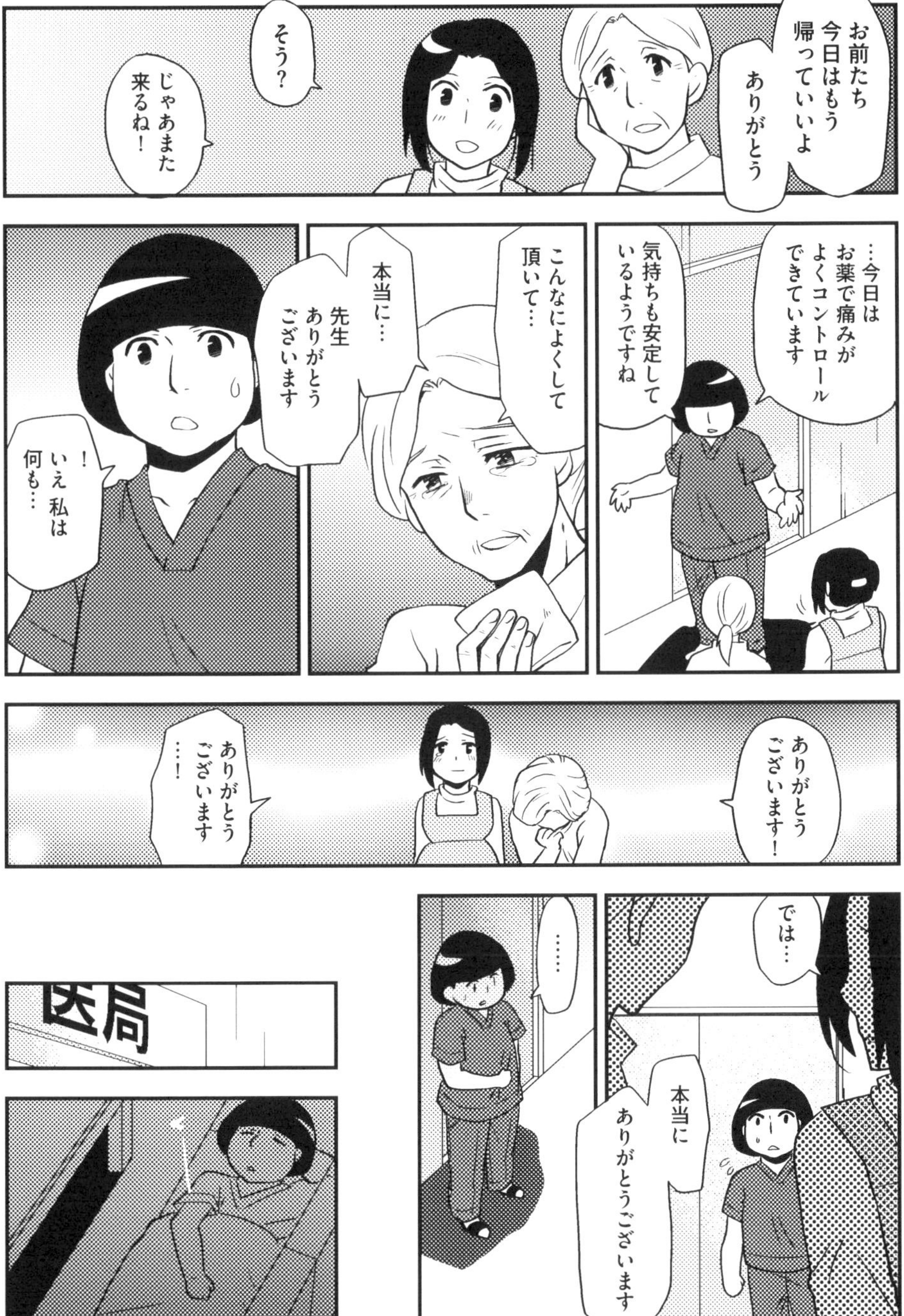
お前たち
今日はもう
帰っていいよ
ありがとう
そう?
じゃあまた
来るね!
…今日は
お薬で痛みが
よくコントロール
できています
気持ちも安定して
いるようですね
こんなによくして
頂いて…
本当に…
先生
ありがとう
ございます
!
いえ 私は
何も…
ありがとう
ございます!
ありがとう
ございます
…!
では…
本当に
ありがとうございます
……
医局

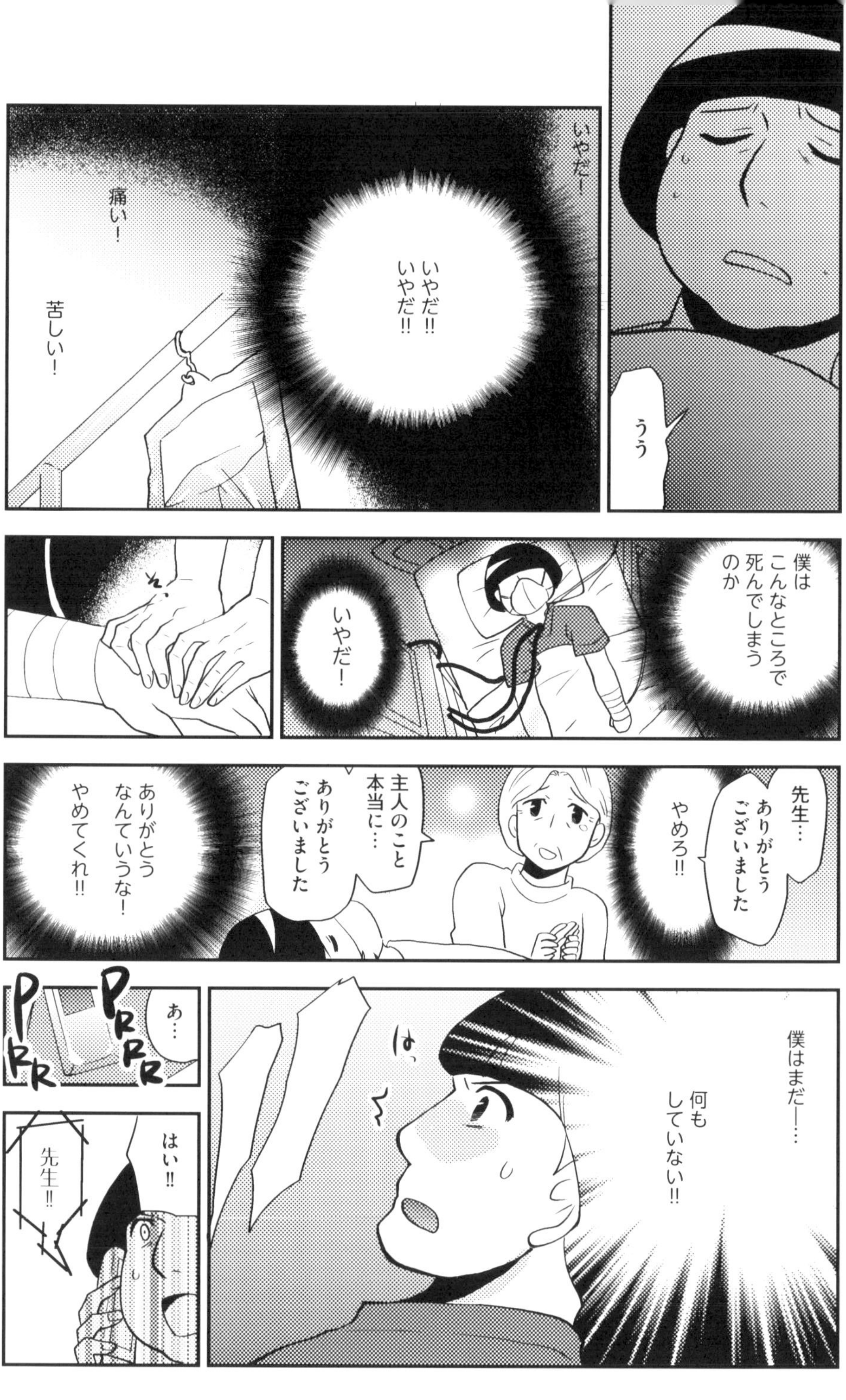
うう
いやだー
いやだ!!
いやだ!!
痛い!
苦しい!
僕はこんなところで死んでしまうのか
いやだ!
先生…ありがとうございました
やめろ!!
主人のこと本当に…
ありがとうございました
ありがとうなんていうな!
やめてくれ!!
僕はまだ—…
何もしていない!!
はっ
PRRR PRRR
あ…
はい!!
先生!!

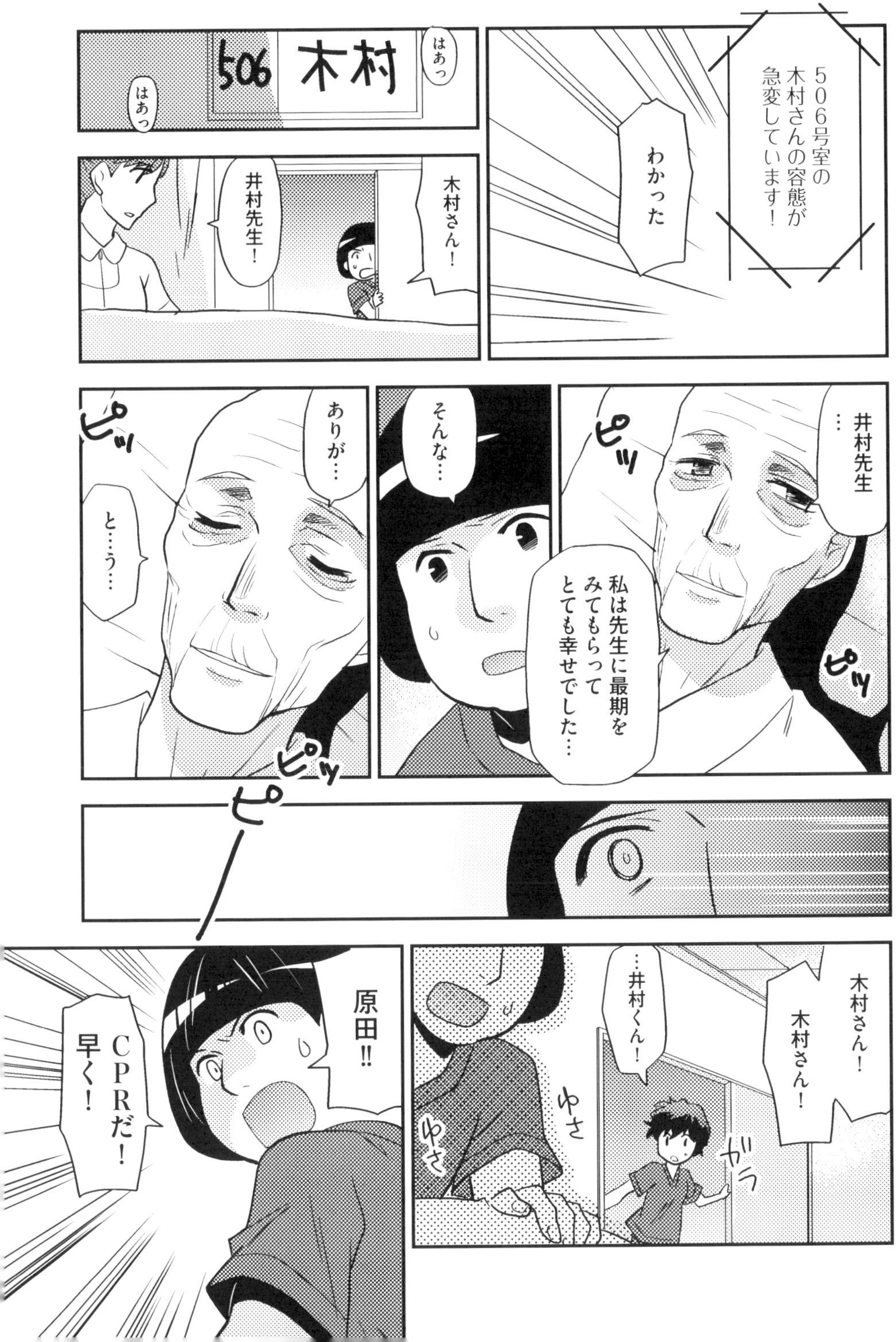
506号室の木村さんの容態が急変しています！
わかった
506 木村
はあっ
はあっ
木村さん！
井村先生！
井村先生…
ピッ
私は先生に最期をみてもらってとても幸せでした…
ピッ
そんな…
ピッ
ありが…
と…う…
ピッ
ピー
木村さん！木村さん！
…井村くん！
ガラ
ゆさ
ゆさ
原田!!
CPRだ！早く！

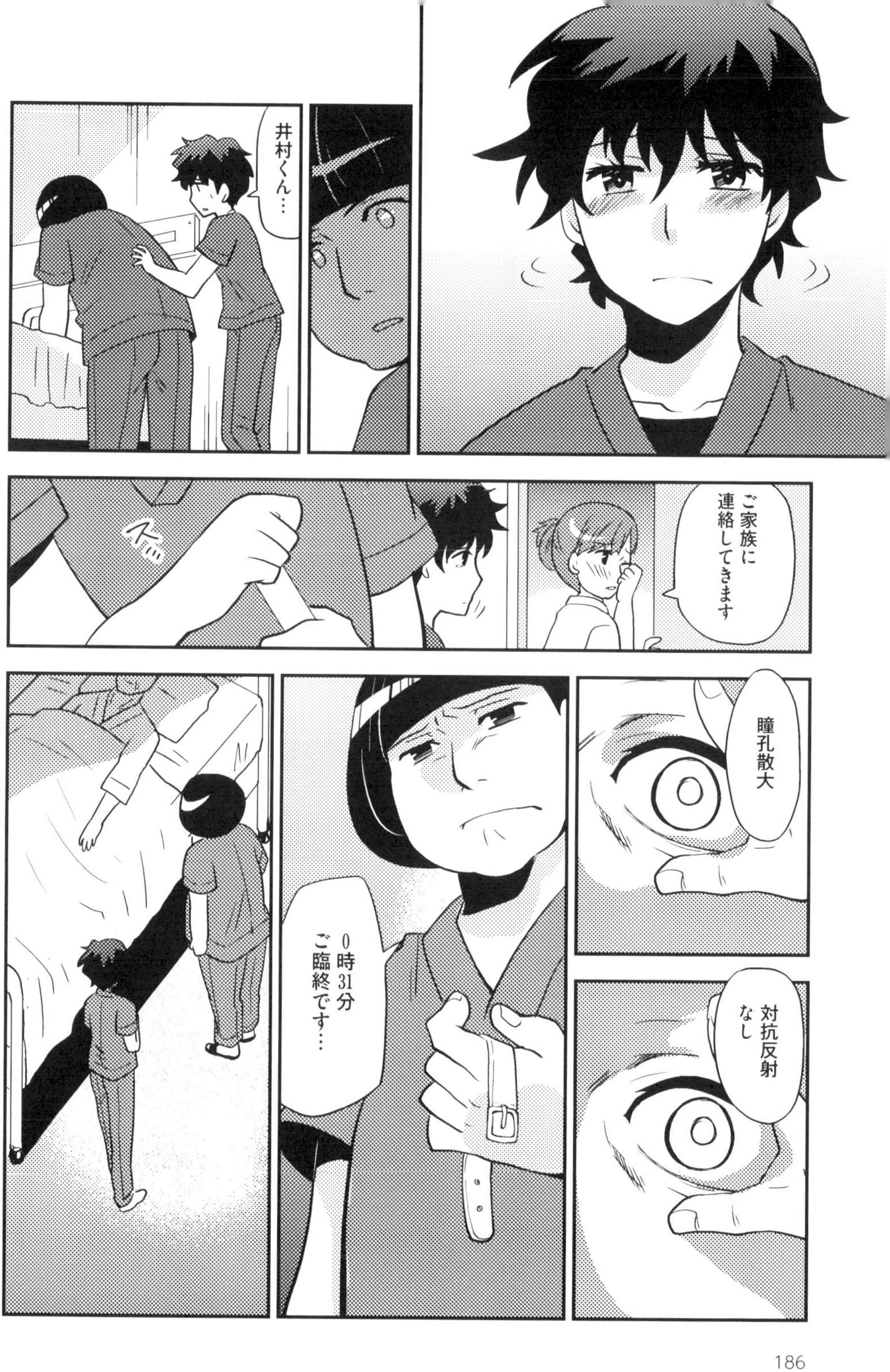
井村くん…
ご家族に連絡してきます
瞳孔散大
対抗反射なし
0時31分ご臨終です…

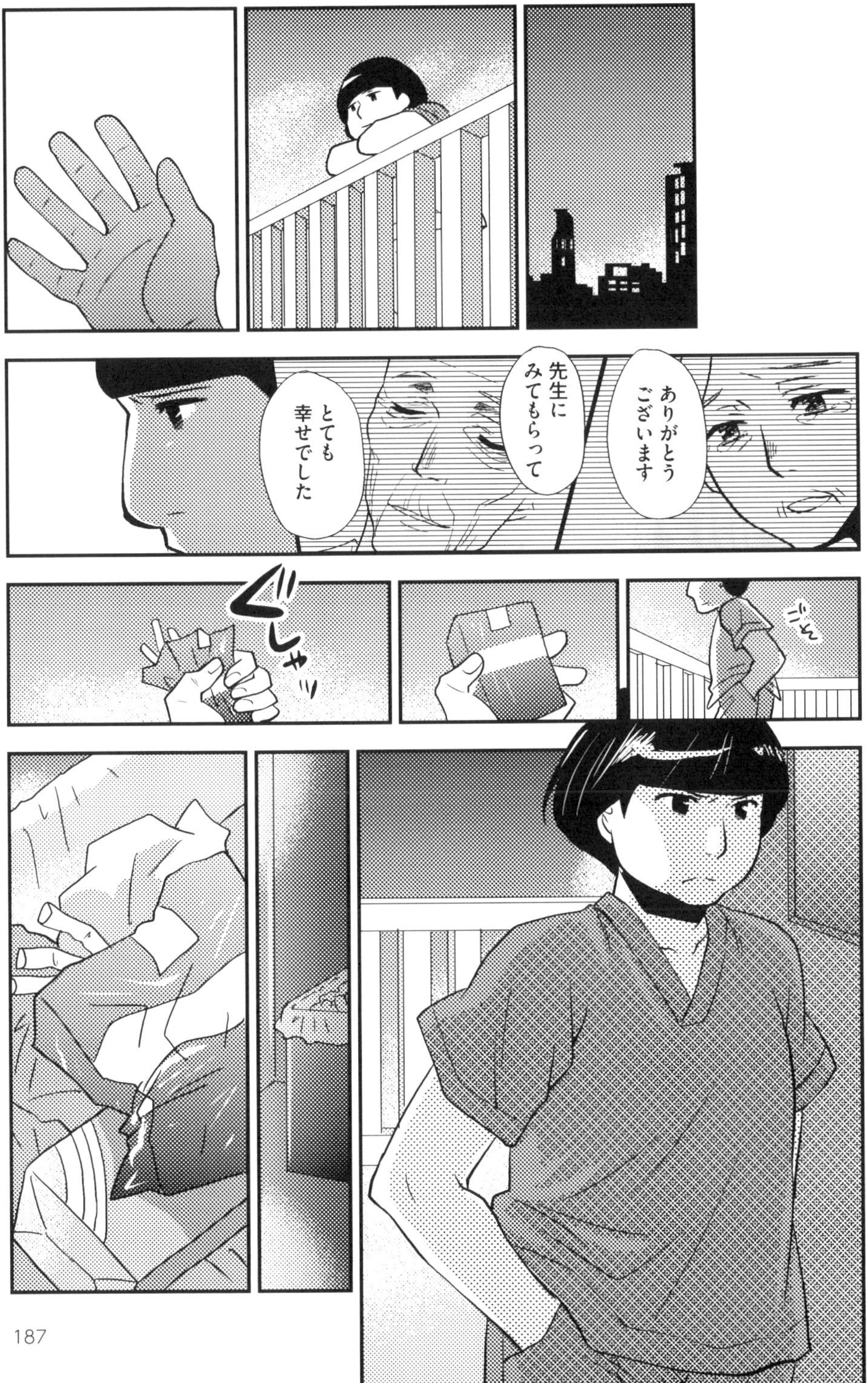
ありがとう
ございます
先生に
みてもらって
とても
幸せでした
ごそ
ぐしゃッ

第 18 話

「リンパ節腫脹」のとき、フィジカル

検査に惑わされない

～病歴とフィジカルの重要性～

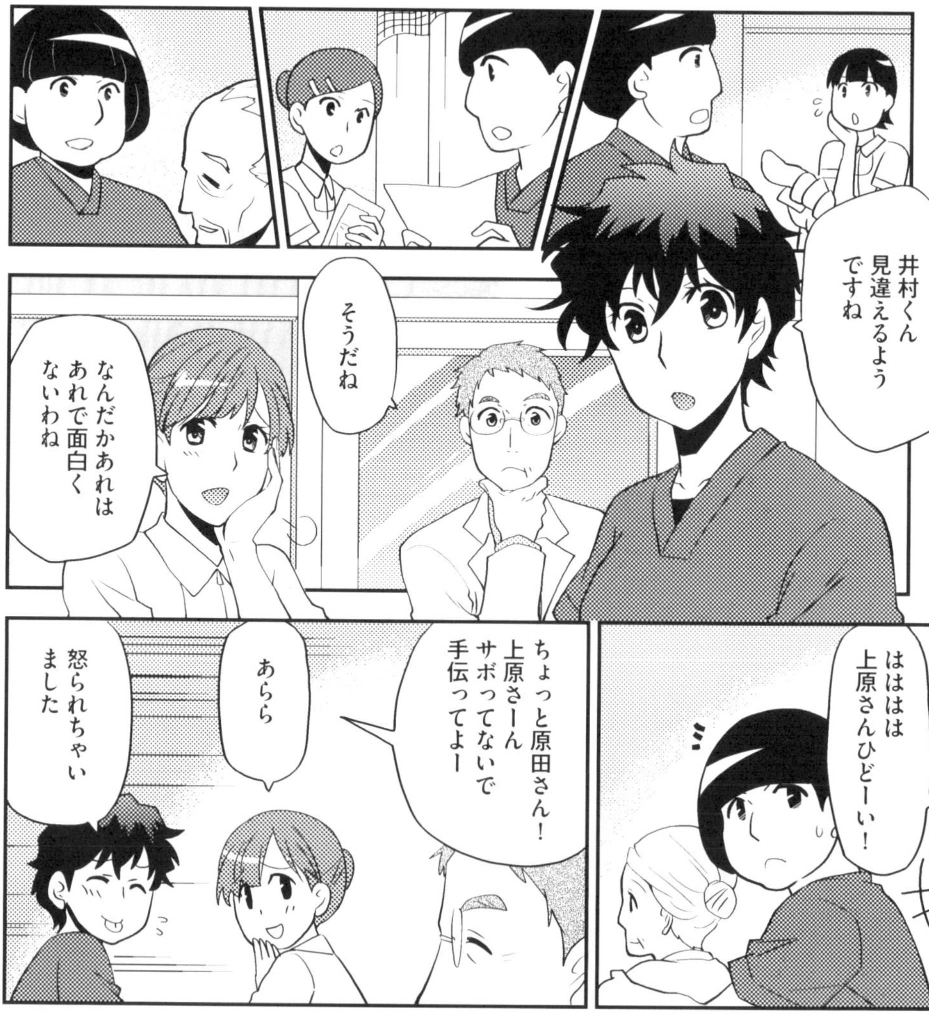

井村くん見違えるようですね
そうだね
なんだかあれはあれで面白くないわね
ははは上原さんひどーい！
あははっ
ちょっと原田さん！上原さーんサボってないで手伝ってよー
あらら
怒られちゃいました

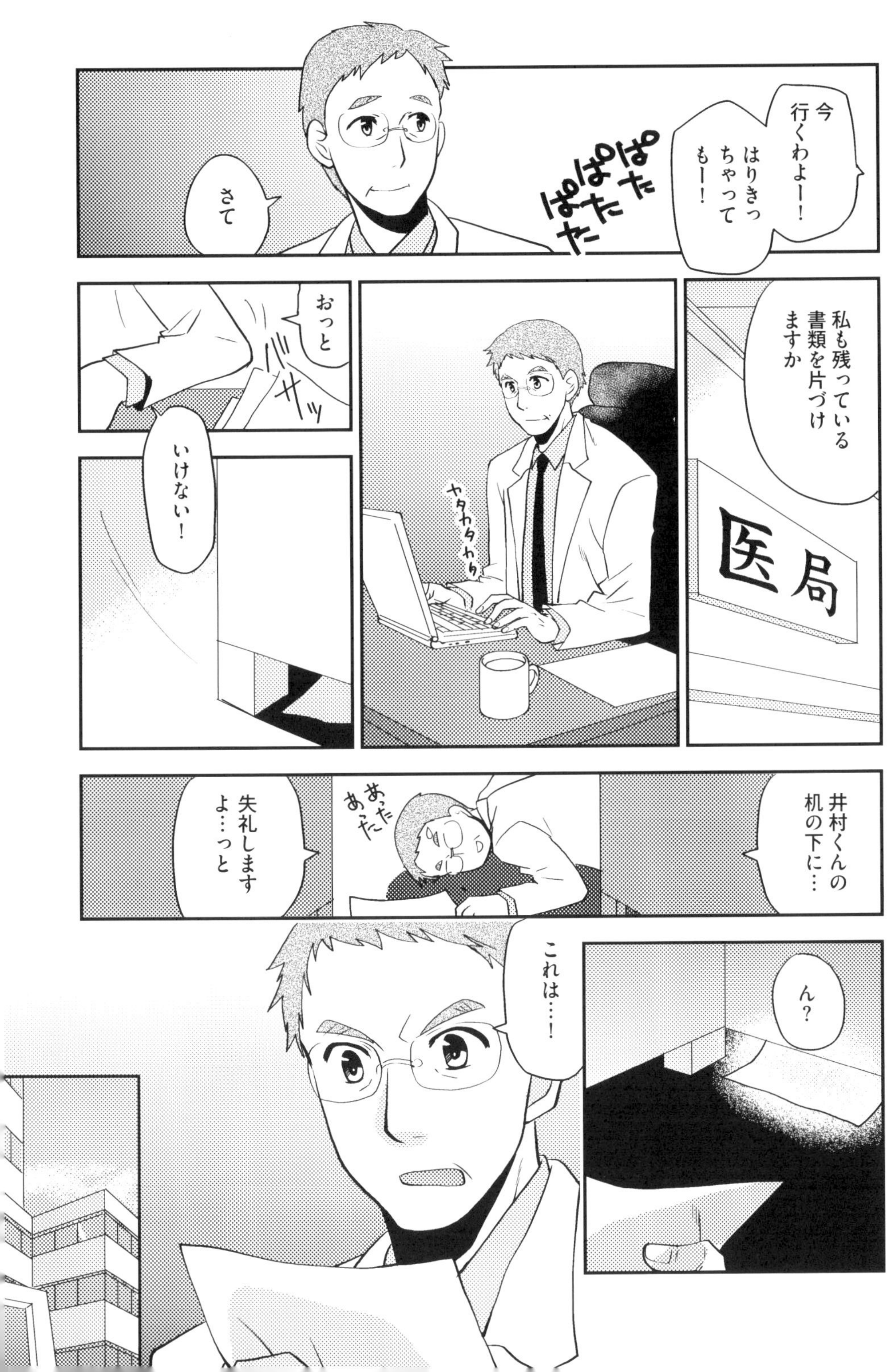
今行くわよー！はりきっちゃってもー！
ぱたぱたぱたぱた
さて
私も残っている書類を片づけますか
医局
カタカタカタ
おっと
バサッ
いけない！
井村くんの机の下に…
あったあった
失礼しますよ…っと
ん？
これは…！

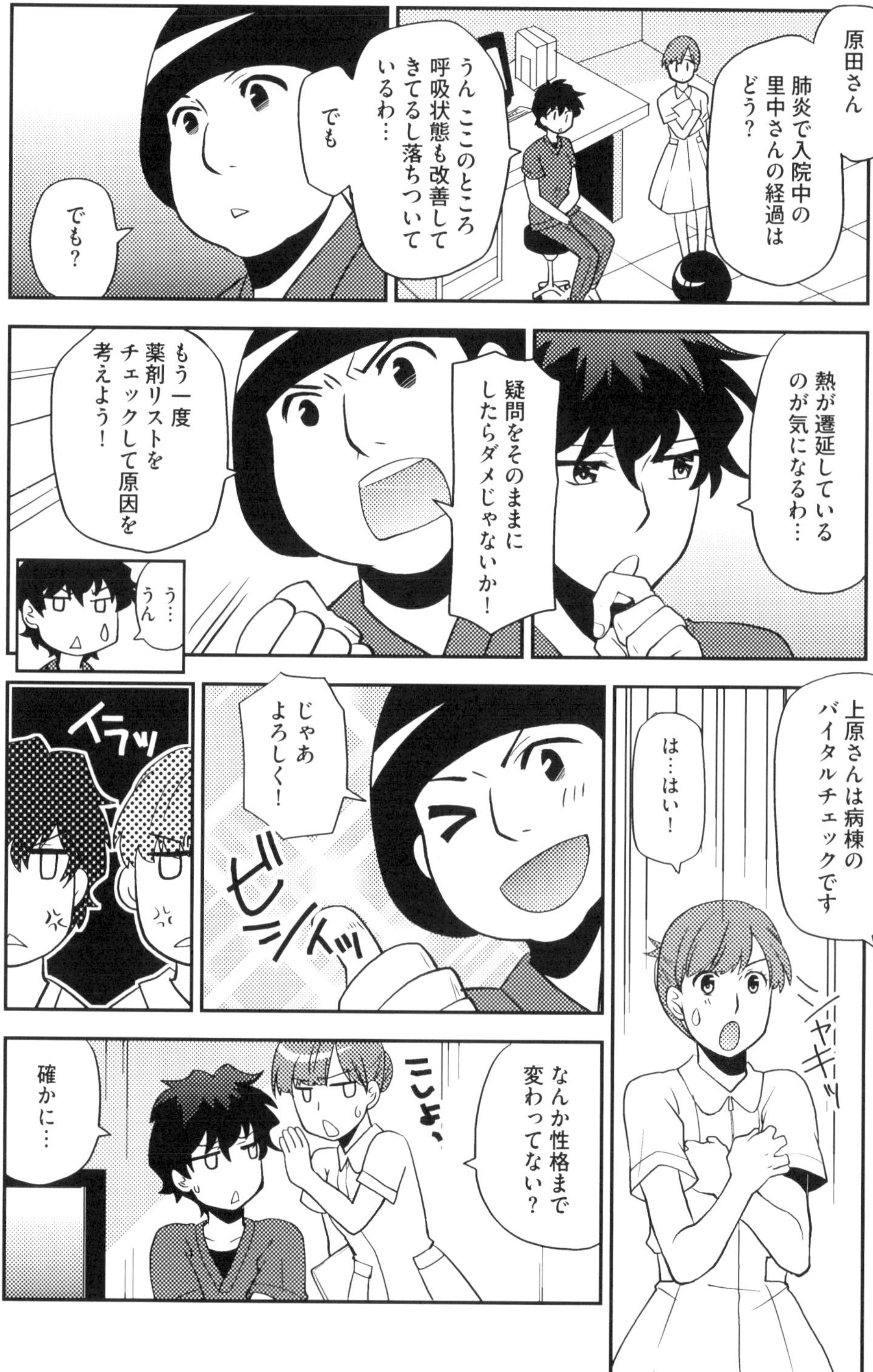
原田さん
肺炎で入院中の里中さんの経過はどう？
うん ここのところ呼吸状態も改善してきてるし落ちついているわ…
でも
でも？
熱が遷延しているのが気になるわ…
疑問をそのままにしたらダメじゃないか！
もう一度薬剤リストをチェックして原因を考えよう！
う…うん
上原さんは病棟のバイタルチェックです
は…はい！
シャキッ
じゃあよろしく！
ビシィッ
イラッ
なんか性格まで変わってない？
こしょ、
確かに…

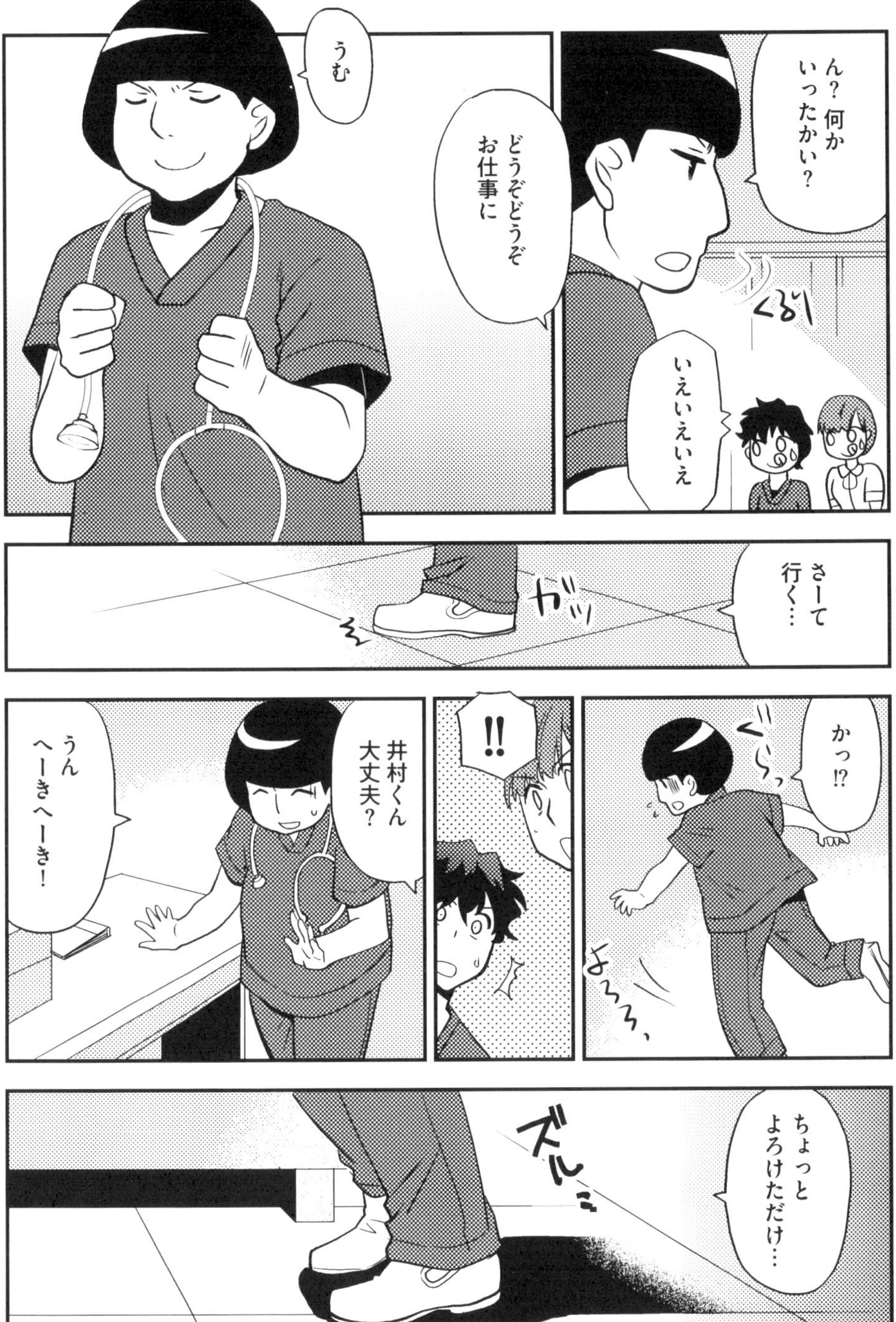
ん？何か
いったかい？
くるり
いえいえいえ
どうぞどうぞ
お仕事に
うむ
さーて
行く…
ガッ
かっ⁉
ぐらっ
よろろろ、
!!
井村くん
大丈夫？
うん
へーきへーき！
ちょっと
よろけただけ…
ズル

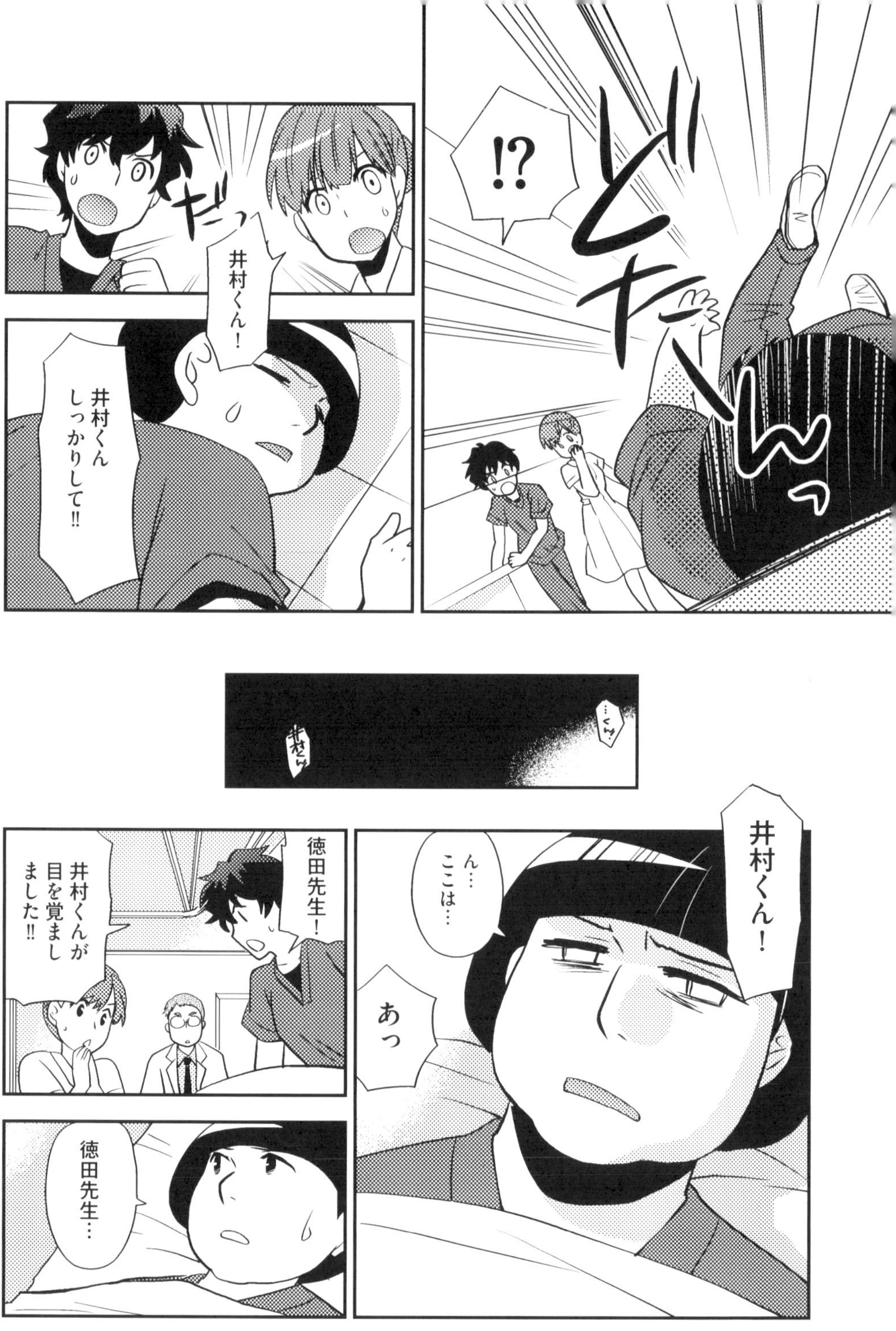
どたーんっ
!?
だっ
井村くん!
井村くん
しっかりして!!
…くん…
井村くん
井村くん!
ん…
ここは…
あっ
徳田先生!
井村くんが
目を覚まし
ました!!
徳田先生…

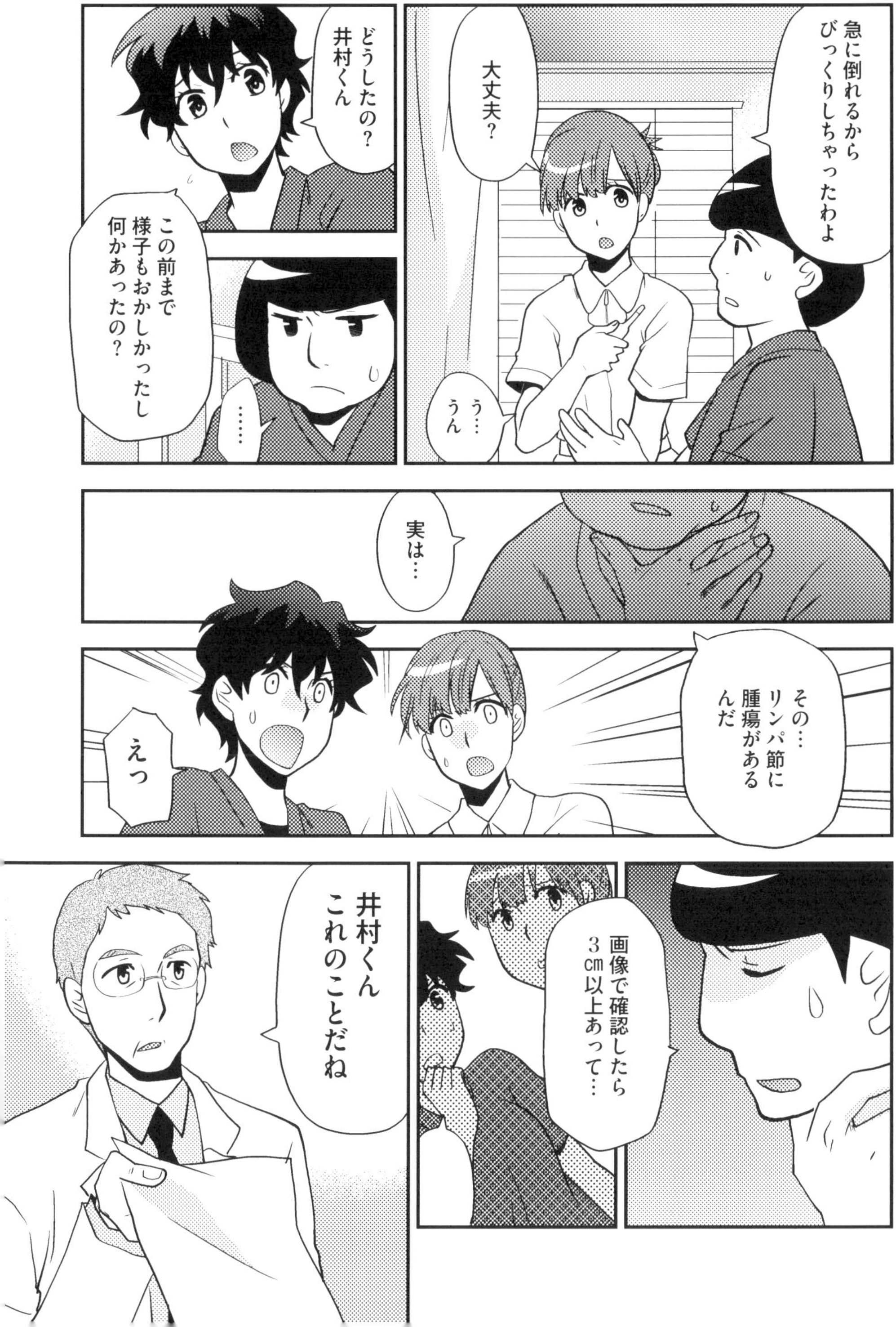

急に倒れるから
びっくりしちゃったわよ
大丈夫？
う…うん
どうしたの？井村くん
この前まで様子もおかしかったし何かあったの？
……
実は…
その…リンパ節に腫瘍があるんだ
えっ
画像で確認したら3㎝以上あって…
井村くん これのことだね

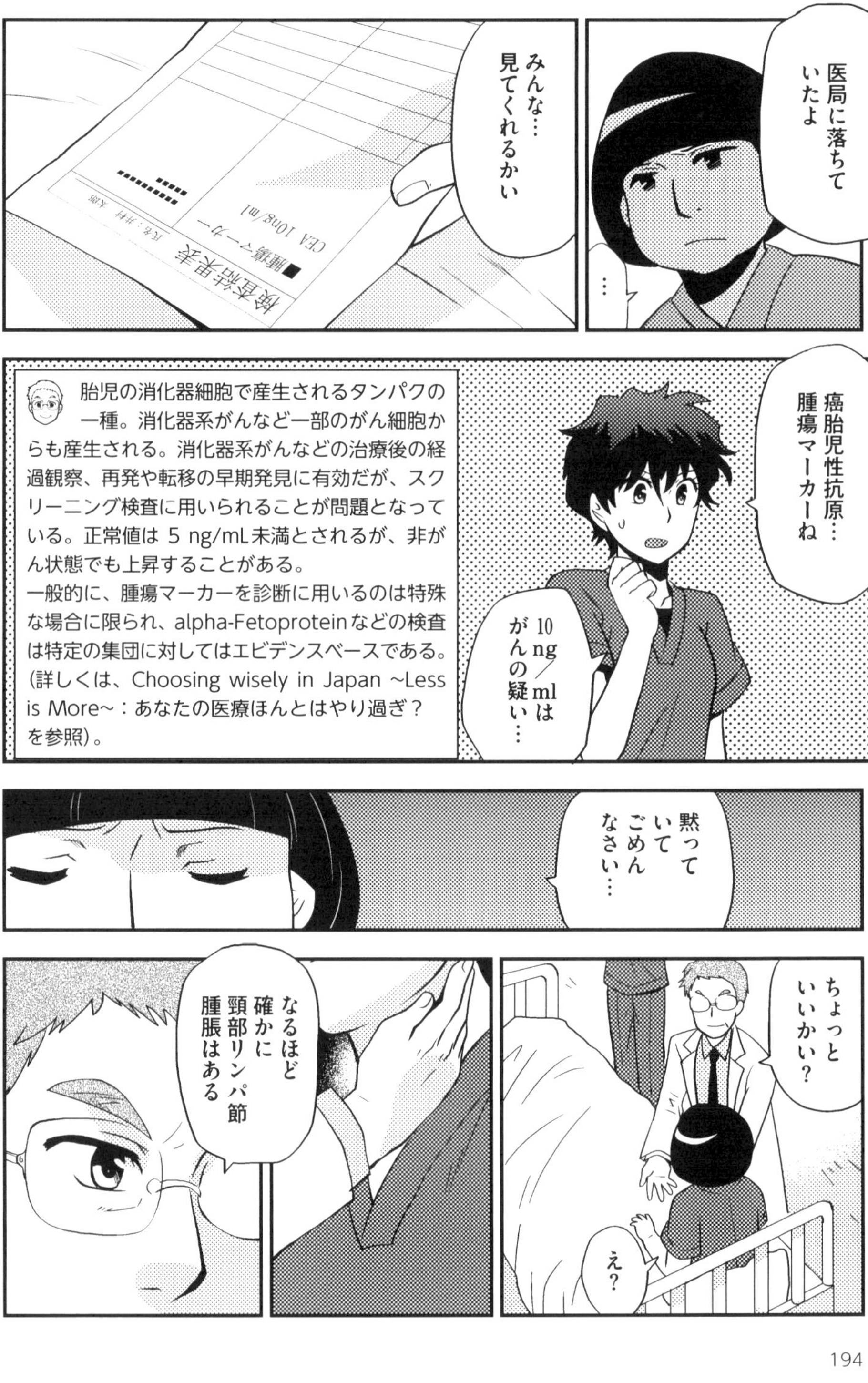
医局に落ちていたよ
…
みんな…見てくれるかい
検査結果表
■腫瘍マーカー
CEA 10ng/ml
癌胎児性抗原…腫瘍マーカーね
10ng/mlはがんの疑い…
胎児の消化器細胞で産生されるタンパクの一種。消化器系がんなど一部のがん細胞からも産生される。消化器系がんなどの治療後の経過観察、再発や転移の早期発見に有効だが、スクリーニング検査に用いられることが問題となっている。正常値は 5 ng/mL未満とされるが、非がん状態でも上昇することがある。
一般的に、腫瘍マーカーを診断に用いるのは特殊な場合に限られ、alpha-Fetoproteinなどの検査は特定の集団に対してはエビデンスベースである。(詳しくは、Choosing wisely in Japan ~Less is More~：あなたの医療ほんとはやり過ぎ？を参照)。
黙っていてごめんなさい…
ちょっといいかい？
え？
なるほど確かに頸部リンパ節腫脹はある

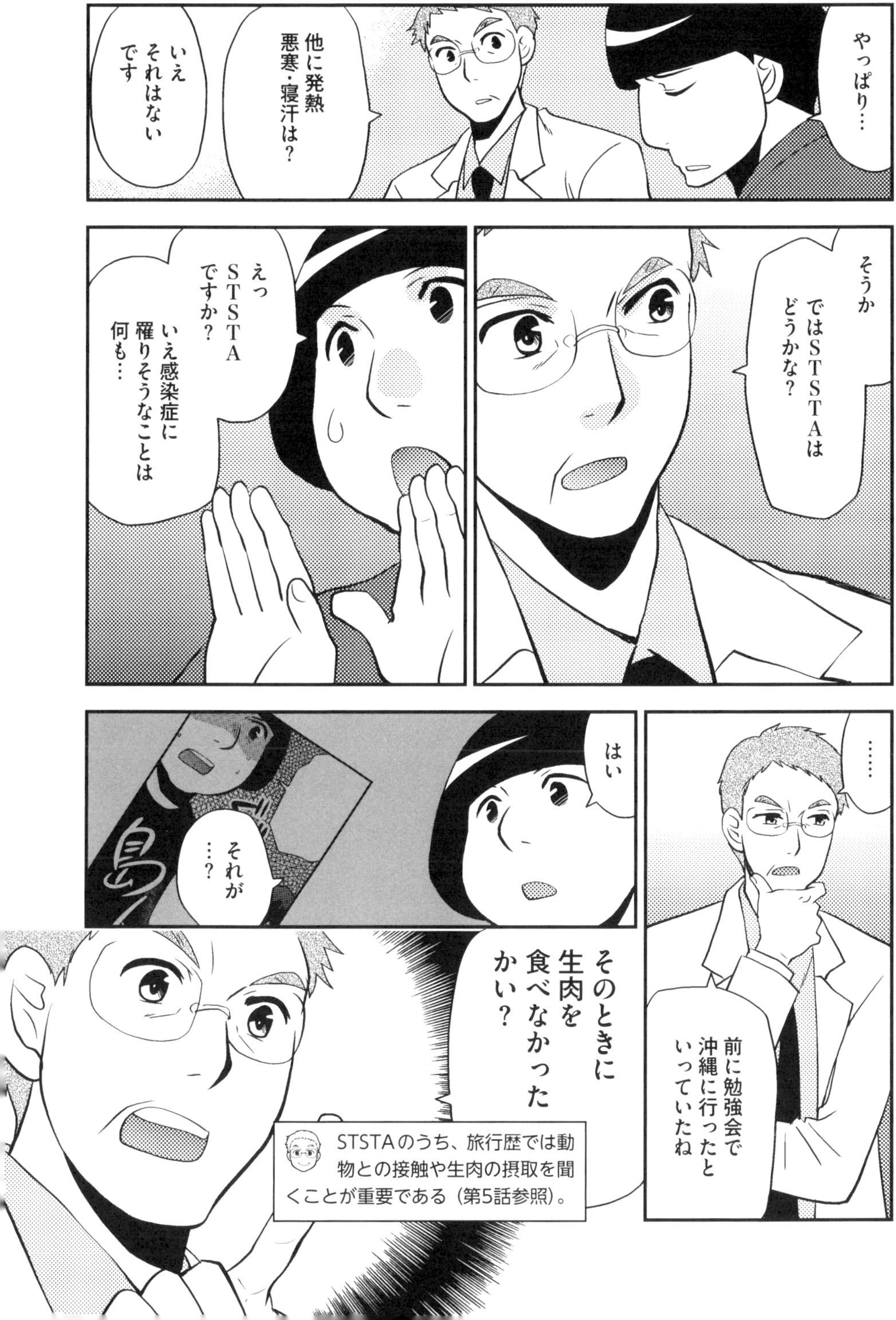
やっぱり…
他に発熱
悪寒・寝汗は？
いえ
それはない
です
そうか
ではSTSTAは
どうかな？
えっ
STSTA
ですか？
いえ感染症に
罹りそうなことは
何も…
……
前に勉強会で
沖縄に行ったと
いっていたね
はい
それが
…？
そのときに
生肉を
食べなかった
かい？
STSTAのうち、旅行歴では動物との接触や生肉の摂取を聞くことが重要である（第5話参照）。

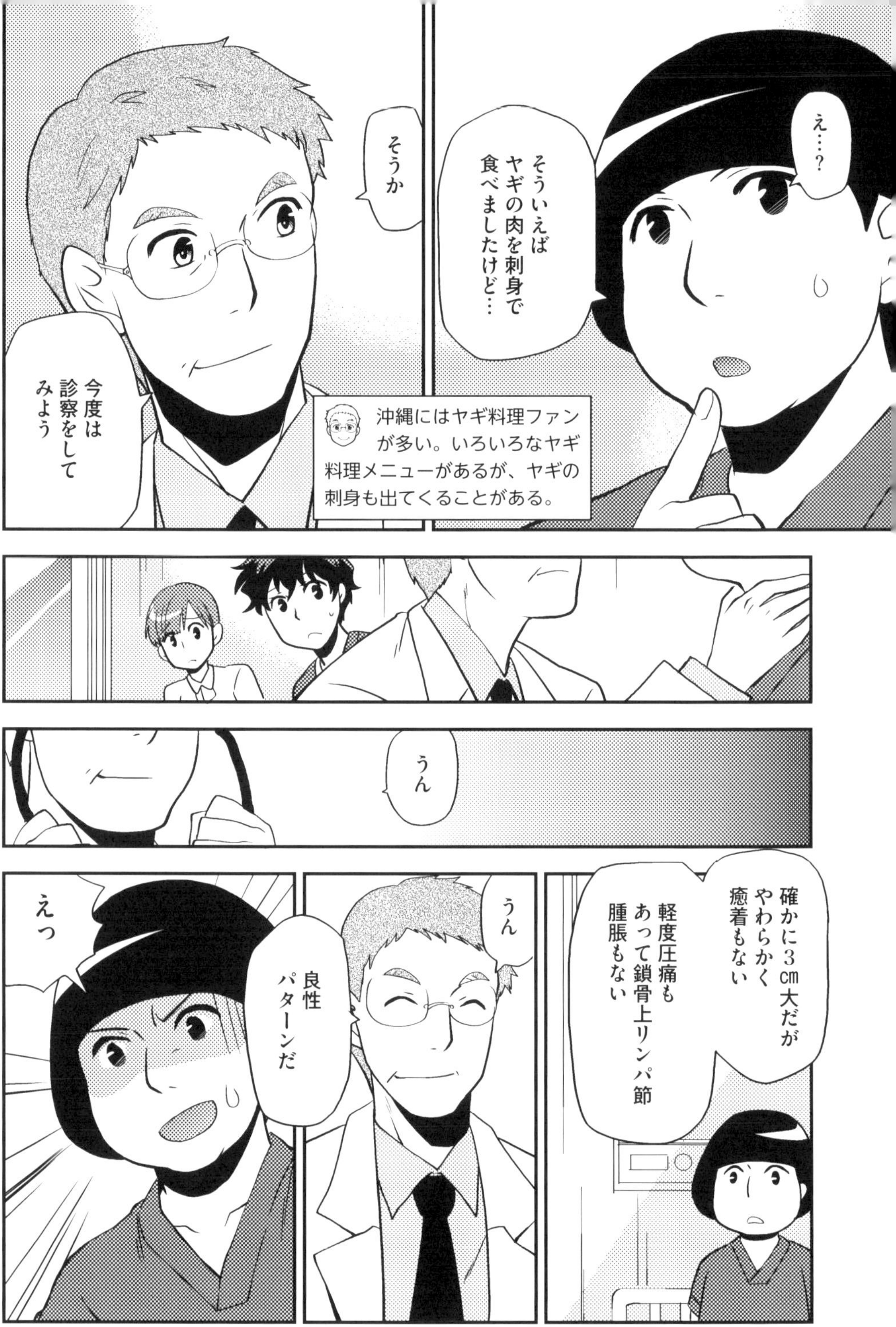

え…？
そういえば
ヤギの肉を刺身で
食べましたけど…
そうか
今度は
診察をして
みよう
沖縄にはヤギ料理ファンが多い。いろいろなヤギ料理メニューがあるが、ヤギの刺身も出てくることがある。
うん
確かに3㎝大だが
やわらかく
癒着もない
軽度圧痛も
あって鎖骨上リンパ節
腫脹もない
うん
良性
パターンだ
えっ

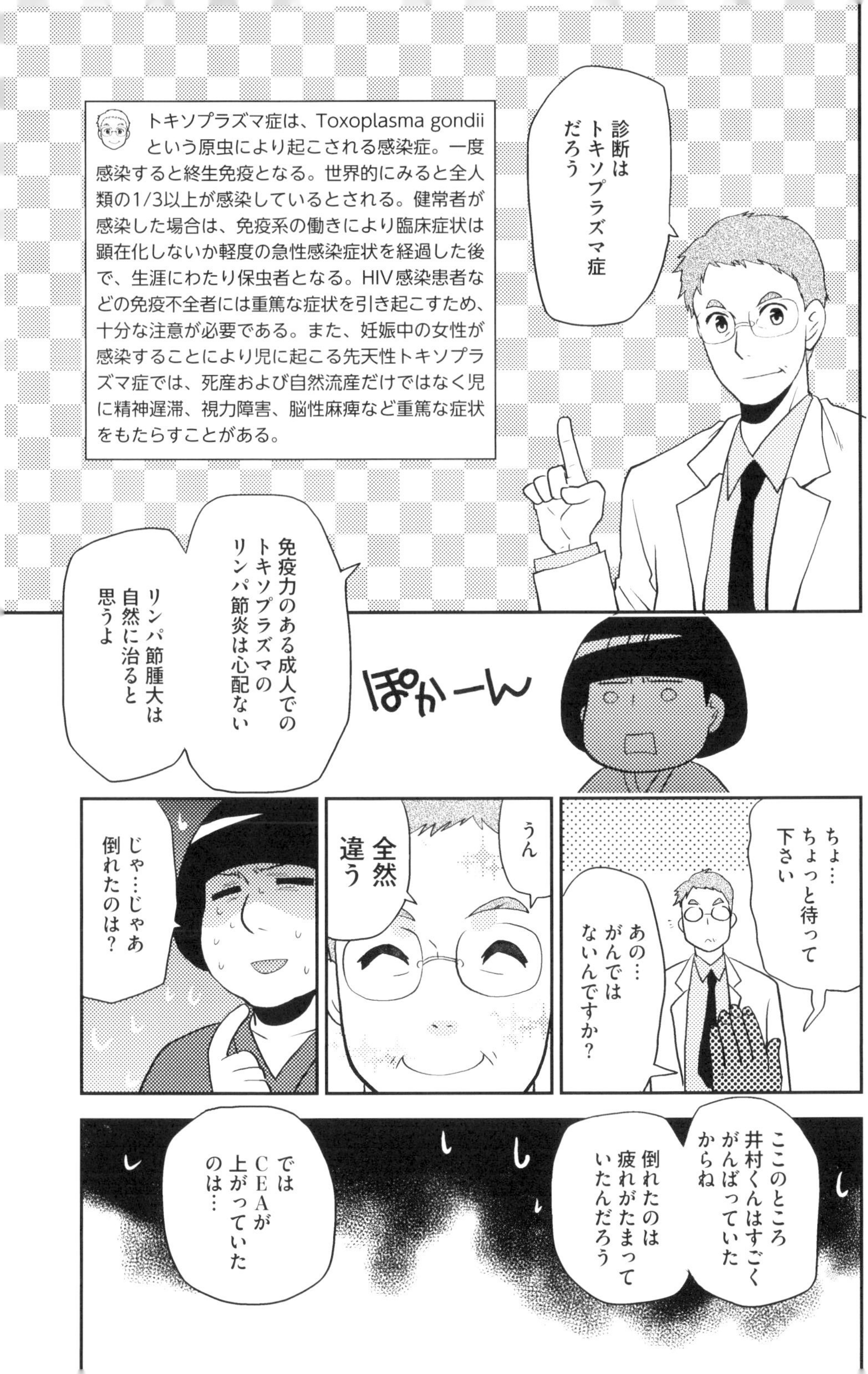
診断は
トキソプラズマ症
だろう
トキソプラズマ症は、Toxoplasma gondiiという原虫により起こされる感染症。一度感染すると終生免疫となる。世界的にみると全人類の1/3以上が感染しているとされる。健常者が感染した場合は、免疫系の働きにより臨床症状は顕在化しないか軽度の急性感染症状を経過した後で、生涯にわたり保虫者となる。HIV感染患者などの免疫不全者には重篤な症状を引き起こすため、十分な注意が必要である。また、妊娠中の女性が感染することにより児に起こる先天性トキソプラズマ症では、死産および自然流産だけではなく児に精神遅滞、視力障害、脳性麻痺など重篤な症状をもたらすことがある。
免疫力のある成人での
トキソプラズマの
リンパ節炎は心配ない
リンパ節腫大は
自然に治ると
思うよ
ぽかーん
ちょ…
ちょっと待って
下さい
あの…
がんでは
ないんですか？
うん
全然
違う
じゃ…じゃあ
倒れたのは？
ここのところ
井村くんはすごく
がんばっていた
からね
倒れたのは
疲れがたまって
いたんだろう
では
CEAが
上がっていた
のは…

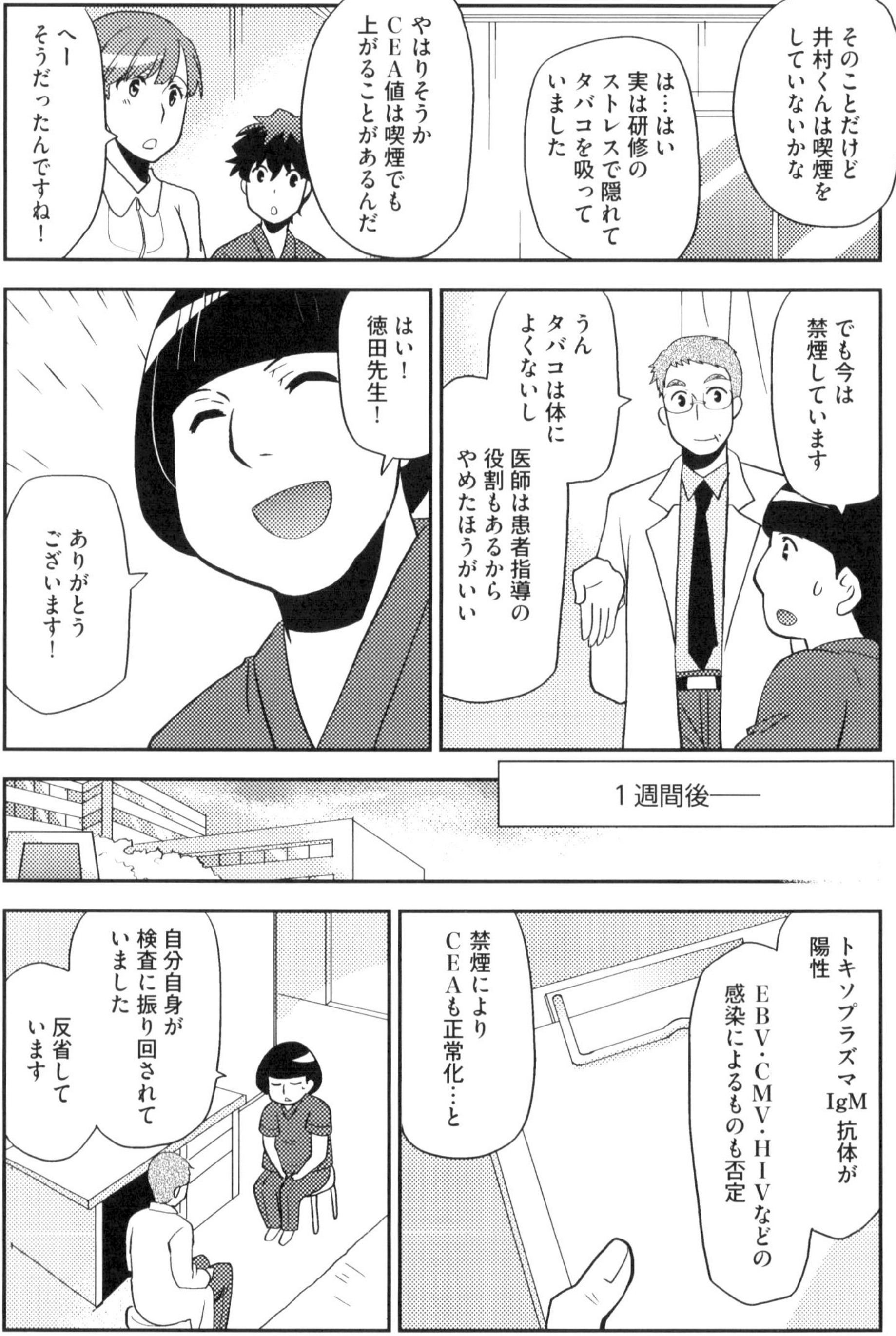
そのことだけど
井村くんは喫煙を
していないかな
は…はい
実は研修の
ストレスで隠れて
タバコを吸って
いました
やはりそうか
CEA値は喫煙でも
上がることがあるんだ
へー
そうだったんですね！
でも今は
禁煙しています
うん
タバコは体に
よくないし
医師は患者指導の
役割もあるから
やめたほうがいい
はい！
徳田先生！
ありがとう
ございます！
1週間後――
トキソプラズマIgM抗体が
陽性
EBV・CMV・HIVなどの
感染によるものも否定
禁煙により
CEAも正常化…と
自分自身が
検査に振り回されて
いました
反省して
います

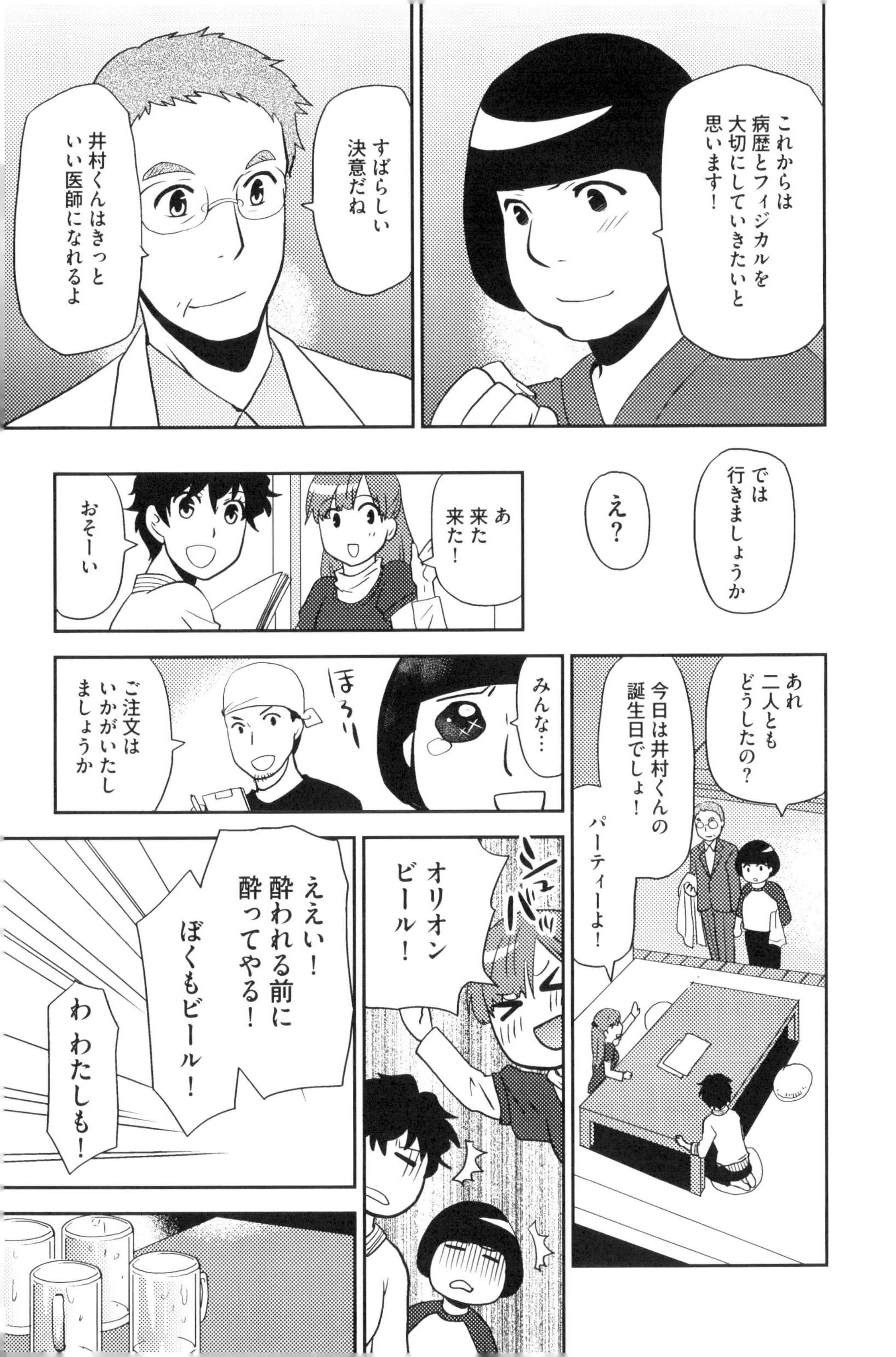
これからは病歴とフィジカルを大切にしていきたいと思います！
すばらしい決意だね
井村くんはきっといい医師になれるよ
では行きましょうか
え？
あ 来た来た！
おそーい
あれ二人ともどうしたの？
今日は井村くんの誕生日でしょ！
パーティーよ！
みんな…
ほろり
ご注文はいかがいたしましょうか
シュパッ
オリオンビール！
ええい！酔われる前に酔ってやる！
ぼくもビール！
わ わたしも！

最終話

「筋力低下」のとき、フィジカル

フィジカルは全身をみよ！

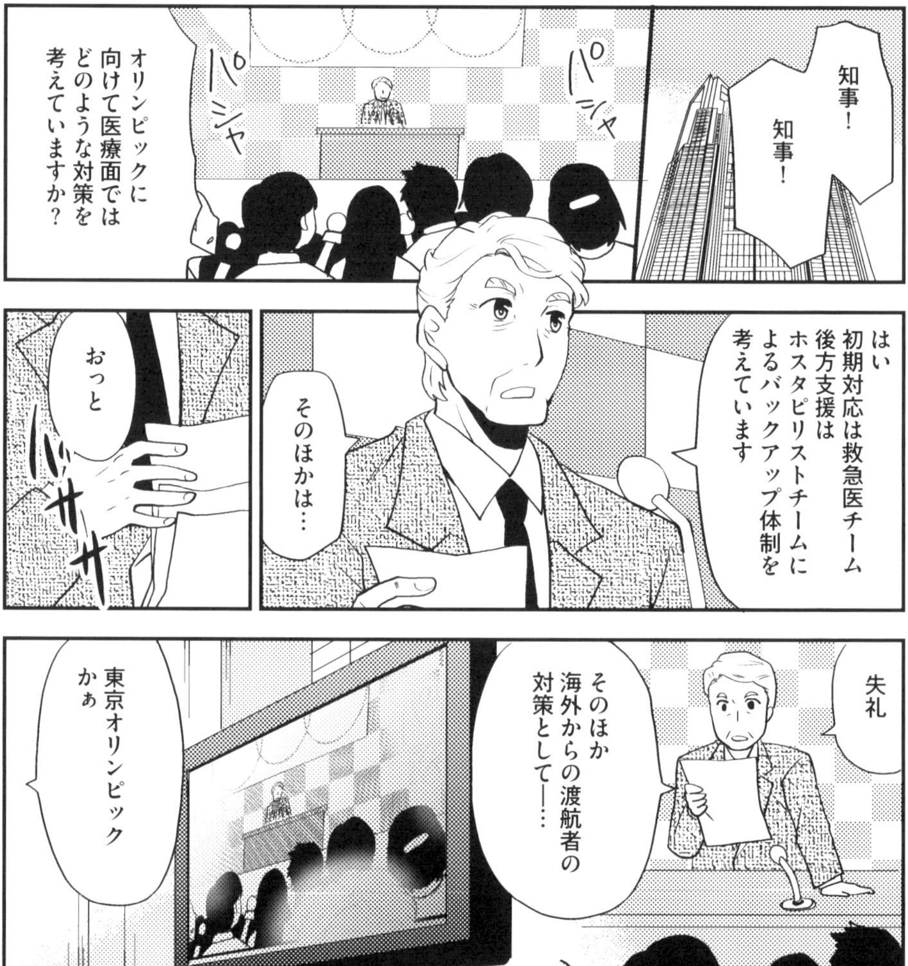
知事！
知事！
パシャ
パシャ
オリンピックに向けて医療面ではどのような対策を考えていますか？
はい
初期対応は救急医チーム
後方支援はホスタピリストチームによるバックアップ体制を考えています
そのほかは…
おっと
バサササ
失礼
そのほか海外からの渡航者の対策として——…
東京オリンピックかぁ

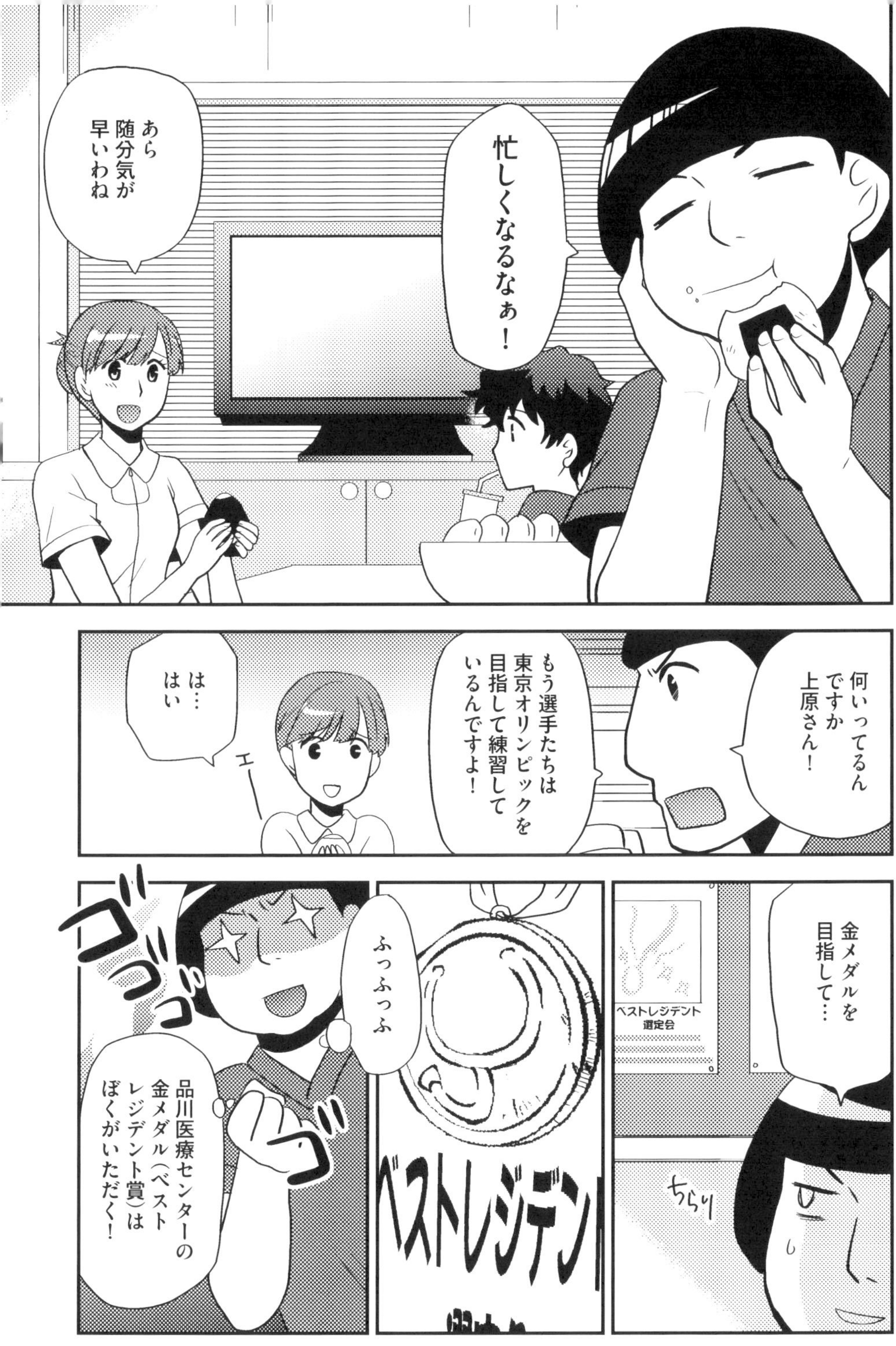
忙しくなるなぁ！
あら随分気が早いわね
何いってるんですか上原さん！
もう選手たちは東京オリンピックを目指して練習しているんですよ！
エー
は…はい
金メダルを目指して…
ベストレジデント選定会
ちらり
ベストレジデント
ふっふっふ
品川医療センターの金メダル（ベストレジデント賞）はぼくがいただく！
ゴゴゴ

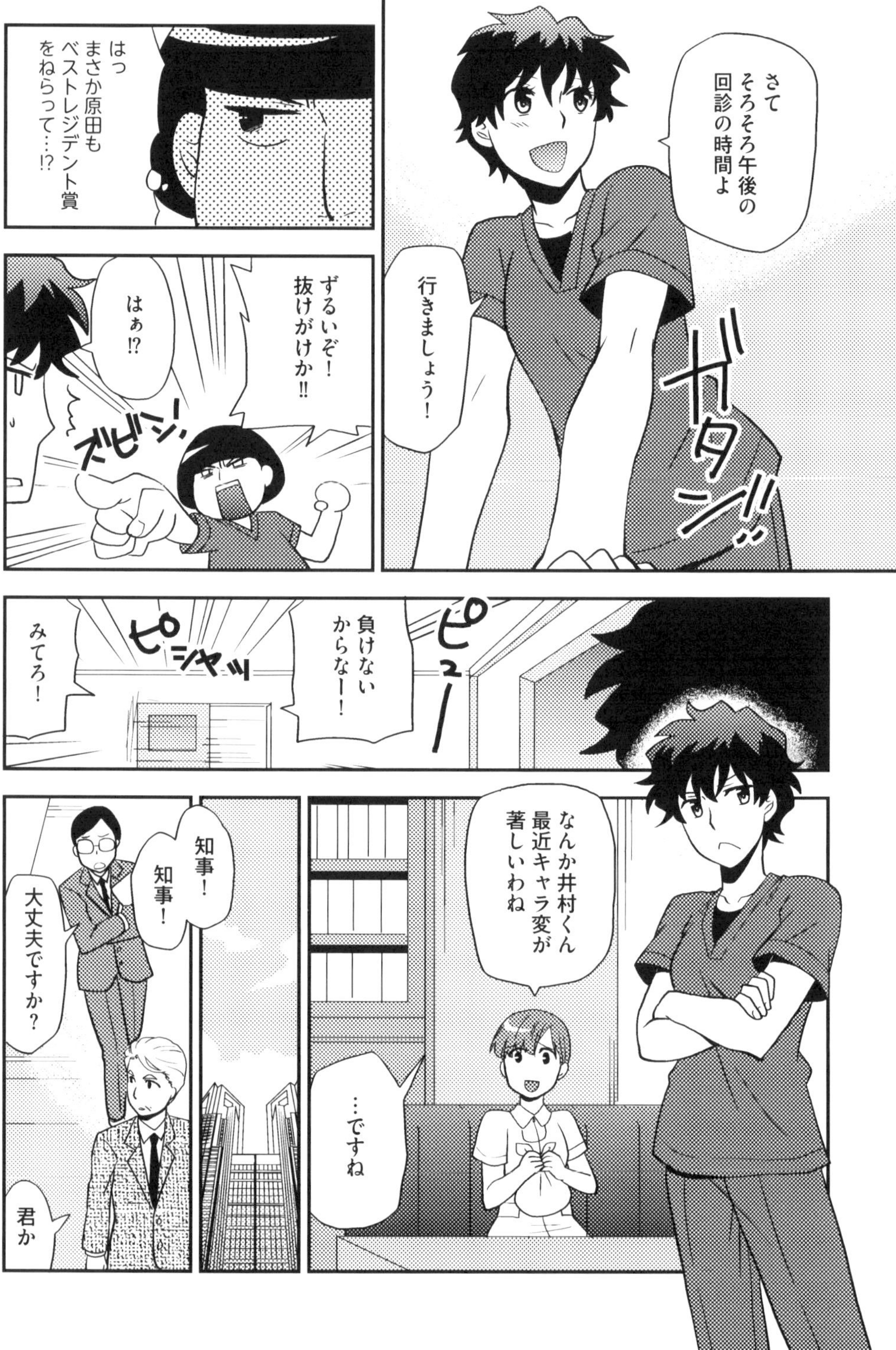
さて
そろそろ午後の
回診の時間よ
行きましょう！
ガタン!!
はっ
まさか原田も
ベストレジデント賞
をねらって…!?
ずるいぞ！
抜けがけか!!
はぁ!?
ズビシッ
ピューー
負けない
からなー！
ピシャッ
みてろ！
なんか井村くん
最近キャラ変が
著しいわね
…ですね
知事！
知事！
大丈夫ですか？
君か

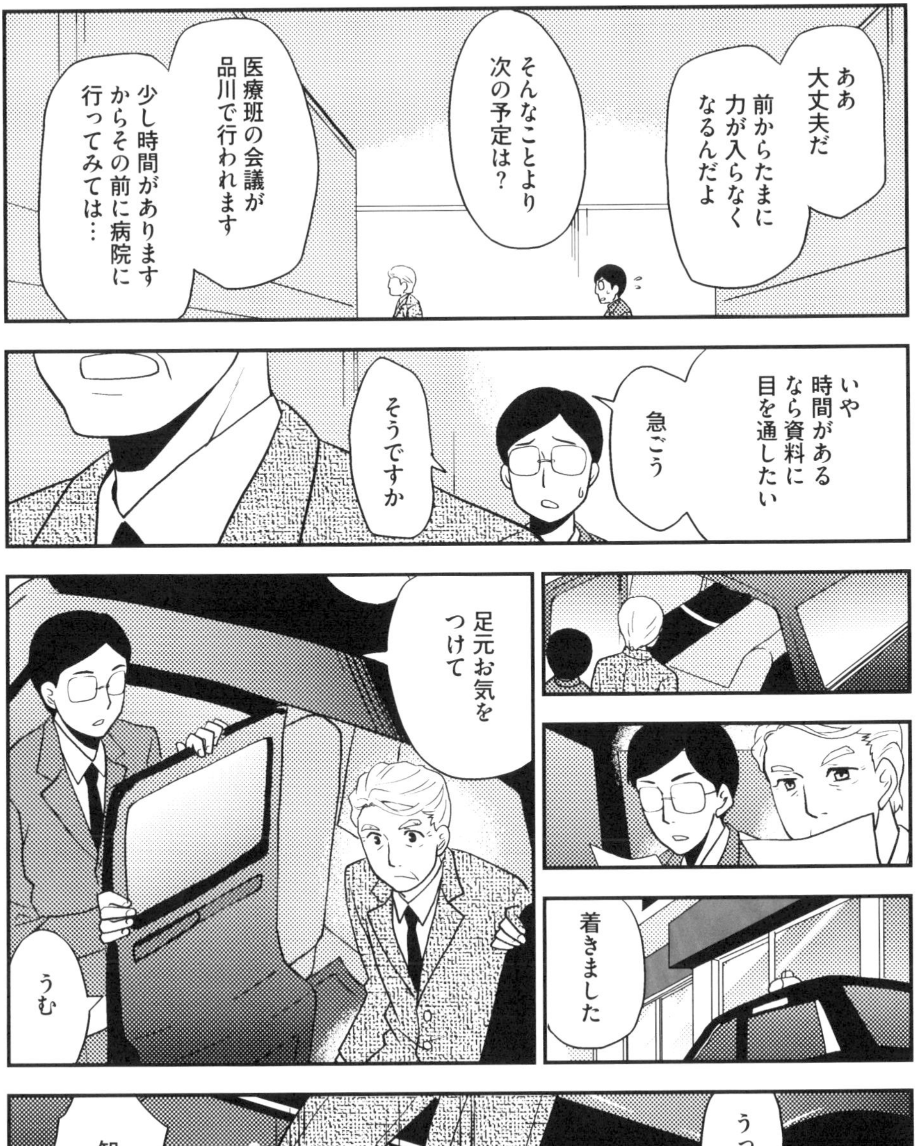
ああ
大丈夫だ
前からたまに
力が入らなく
なるんだよ
そんなことより
次の予定は？
医療班の会議が
品川で行われます
少し時間がありますからその前に病院に行ってみては…
いや
時間があるなら資料に目を通したい
急ごう
そうですか
着きました
足元お気を
つけて
うむ
うっ…
知事！

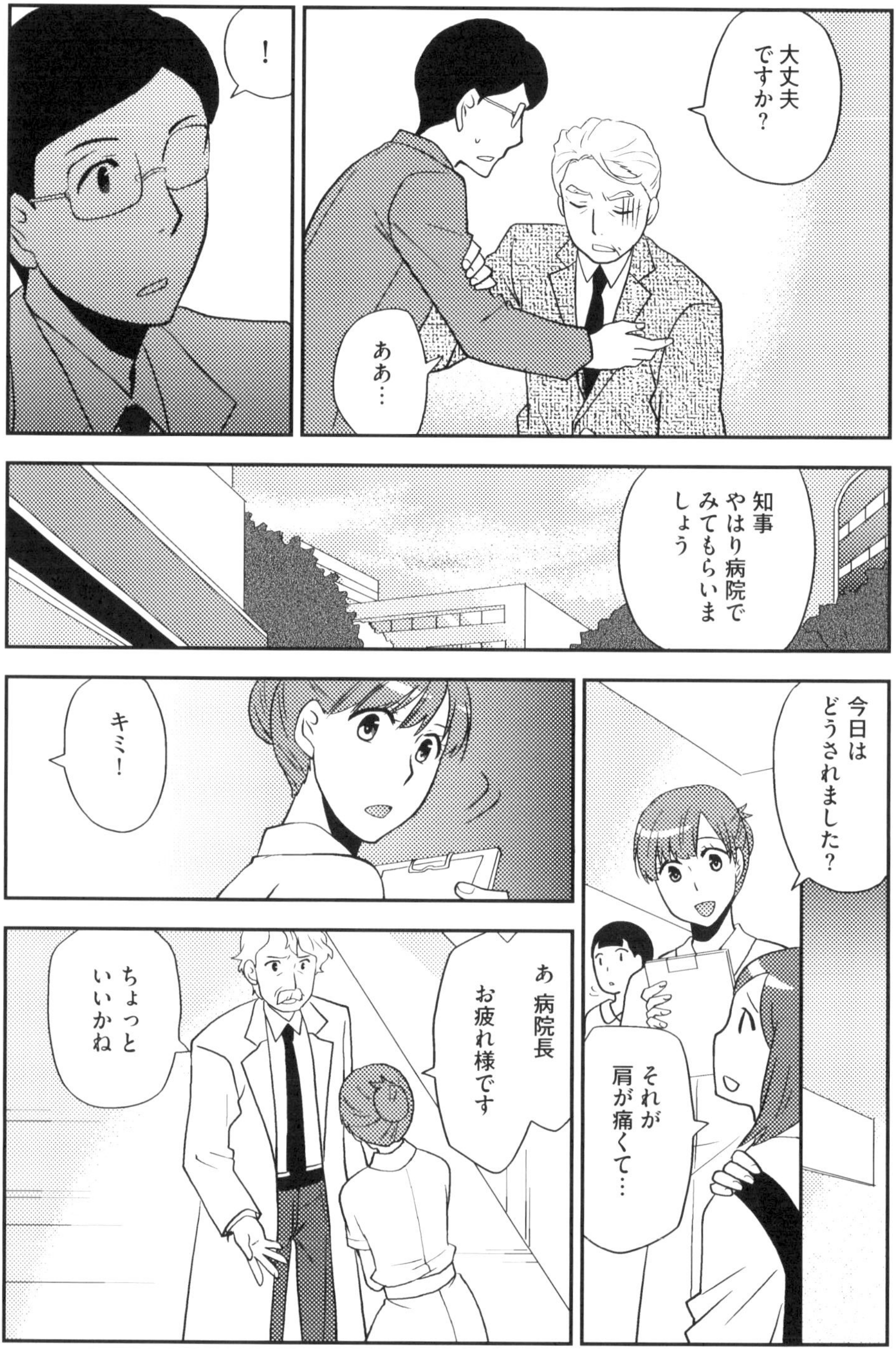
大丈夫ですか？
ああ…
！
知事 やはり病院でみてもらいましょう
今日はどうされました？
それが肩が痛くて…
キミ！
あ 病院長 お疲れ様です
ちょっといいかね

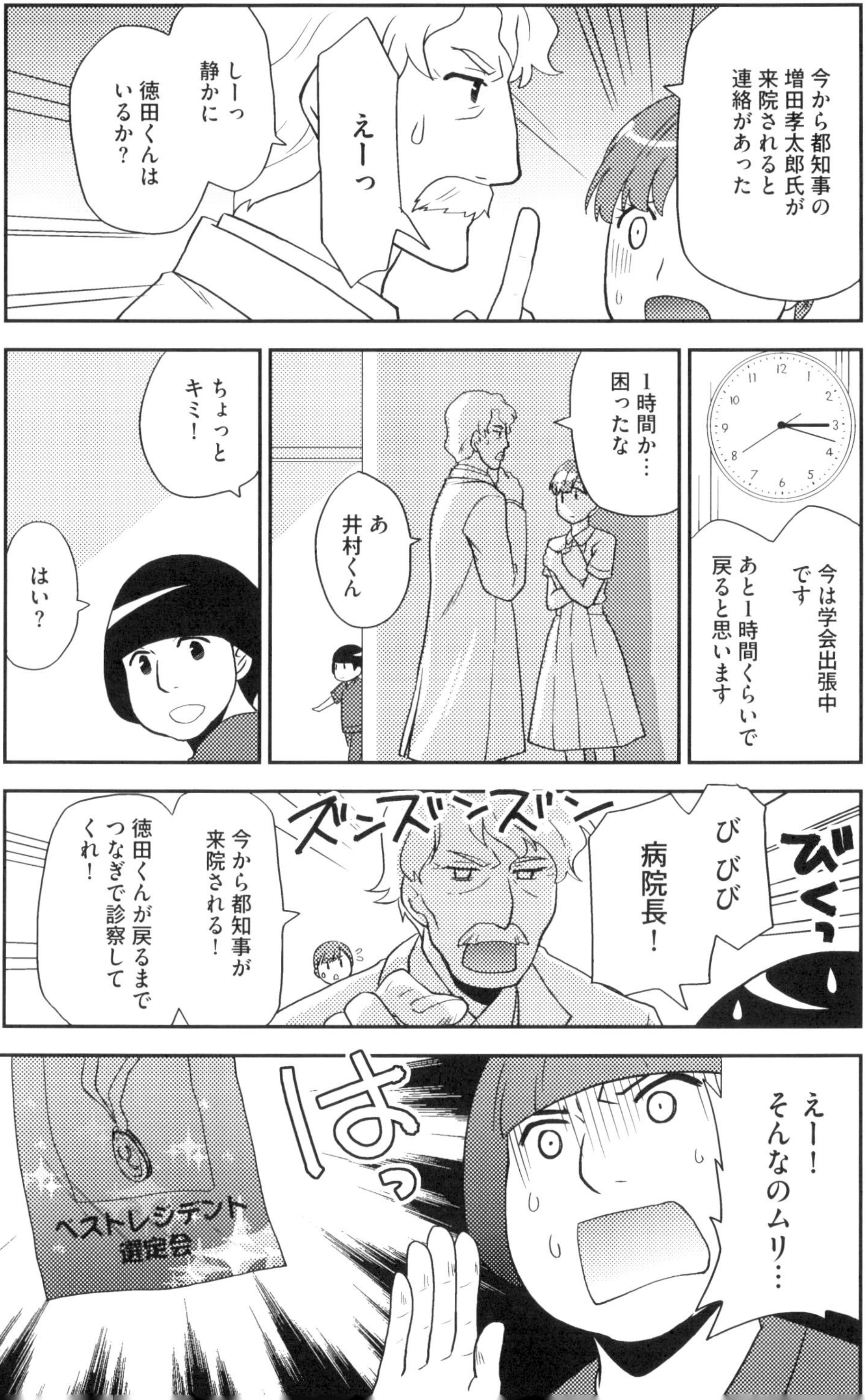
今から都知事の増田孝太郎氏が来院されると連絡があった
えーっ
しーっ 静かに
徳田くんはいるか?
今は学会出張中です
あと1時間くらいで戻ると思います
1時間か…困ったな
あ 井村くん
ちょっとキミ!
はい?
びくっ
びびび
病院長!
ズンズンズン
今から都知事が来院される!
徳田くんが戻るまでつないで診察してくれ!
えー!
そんなのムリ…
はっ
ベストレジデント選定会

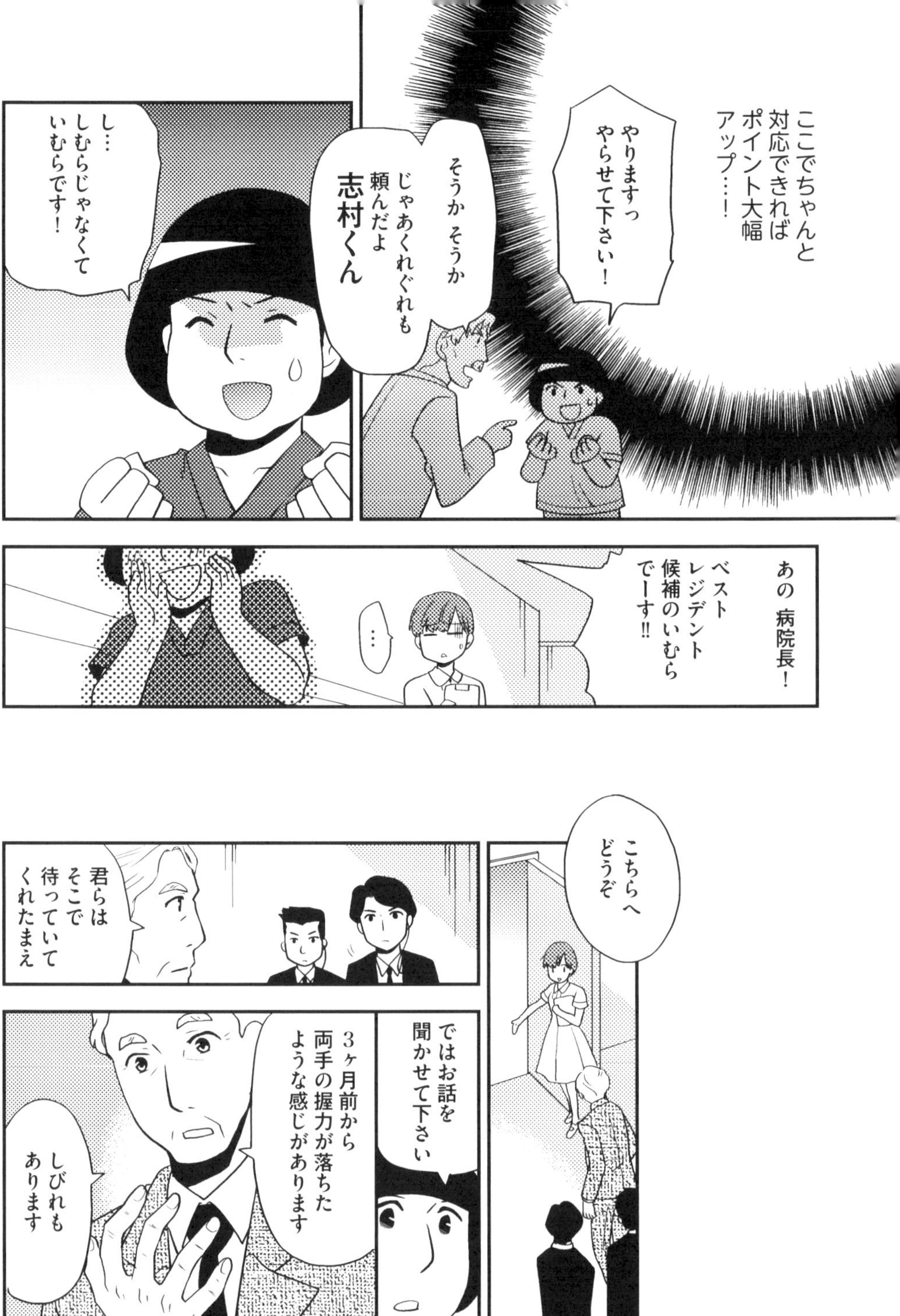
ここでちゃんと対応できればポイント大幅アップ…！
やりますっ やらせて下さい！
そうか そうか じゃあくれぐれも頼んだよ 志村くん
し… しむらじゃなくて いむらです！
あの 病院長！ ベストレジデント候補のいむらでーす!!
…
こちらへ どうぞ
君らは そこで 待っていて くれたまえ
ではお話を聞かせて下さい
3ヶ月前から両手の握力が落ちたような感じがあります
しびれもあります

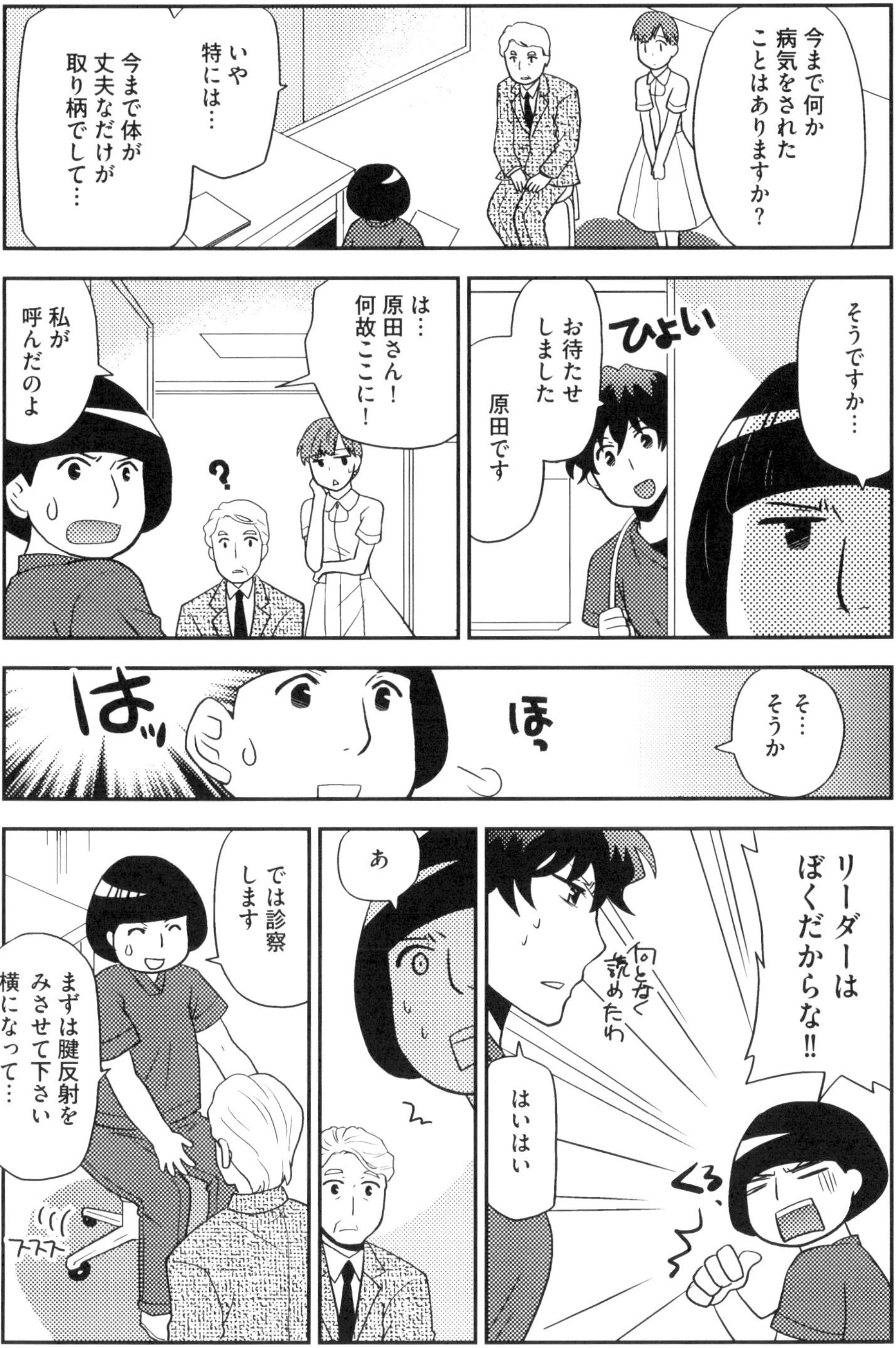
今まで何か病気をされたことはありますか？
いや特には…
今まで体が丈夫なだけが取り柄でして…
そうですか…
ひょい
お待たせしました
原田です
は…原田さん！何故ここに！
私が呼んだのよ
そ…そうか
ほっ
はッ
リーダーはぼくだからな‼
何となく読めたわ
はいはい
ぁ
では診察します
まずは腱反射をみさせて下さい
横になって…

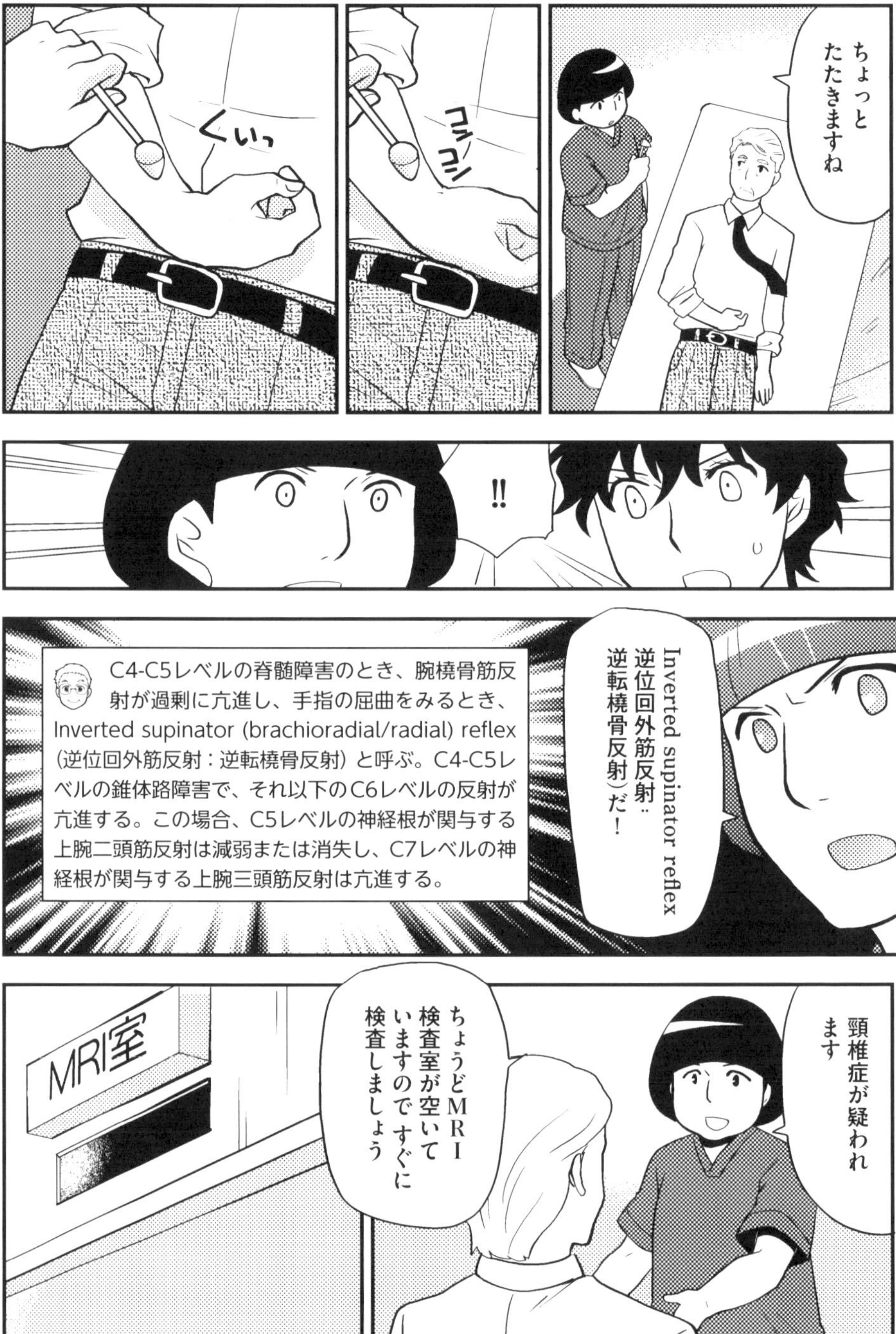
ちょっと
たたきますね
コツ
コツ
くいっ
!!
Inverted supinator reflex
逆位回外筋反射：
逆転橈骨反射）だ！
C4-C5レベルの脊髄障害のとき、腕橈骨筋反射が過剰に亢進し、手指の屈曲をみるとき、Inverted supinator (brachioradial/radial) reflex（逆位回外筋反射：逆転橈骨反射）と呼ぶ。C4-C5レベルの錐体路障害で、それ以下のC6レベルの反射が亢進する。この場合、C5レベルの神経根が関与する上腕二頭筋反射は減弱または消失し、C7レベルの神経根が関与する上腕三頭筋反射は亢進する。
頸椎症が疑われます
ちょうどMRI検査室が空いていますのですぐに検査しましょう
MRI室

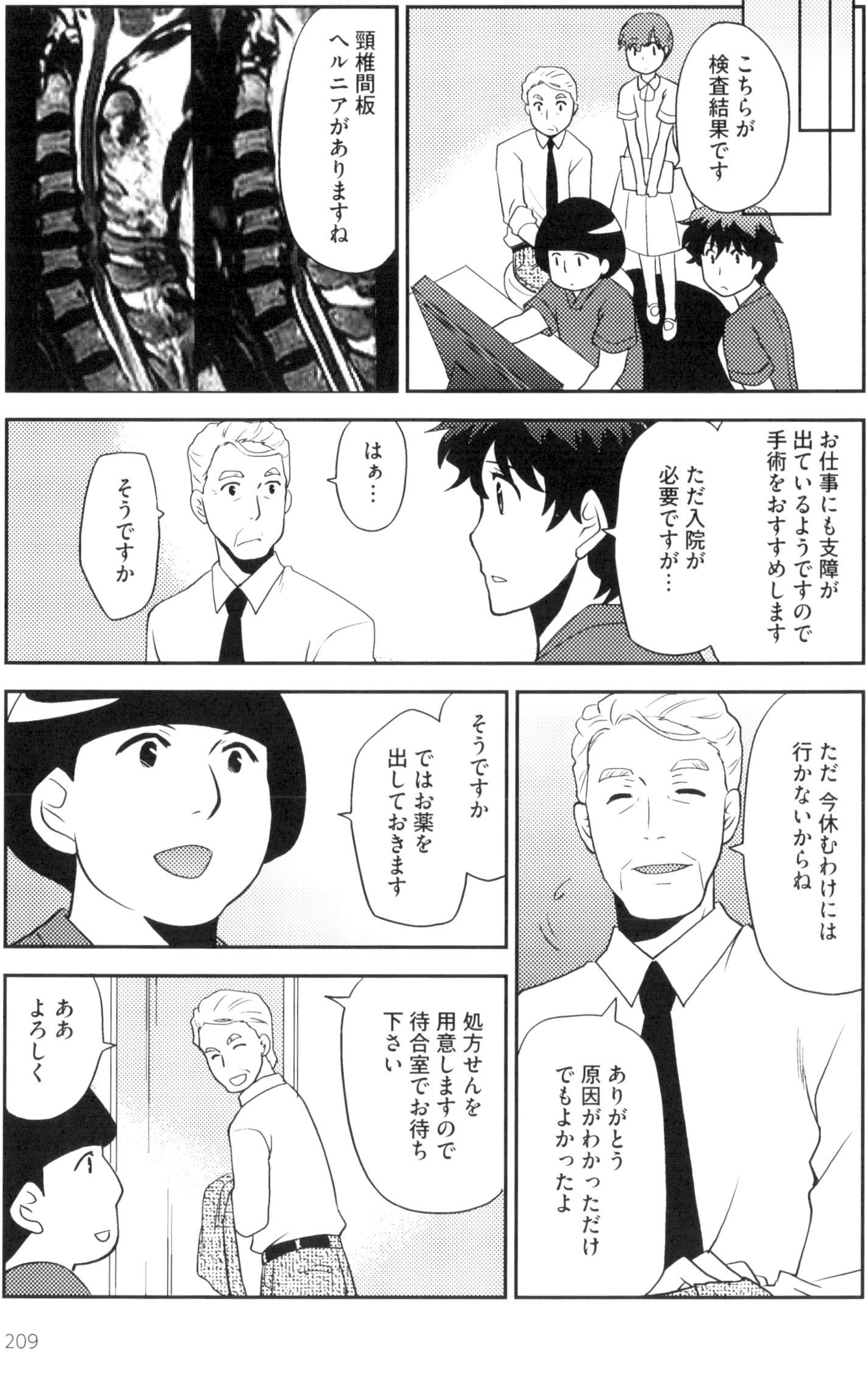

こちらが検査結果です
頸椎間板ヘルニアがありますね
お仕事にも支障が出ているようですので手術をおすすめします
ただ入院が必要ですが…
はぁ…
そうですか
ただ 今休むわけには行かないからね
そうですか
ではお薬を出しておきます
ありがとう原因がわかっただけでもよかったよ
処方せんを用意しますので待合室でお待ち下さい
ああ よろしく

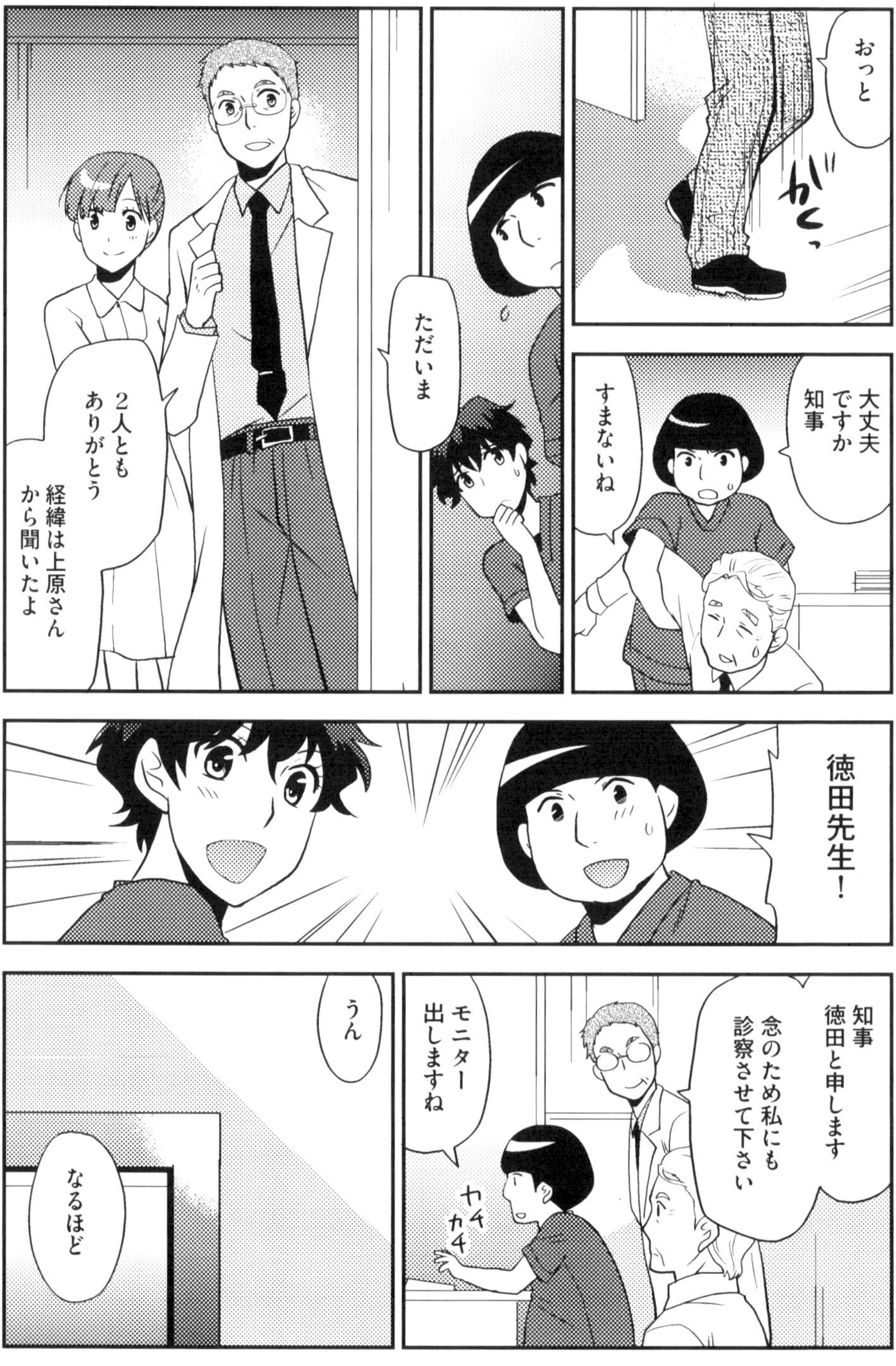
おっと
がくっ
大丈夫ですか知事
すまないね
ただいま
2人ともありがとう
経緯は上原さんから聞いたよ
徳田先生！
知事 徳田と申します
念のため私にも診察させて下さい
モニター出しますね
カチカチ
うん
なるほど

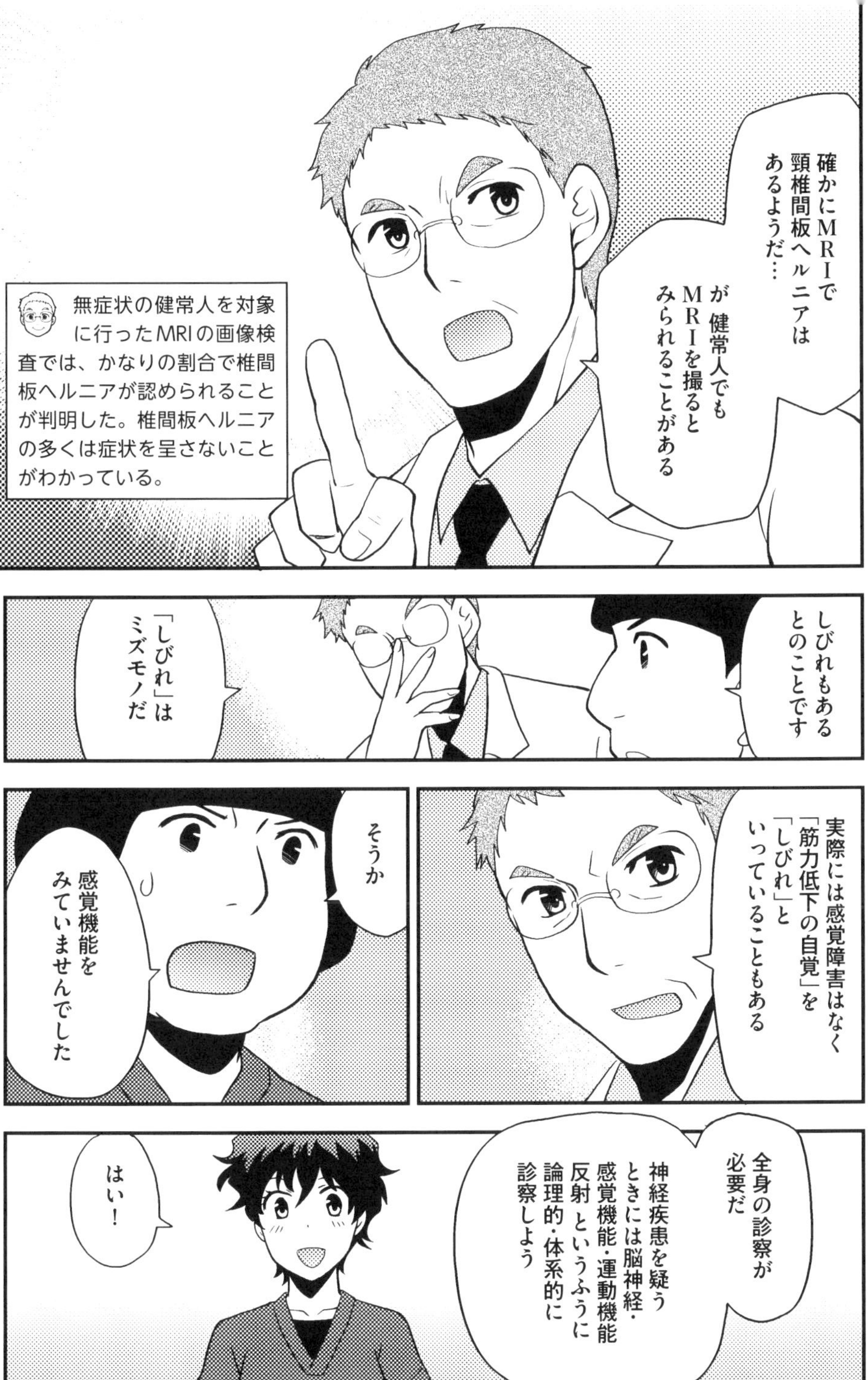

確かにMRIで頸椎間板ヘルニアはあるようだ…
が健常人でもMRIを撮るとみられることがある
無症状の健常人を対象に行ったMRIの画像検査では、かなりの割合で椎間板ヘルニアが認められることが判明した。椎間板ヘルニアの多くは症状を呈さないことがわかっている。
しびれもあるとのことです
「しびれ」はミズモノだ
実際には感覚障害はなく「筋力低下の自覚」を「しびれ」といっていることもある
そうか
感覚機能をみていませんでした
全身の診察が必要だ
神経疾患を疑うときには脳神経・感覚機能・運動機能反射というふうに論理的・体系的に診察しよう
はい！

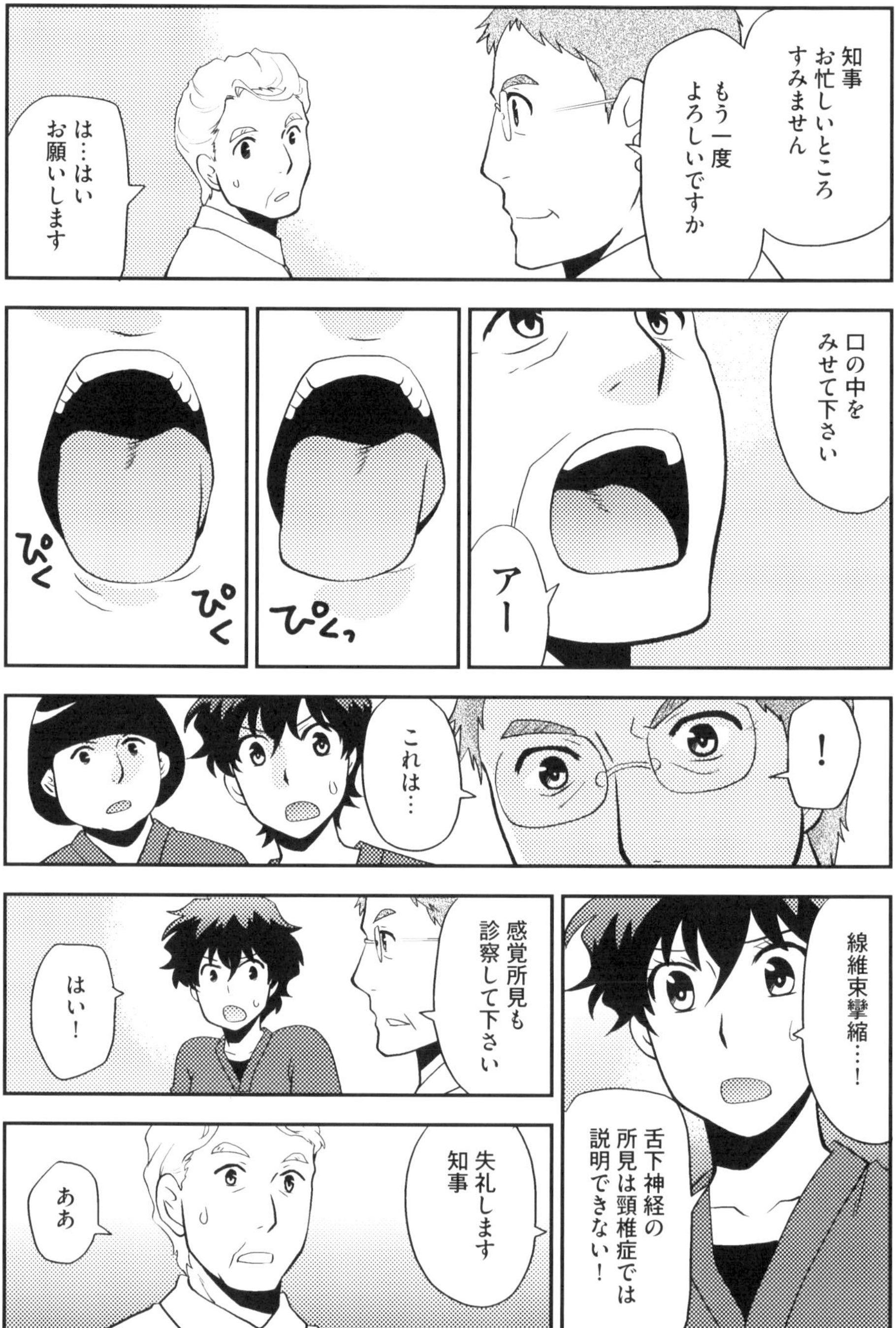

知事
お忙しいところすみません
もう一度よろしいですか
は…はい
お願いします
口の中をみせて下さい
アー
ぴくっ
ぴく
ぴく
！
これは…
線維束攣縮…！
舌下神経の所見は頸椎症では説明できない！
感覚所見も診察して下さい
はい！
失礼します
知事
ああ

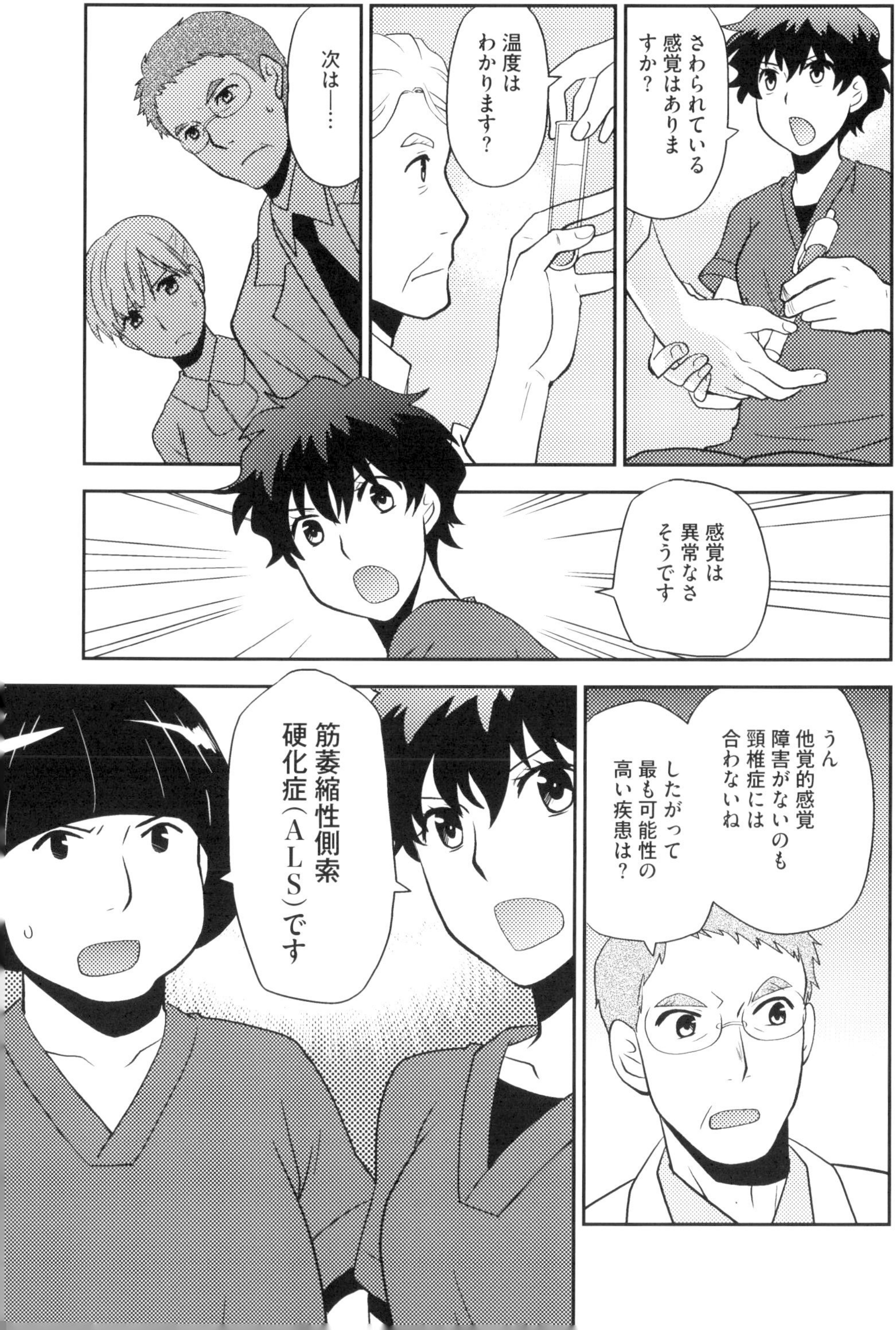
さわられている感覚はありますか？
温度はわかります？
次は――…
感覚は異常なさそうです
うん 他覚的感覚障害がないのも頚椎症には合わないね
したがって最も可能性の高い疾患は？
筋萎縮性側索硬化症（ALS）です

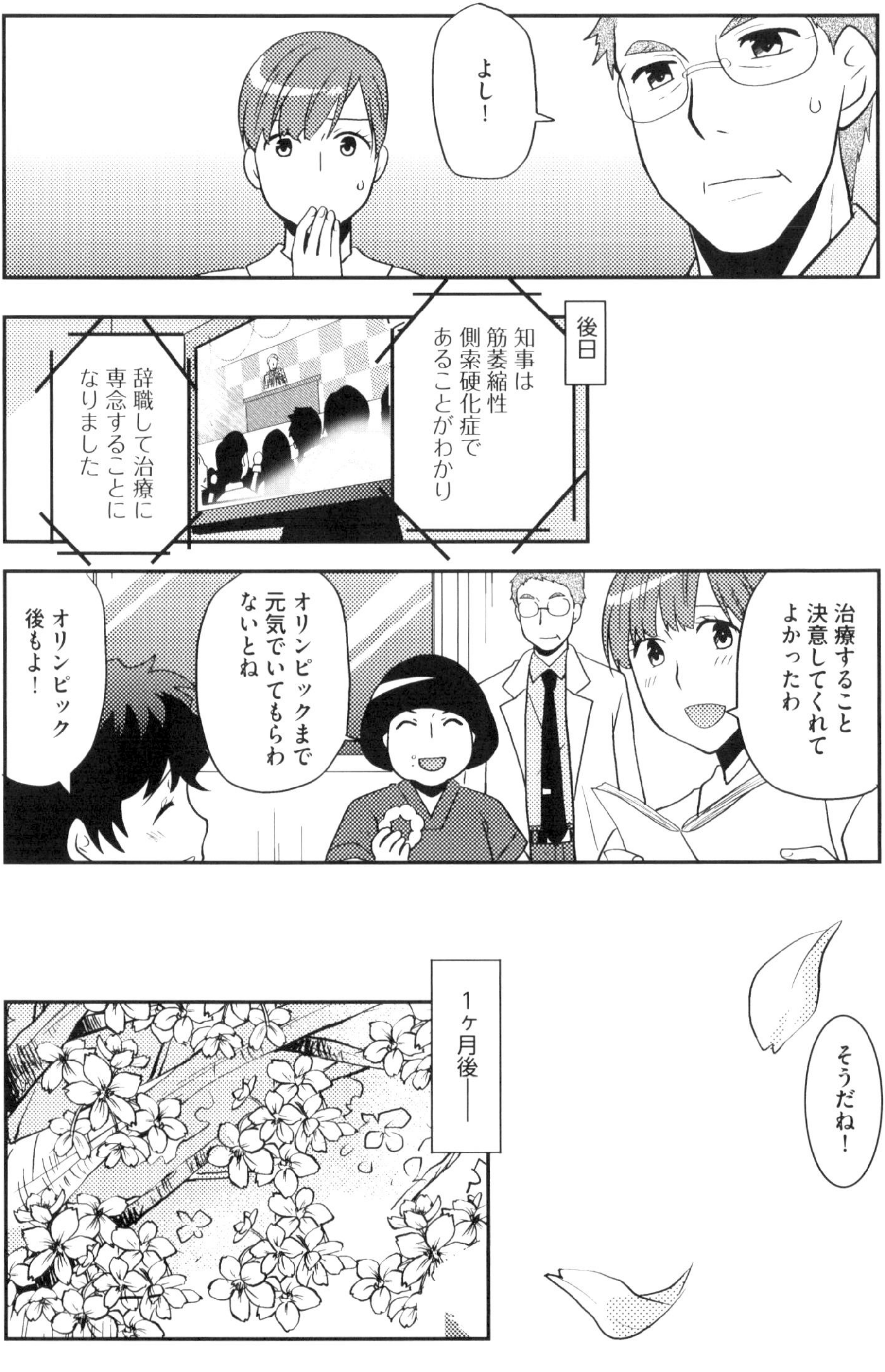
よし！
後日
知事は筋萎縮性側索硬化症であることがわかり
辞職して治療に専念することになりました
治療すること決意してくれてよかったわ
オリンピックまで元気でいてもらわないとね
オリンピック後もよ！
そうだね！
1ヶ月後——

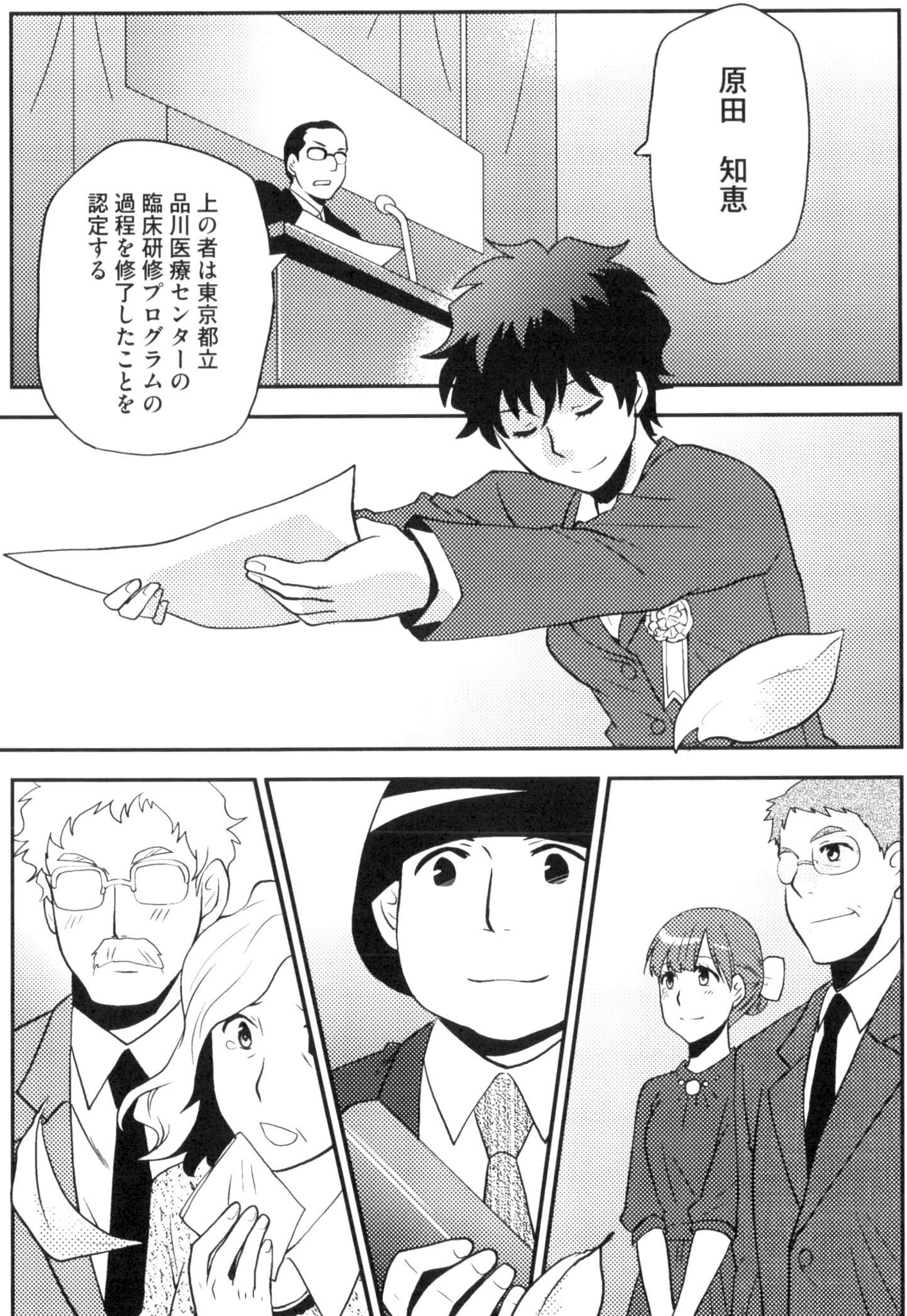
原田　知恵
上の者は東京都立
品川医療センターの
臨床研修プログラムの
過程を修了したことを
認定する

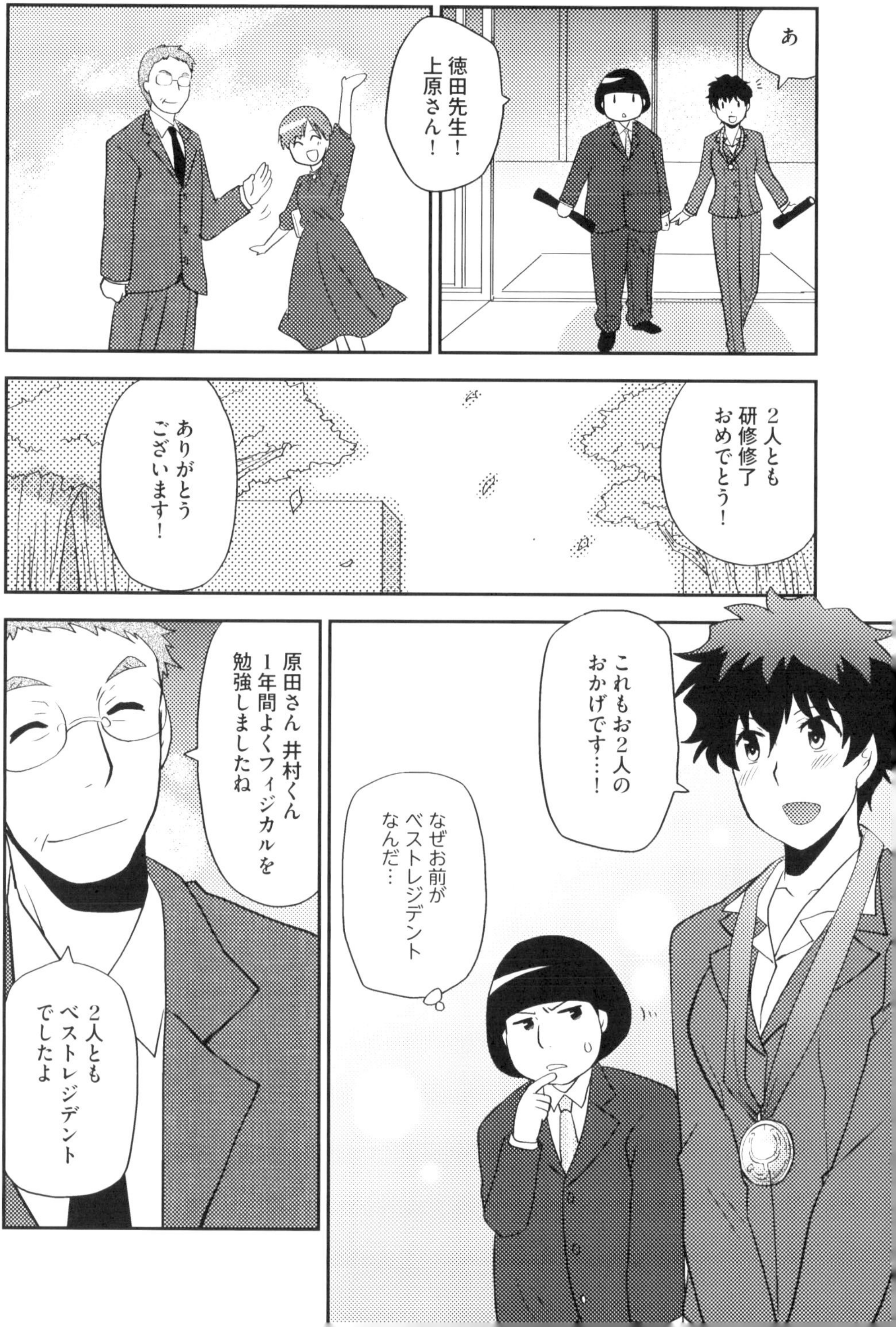
あ
徳田先生！上原さん！
2人とも研修修了おめでとう！
ありがとうございます！
これもお2人のおかげです…！
なぜお前がベストレジデントなんだ…
原田さん 井村くん 1年間よくフィジカルを勉強しましたね
2人ともベストレジデントでしたよ

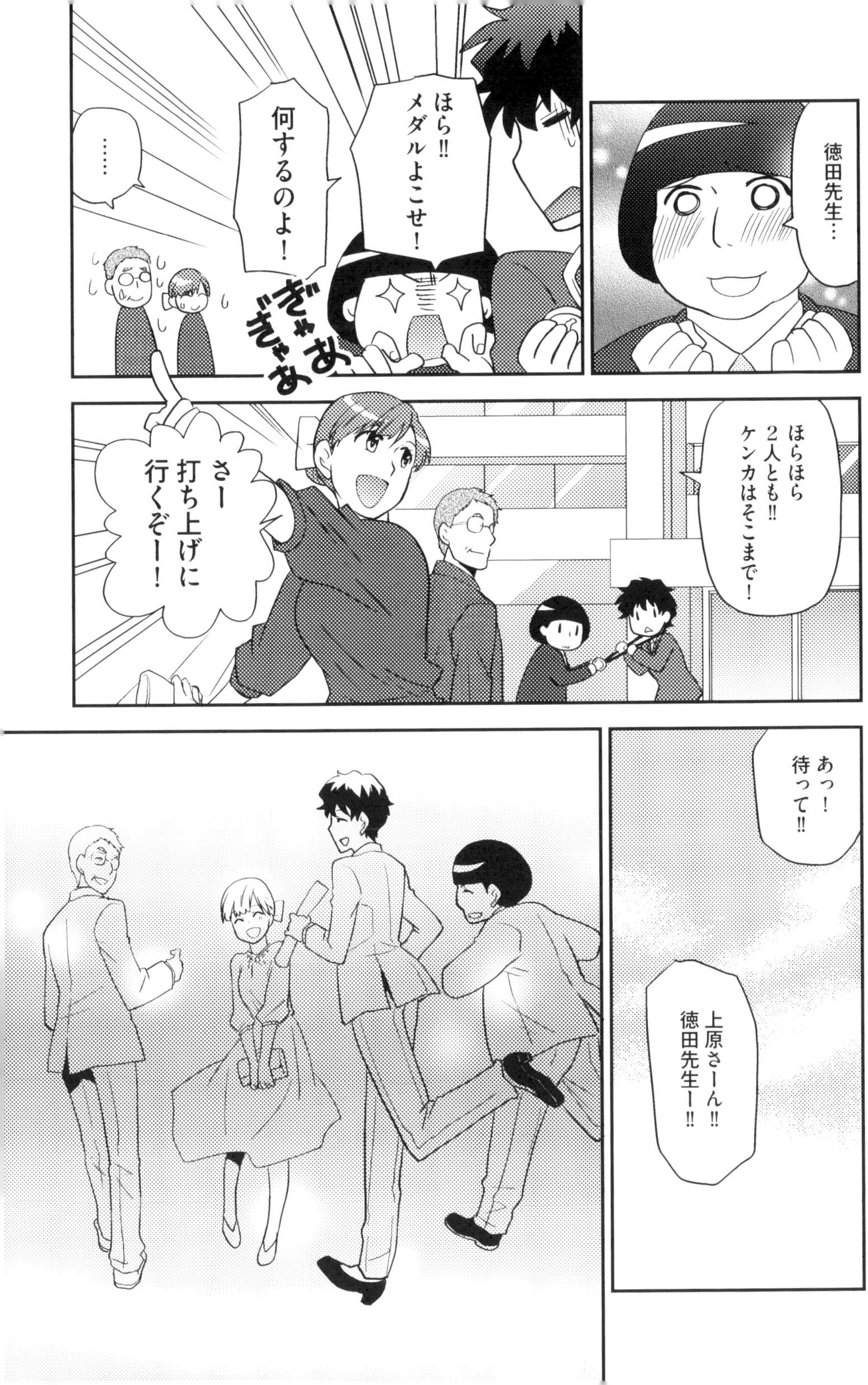
徳田先生…
ほら!! メダルよこせ!
何するのよ!
ぎゃあぎゃあ
……
ほらほら 2人とも!! ケンカはそこまで!
さー 打ち上げに 行くぞー!
あっ! 待って!!
上原さーん!! 徳田先生ー!!

第16話

「腹痛」のとき

カーネット徴候

腹痛の原因が腹壁にあるか腹腔内にあるかを鑑別するフィジカル。腹壁を緊張させると圧痛や痛みが増強するときは陽性とし、腹直筋の断裂や血腫などの腹壁性の疼痛を疑う。

第17話

「咳・痰」のとき

ばち指

指の先端が広くなり、太鼓を叩くバチのように肥大した状態。爪の付け根の角度が180度以上になるものを「ばち指」と定義する。肺疾患では、肺がん、間質性肺疾患、気管支拡張症で認められることがあるが、肺結核ではあまりみられない。

顔面腫脹と両上肢の静脈拡張

上大静脈症候群では顔面と両上肢からの静脈還流が制限されるために、静脈うっ滞により腫脹と静脈拡張をみる。原因は肺癌や縦隔腫瘍のことが多い。

第18話

「リンパ節腫脹」のとき

癌胎児性抗原

胎児の消化器細胞で産生されるタンパクの一種。正常値は5ng/mL未満、10ng/mL以上で癌の疑いとされるが、非がん状態でも上昇することがある。

頸部リンパ節の触診

触診時にはリンパ節腫脹の有無だけでなく、大きさ・硬度・可動性・圧痛の有無を調べることが重要である。

最終話

「筋力低下」のとき

Inverted supinator reflex（逆位回外筋反射：逆転橈骨反射）

腕橈骨筋をハンマーで叩いたとき手指が屈曲する所見。C4-C5レベルの脊髄障害のとき、腕橈骨筋反射が過剰に亢進して起こる。

筋線維束攣縮

筋肉表面が小さくわずかにピクピクと動く症候。肉眼で確認できる。筋委縮性側索硬化症（ALS）などの神経原性筋萎縮でみられる。

第12話

「胸痛」のとき

上肢の脈の左右差

胸痛のときに上肢の最高血圧の左右差が20 mm 以上であれば、急性大動脈解離（タイプ 1）が疑われる。

奇脈

吸気時に最高血圧が 10mmHg 以上低下するのが奇脈である。胸痛で奇脈があれば、1 型大動脈解離による心タンポナーデなどを考える。

P2

心音所見。2 音（S2）の肺動脈成分のことである。肺塞栓症などの肺高血圧をみる病態で亢進する。

第13話

「呼吸困難」のとき

吐血と喀血の区別

吐血された血液は赤黒色〜コーヒー残渣様であるが、喀血された血液は鮮紅色のことが多い。また、吐血された血液はすみやかに凝固するが、喀血された血液は容易に凝固しない。血液検体にヘモジデリンを貪食した肺胞マクロファージを認めれば、肺胞由来といえる。

脈拍欠損

心房細動で頻脈をきたしているとき、末梢動脈を触診して行う脈拍数のカウントと実際の心拍数が一致しないことがある。

第14話

「動悸」のとき

Cannon 波

三尖弁の閉鎖時に右心房の収縮が生じるためにみられる巨大な a 波。完全房室ブロックの際に間欠的にみられる。

フロッグ徴候（Frog sign）

カエルの頸に似ている頸静脈拍動拍動。房室結節リエントリー性頻脈でみられる。

第15話

「痙攣」のとき

痙笑（risus sardonicus）と反弓硬直（opisthotonus）

痙笑は筋痙攣によって「笑ったような顔貌」になること。反弓硬直は弓のように躯幹が反り返る姿勢。いずれも破傷風で認められる。

トルソー徴候とクボステック徴候

低カルシウム血症で認められる。トルソー徴候は上腕をマンシェットで圧迫し阻血することでみられる手足のれん縮。クボステック徴候は顎関節を押したときにみられる、口輪筋の収縮である。

Head impulse test（HIT）

患者に検者の鼻を注視してもらい、顔を左右10°回転させた後にすばやく水平方向に元に戻す。前庭神経炎の患者では鼻を固定注視することができず、眼位が流れ遅れて戻ってくる現象が観察できる。

C：Cardiovascular：心血管性（不整脈、弁膜症、肺塞栓、大動脈解離）
O：Orthostatic：起立性（脱水、出血）
P：Psychogenic：心因性（パニック症候群）
E：Everything else：その他（薬剤性：降圧薬、利尿薬、血管拡張薬など）

第9話

「失神」のとき

血圧計がないときの血圧測定方法

患者の橈骨動脈と上腕動脈をそれぞれ、検者の左右の手指で触診する。上腕動脈をどの程度の強さで圧迫すれば、橈骨動脈の脈拍が触れなくなるかをみる。解釈は以下の通り。

・「軽度」の強さ：
最高血圧 100 mm Hg 未満
・「中等度」の強さ：
最高血圧は 100 mm Hg 以上、130 mm Hg 未満
・「強度」の強さ：
最高血圧は 130 mm Hg 以上

SYNCOPE

失神の鑑別に用いる語呂合わせ。

S：Situational：状況性（排尿時、排便時、激しい咳）
Y＝V：Vasovagal（YはVに似ているのでVとする）：迷走神経性（恐怖時など）
N：Neuropathy：末梢神経障害（糖尿病性自律神経障害、アミロイドーシスなど）

第10話

「難聴・耳鳴」のとき

ウェーバー検査

振動している音叉の幹を頭部正中線に当て、どちらの耳の方で音が大きく聞えるかを尋ねる。伝音難聴では患側の耳で大きく聴こえ、感音難聴では健側の耳で大きく聴こえる。外事～中耳を介せずに、内耳～聴神経によって音叉の音を拾いあげている。

第11話

「咽頭痛」のとき

咽頭痛のキラー疾患

咽頭痛時に考慮すべき killer disease には以下のものがある

扁桃周囲膿瘍、咽後膿瘍、急性喉頭蓋炎、ルードウイッヒ・アンギーナ、レミエール症候群、急性冠症候群

Tripod 体勢（三脚位）

両膝に両手をつき、三脚のように前のめりで座っている体勢。頸部は伸展位。炎症で気道が狭くなると、換気を高めるために無意識にこのような体勢をとることがある。

第6話

「黄疸」のとき

Terry nail

爪の根部が白色に混濁する所見。肝硬変患者によくみられる。

アステリキシス（フラッピング）

羽ばたき振戦と呼ばれていた不随意運動。現在では、陰性ミオクローヌス（間欠的な姿勢保持障害）と考えられている。四肢を一定の姿勢に固定することができない。

クモ状血管腫

前胸部などの皮膚において、細い血管が拡張している所見。肝硬変でよくみられる。

髄膜刺激症状をみるフィジカル

- Jolt accentuation（ジョルト加速検査）：2～3回/秒の周期で頭を水平方向に振り、頭痛が増悪すれば陽性
- ケルニッヒ徴候：仰臥位で膝を曲げたまま股関節を直角に屈曲し、そのまま膝を伸ばそうとするときに抵抗がみられれば陽性
- ブルジンスキー徴候：仰臥位で頸部をゆっくり前屈させたとき、伸展していた股関節と膝関節の屈曲がみられれば陽性

耳側ペンライトテスト

眼の耳側からペンライトを当てる検査。閉塞隅角緑内障の発作の場合は、鼻側の虹彩・水晶体に三日月ができる。

第7話

「頭痛」のとき

痛みのOPQRST

症状を分析することで、鑑別診断や疾患の重症度と緊急度を評価するチェックリスト。項目は下記の通り。

O（onset）：発症様式
P（provocative/palliative factors）：増悪/寛解因子
Q（quality/quantity）：性質と程度
R（region/radiation）：主な部位と放散部位
S（symptoms associated）：随伴症状
T（time course）：時間的経過

第8話

「めまい」のとき

Dix-Hallpike手技

患者を座らせ、患側として疑われる左右のいずれかに頭を45度回旋させる。患者の頸部の回旋を維持したまま患者を背臥位にして、眼振・めまいが誘発されれば陽性で、下になった側が患側となる。

簡易チルト（シェロング）検査

起立性低血圧をみる検査。安静臥位とした10分後に血圧と脈拍を測定し、さらに10分間、患者を起立させてから血圧と脈拍を測定する。

第3話

「浮腫」のとき

pitting edema（陥凹性浮腫）

pitting edema（pit する浮腫）は pit させたあとの「くぼみが回復する時間」を測定する。pit recovery time が 40 秒未満なら低アルブミン血症が原因のことが多い。

静脈圧の測定

静脈圧は内頸静脈（または外頸静脈）の拍動の頂上で測定する。胸骨角から垂直距離で 4.5cm 未満が正常である。

deep y

収縮性心膜炎の静脈波の所見。顕著な y 谷が特徴である。

Kussmaul 徴候

吸気時に頸静脈怒張が増強する所見である。収縮性心膜炎などによる中心静脈圧、右心房圧の高度の上昇によって起こる。

SAAG（Serum Ascites Albumin Gradient）

腹水における門脈圧の評価。「血清アルブミン値－腹水アルブミン値」で示される。高 SAAG（＞ 1.1 g/dL）のときは静水圧上昇による腹水を考える。一方で、低 SAAG（＜ 1.1 g/dL）のときは癌性腹水、腹膜炎などを考える。

第4話

「発熱」のとき

心内膜炎の重要所見

・線状出血：爪甲にみられる線状の出血所見
・Osler 結節：指の先端や手掌にみられる有痛性の紅斑性皮下結節
・Janeway 紅斑：手掌や足底にみられる無痛性紅斑
・粘膜（眼瞼結膜、舌底面粘膜）の点状出血

第5話

「発疹」のとき

比較的徐脈

高熱の際に脈拍が上昇していない状態。体温 39℃で脈拍 110 回／分未満が目安とされる。細胞内寄生性病原体による感染症や薬剤熱などの原因を考える。

STSTA

感染源への曝露歴のチェックリスト。以下の項目を確認する。

S：Sick contact 発熱や急病のひとが周囲にいたか？
T：TB contact 結核またはその疑いのひとが周囲にいたか？
S：Sexual contact 性行為は？
T：Travel history 旅行、特に海外は？
A：Animal contact 動物との接触は？

フィジカル技＆キーワード 総おさらい！

第1話

「意識障害」のとき

バイタルサイン

BP：血圧、PR：脈拍数、RR：呼吸数、BT：体温、JCS：Japan Coma Scale（ジャパン・コーマ・スケール）意識レベル評価スケール:0＝清明 、300＝深昏睡、SpO_2(パルスオキシメーター)：酸素飽和度（SpO_2＜90％は低酸素血症の疑い）

迅速血糖チェック

意識障害ではまず血糖値を簡易キット機器で測定し、低血糖を除外する。

カロリック試験

外耳道に10ccの水を入れ、平衡機能を検査する。解釈は以下の通り。

- 冷水に向かう共同偏視（緩徐相）なし＝脳幹部病変を示唆
- 冷水の反対側に向かう眼振（急速相）なし＝大脳半球病変・冷水に向かう共同偏視（緩徐相）プラス　反対側に向かう眼振（急速相）あり＝正常

第2話

「ショック」のとき

さるもちょうしんき

ショックや心肺停止などの患者急変時に準備する物品リスト。「さんそ(酸素)」、「るーと（輸液ルート確保)」、「もにたー（心電図モニター・SpO_2 モニター)」、「ちょうおんぱ（簡易超音波検査装置)」、「しんでんず（12誘導心電図)」、「きょうぶXせん（胸部X線ポータブル写真)」のことを指す。

静脈圧

第5のバイタルサインと呼ばれる。低静脈圧か高静脈圧かによって、ショックの鑑別は2つのカテゴリーのどちらかに絞られる。

1．低静脈圧型ショック

低容量性ショック

→重症脱水、大量出血

分布性ショック

→敗血症、アナフィラキシー、副腎不全、神経原生

2．高静脈圧型ショック

心原性ショック

→重症心不全、急性心筋梗塞

閉塞性ショック

→重症肺塞栓、緊張性気胸、心タンポナーデ、Ⅰ型大動脈解離

こんなとき、フィジカル
超実践的！ 身体診察のアプローチ　定価(本体2,800円＋税)

2015年4月15日　第1版第1刷発行
2016年2月1日　第2刷発行
2017年4月15日　第3刷発行

原作　徳田 安春(とくだ やすはる)　漫画　梅屋敷(うめやしき)ミタ

発行者　福村 直樹
発行所　金原出版株式会社
〒113−0034　東京都文京区湯島2-31-14
電話　編集 (03)3811-7162
　　　営業 (03)3811-7184
FAX (03)3813-0288
振替口座 00120-4-151494
http://www. kanehara-shuppan.co.jp/

検印省略
Printed in Japan

ISBN 978-4-307-10169-1
印刷・製本／シナノ印刷
マンガ編集／サイドランチ